国家级技工教育规划教材
全国技工院校医药类专业教材

医药商务礼仪与沟通

鲍 娜 杨校宁 主编

中国劳动社会保障出版社

图书在版编目（CIP）数据

医药商务礼仪与沟通／鲍娜，杨校宁主编．--北京：中国劳动社会保障出版社，2024

全国技工院校医药类专业教材

ISBN 978-7-5167-6467-1

Ⅰ.①医… Ⅱ.①鲍… ②杨… Ⅲ.①商务-礼仪-技工学校-教材②商业管理-公共关系学-技工学校-教材 Ⅳ.①F718

中国国家版本馆 CIP 数据核字（2024）第 100141 号

中国劳动社会保障出版社出版发行

（北京市惠新东街 1 号 邮政编码：100029）

＊

北京市科星印刷有限责任公司印刷装订 新华书店经销

787 毫米×1092 毫米 16 开本 14.5 印张 315 千字

2024 年 6 月第 1 版 2024 年 6 月第 1 次印刷

定价：39.00 元

营销中心电话：400-606-6496

出版社网址：http://www.class.com.cn

版权专有 侵权必究

如有印装差错，请与本社联系调换：（010）81211666

我社将与版权执法机关配合，大力打击盗印、销售和使用盗版图书活动，敬请广大读者协助举报，经查实将给予举报者奖励。

举报电话：（010）64954652

《医药商务礼仪与沟通》教材编委会

主　　编　鲍　娜　杨校宁
副 主 编　滕　琴　祝　玲　蔡芳芳
编　　者　（以姓氏笔画为序）
　　　　　王　婧（湖南食品药品职业学院）
　　　　　华迎春（河南医药健康技师学院）
　　　　　朱俊杰（河南医药健康技师学院）
　　　　　杨校宁（河南医药健康技师学院）
　　　　　杨婷婷（江西省医药学校）
　　　　　祝　玲（湖南食品药品职业学院）
　　　　　鲍　娜（上海市第二轻工业学校）
　　　　　赖玲波（湖南食品药品职业学院）
　　　　　蔡芳芳（河南医药健康技师学院）
　　　　　滕　琴（上海市第二轻工业学校）

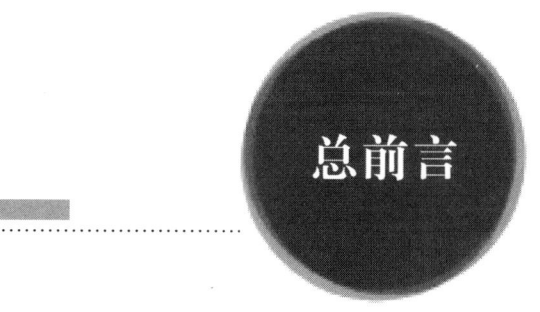

总前言

为了深入贯彻党的二十大精神和习近平总书记关于大力发展技工教育的重要指示精神，落实中共中央办公厅、国务院办公厅印发的《关于推动现代职业教育高质量发展的意见》，推进技工教育高质量发展，全面推进技工院校工学一体化人才培养模式改革，适应技工院校教学模式改革创新，同时为更好地适应技工院校医药类专业的教学要求，全面提升教学质量，我们组织有关学校的一线教师和行业、企业专家，在充分调研企业生产和学校教学情况、广泛听取教师意见的基础上，吸收和借鉴各地技工院校教学改革的成功经验，组织编写了本套全国技工院校医药类专业教材。

总体来看，本套教材具有以下特色：

第一，坚持知识性、准确性、适用性、先进性，体现专业特点。教材编写过程中，努力做到以市场需求为导向，根据医药行业发展现状和趋势，合理选择教材内容，做到"适用、管用、够用"。同时，在严格执行国家有关技术标准的基础上，尽可能多地在教材中介绍医药行业的新知识、新技术、新工艺和新设备，突出教材的先进性。

第二，突出职业教育特色，重视实践能力的培养。以职业能力为本位，根据医药专业毕业生所从事职业的实际需要，适当调整专业知识的深度和难度，合理确定学生应具备的知识结构和能力结构。同时，进一步加强实践性教学的内容，以满足企业对技能型人才的要求。

第三，创新教材编写模式，激发学生学习兴趣。按照教学规律和学生的认知规律，合理安排教材内容，并注重利用图表、实物照片辅助讲解知识点和技能点，为学生营造生动、直观的学习环境。部分教材采用工作手册式、新型活页式，全流程体现产教融合、校企合作，实现理论知识与企业岗位标准、技能要求的高度融合。部分教材在印刷工艺上采用了四色印刷，增强了教材的表现力。

本套教材配有习题册和多媒体电子课件等教学资源，方便教师上课使用，可以通过技工教育网（http://jg.class.com.cn）下载。另外，在部分教材中针对教学重点和难点制作了演示视频、音频等多媒体素材，学生可扫描二维码在线观看或收听相应内容。

本套教材的编写工作得到了河南、浙江、山东、江苏、江西、四川、广西、广东等省（自治区）人力资源社会保障厅及有关学校的大力支持，教材编审人员做了大量的工作，在此我们表示诚挚的谢意。同时，恳切希望广大读者对教材提出宝贵的意见和建议。

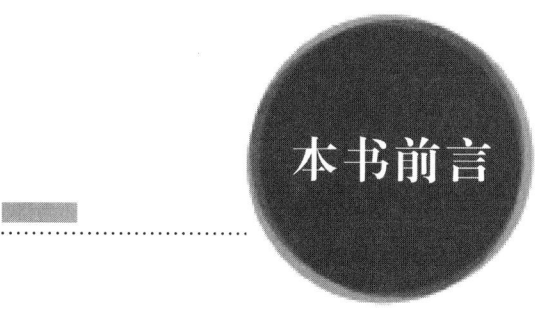

本书前言

中华文化将礼仪作为传统文化的传承，并将其不断发扬光大。如今，随着经济的快速发展和社会的不断变革，要求技工院校学生具备综合素质，既注重技能和素质的培养，也要注重礼仪规章与沟通技巧的培养。本教材的编写遵循了《医药商务礼仪与沟通》教学大纲的要求，以能力本位为目标，以就业为导向，以学生为主体，进行系统化设计。教材内容涵盖了医药商务礼仪与沟通的重要性、礼仪规范、沟通技巧等方面的内容，力求从不同的角度全面呈现医药商务活动中应该遵守的行为规范和礼仪要求，并为学生提供具体实用的礼仪指导和沟通技巧训练。

全书共设置八个项目，项目一为"医药商务礼仪与沟通概述"，项目二为"设计商务形象"，项目三为"培养举止气质"，项目四为"注重职场礼仪"，项目五为"重视社交礼仪"，项目六为"领会商务活动礼仪"，项目七为"领悟沟通艺术"，项目八为"医药销售沟通技巧"。每个项目包含了与医药行业、岗位相关的任务导入、思政小园地、知识链接、即学即练、案例分析、目标检测、目标任务等环节，这些环节的设置旨在帮助学生在今后的工作和生活中，在商务交往和人际沟通等各个方面游刃有余。

本教材适用于全国范围内医药技工教育药学类专业和护理类专业的教学，并可作为药学类和护理类从业人员商务礼仪与沟通培训的参考资料。通过学习和掌握商务礼仪和沟通技巧，学生将能够更好地与客户、同事和合作伙伴进行有效的沟通与合作，从而提升所在企业的形象和竞争力，同时，对学生的职业发展和个人成长起到积极的推动作用。本教材具有以下三个特点。

第一，立德树人，推进职教改革。以就业为导向，推进职业教育改革发展，坚持以人为本，以岗位胜任力为导向。本教材不仅注重传授专业知识与技能，还在教材内容和架构上体现立德树人的要求，强调培养学生的道德品质与人文素质。

第二，注重实践应用，提升学生能力。本教材内容注重实践应用，引入医药行业岗位情境任务，遵循层层递进的原则，设置了任务导入、案例分析等模块，使学生的知识和能力在实操中不断积累提高。

第三，对接行业岗位，凸显专业特色。本教材紧密结合医药行业发展需求，有效结合医药企业人才素养需要，使理论与实际工作岗位相适应。在教材中穿插了医药专业实际工作中的案例、目标任务等，具有很强的实用性和可操作性。

本教材由鲍娜、杨校宁主编，拟定编写提纲，并对全书统一协调、修改和润色。各项目的编者分别是：滕琴、鲍娜负责项目一的编写，王婧、鲍娜、蔡芳芳负责项目二的编写，祝玲、鲍娜负责项目三的编写，杨婷婷、鲍娜负责项目四的编写，王婧、杨校宁负责项目五的编写，华迎春、杨校宁负责项目六的编写，朱俊杰、杨校宁负责项目七的编写，赖玲波、杨校宁负责项目八的编写；鲍娜负责部分插图的拍摄与制作；刘巧元审读了全部书稿。

本教材的编写得到了中国人力资源和社会保障出版集团以及所有参编作者所在单位的大力支持，参考了商务礼仪与沟通相关文献资料。在此，我们对所有给予指导和支持的单位领导、文献资料作者、专家等表示衷心的感谢。

由于编者水平有限，教材中难免出现不当和疏漏，敬请广大读者、专家和同行批评指正，以便修订时完善。

编者

2024 年 3 月

目　录

项目一　医药商务礼仪与沟通概述 ··· 1
　　任务一　商务礼仪的内涵 ··· 2
　　任务二　沟通的内涵 ·· 7
　　任务三　商务礼仪与沟通的价值 ·· 12
　　目标任务 ··· 16
　　目标检测 ··· 17

项目二　设计商务形象 ··· 18
　　任务一　仪容修饰 ·· 19
　　任务二　形象礼仪 ·· 28
　　任务三　饰品搭配 ·· 36
　　目标任务 ··· 47
　　目标检测 ··· 49

项目三　培养举止气质 ··· 51
　　任务一　站姿礼仪 ·· 52
　　任务二　坐姿礼仪 ·· 56
　　任务三　行姿礼仪 ·· 60
　　任务四　蹲姿礼仪 ·· 64
　　任务五　手势礼仪 ·· 66
　　任务六　表情礼仪 ·· 72
　　目标任务 ··· 77
　　目标检测 ··· 81

项目四　注重职场礼仪 ··· 83
　　任务一　面试礼仪 ·· 83

任务二　办公室礼仪 ……………………………………………………………………… 90
　　任务三　会议礼仪 ………………………………………………………………………… 101
　　目标任务 …………………………………………………………………………………… 110
　　目标检测 …………………………………………………………………………………… 112

项目五　重视社交礼仪 …………………………………………………………………… 114
　　任务一　会面礼仪 ………………………………………………………………………… 114
　　任务二　乘坐礼仪 ………………………………………………………………………… 128
　　目标任务 …………………………………………………………………………………… 137
　　目标检测 …………………………………………………………………………………… 138

项目六　领会商务活动礼仪 ……………………………………………………………… 140
　　任务一　商务接待与拜访 ………………………………………………………………… 141
　　任务二　商务宴请礼仪 …………………………………………………………………… 148
　　任务三　商务馈赠礼仪 …………………………………………………………………… 166
　　目标任务 …………………………………………………………………………………… 171
　　目标检测 …………………………………………………………………………………… 172

项目七　领悟沟通艺术 …………………………………………………………………… 173
　　任务一　交谈与倾听 ……………………………………………………………………… 174
　　任务二　职场沟通 ………………………………………………………………………… 182
　　任务三　领会"低、赞、感、微" ………………………………………………………… 190
　　目标任务 …………………………………………………………………………………… 196
　　目标检测 …………………………………………………………………………………… 198

项目八　医药销售沟通技巧 ……………………………………………………………… 200
　　任务一　售前沟通技巧 …………………………………………………………………… 200
　　任务二　售中沟通技巧 …………………………………………………………………… 203
　　任务三　售后沟通技巧 …………………………………………………………………… 213
　　目标任务 …………………………………………………………………………………… 218
　　目标检测 …………………………………………………………………………………… 220

参考文献 …………………………………………………………………………………… 222

项目一

医药商务礼仪与沟通概述

商务礼仪与沟通技巧是一门学问,同时也是塑造人的品格的一种方式和方法。良好的商务礼仪与沟通技巧,能够帮助塑造良好的个人形象和组织形象,发展和谐的人际关系。在商务交往中,作为一名商务人员,应借助良好的礼仪和沟通技巧获得他人尊重,建立友谊并迅速获得客户好感,从而促成商务谈判。本项目的学习目的是培养个人知礼、懂礼、用礼的礼仪素养,从而形成个人和组织的核心竞争力。

医药行业是我国国民经济的重要组成部分,是传统产业和现代产业相结合的行业,对于保护和增进人民健康、提高人民生活质量,以及促进经济发展和社会进步均具有十分重要的作用。医药行业涉及专业岗位较多,主要包括医药产品生产、医药产品经营、医药产品管理、医药产品流通、医药产品销售、药学服务等岗位。随着我国经济体制改革的深入,市场经济的快速发展,医药市场将更加开放,行业竞争也日趋激烈,市场对医药行业从业人员提出了更高的要求,不但要求医药从业人员具有良好的专业知识与技能,而且要能提供更高质量、全身心、全方位的服务,同时也要求医药从业人员必须有崇高的爱岗敬业精神和高尚的职业道德。如药学服务人员,除掌握药学专业技能以外,还需掌握规范的礼仪接待与服务技能,具备良好的沟通能力,了解患者病情及用药需求等。医药商务礼仪与沟通是医药从业人员应具备的能力,是在执业活动中应遵循的行为标准。

 知识点概述

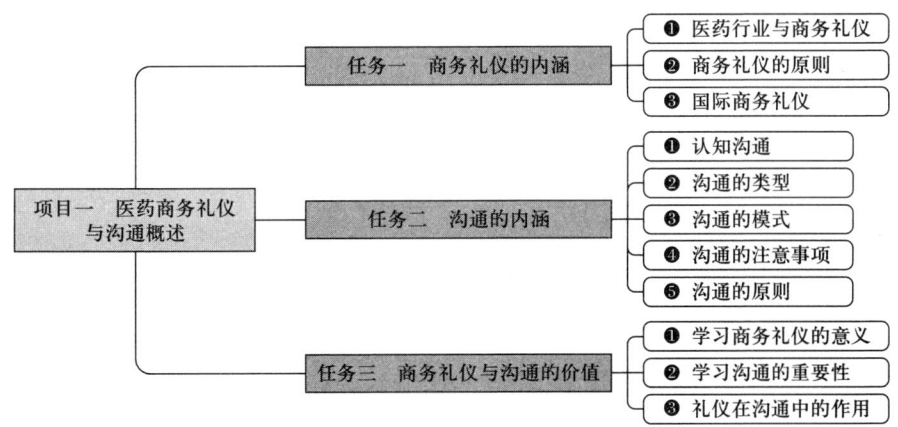

任务一 商务礼仪的内涵

 学习目标

知识目标
1. 认知商务礼仪。
2. 熟悉国际商务礼仪的原则。

技能目标
1. 能够运用所学的商务礼仪知识,提高自身修养。
2. 能够运用基本的国际商务礼仪进行商务活动。

德育目标
1. 培养自身高尚的思想道德和品质。
2. 遵守礼仪规范,理解和关心他人的感受。

【任务导入】

一家医药企业招聘采购员,该企业地理位置较好,薪酬也较高,很多人前来面试。经过多轮笔试、面试,只剩下三个人由总经理单独面试。面试者进入总经理办公室,总经理对他们说:"很抱歉,年轻人,我有点急事,要出去10分钟,你们等我一下。"面试者说:"没问题,您去吧,我们等您。"结果等了20分钟总经理还没来,三人都坐不住了,在总经理办公室这里看看,那里瞧瞧,甚至有人拿起总经理办公桌上的一份资料看起来。半个小时后,总经理回来了,说:"面试已经结束。""没有啊?我们还在等您啊。"总经理说:"我不在的这段时间,你们的表现就是面试,很遗憾,你们没有一个人被录取。因为,本企业从来不录取那些乱翻别人东西的人。"

讨论:这三个面试者为什么没有通过面试?礼仪在我们生活、工作中是否重要?

一、医药行业与商务礼仪

医药行业的发展离不开各种医药商务活动,它将工厂生产出来的医药产品,包括药品、医疗器械、化学试剂、玻璃仪器等,通过购进、销售、调拨、储运等经营活动,供应给医疗单位、消费者,完成医药产品从生产领域向消费领域的转移,医药商务活动主要对应以下五大工作领域。

(一)药品零售连锁市场营销

药品零售连锁市场营销包括从零售连锁总部签约,到门店铺货、动销,再到增值服务的全过程。

（二）医院终端市场营销

医院终端市场营销包括从医院目标设定到产品准入，再到专业化推广的全过程。

（三）医药商业渠道管理

医药商业渠道管理包括经销商选择、商务签约、订单管理、销售支持等内容。

（四）终端市场营销

终端市场营销包括终端市场开发和市场促销两方面的内容。

（五）医药市场营销策划

医药市场营销策划包括医药市场调研和营销策略制定等内容。

无论从事哪方面的医药商务活动，为了体现相互尊重，都需要一些行为准则去约束从业者的行为。商务礼仪的主要作用在于内强素质，外强形象，是人们从事商业活动必须遵循的准则。可以说，商务礼仪无论是对组织还是对个人，都是极为重要的。

【知识链接】

古今有礼

在古代社会中，礼仪被视为一种至关重要的行为准则和社会规范。古人对礼仪的重视可以追溯到很早的历史时期，古代中国、古希腊、古罗马等文明古国皆是如此。

古人对礼仪的重视可以从社会秩序的维系、个人关系的建立和个人品德的养成等方面解读。

首先，古人重视礼仪是为了维系社会秩序。在古代社会中，礼仪被认为是维护社会和谐的一种重要方式。通过遵守礼仪，人们可以预测他人的行为方式，并在相互之间建立信任和尊重。

其次，古人对礼仪的重视也源于其在个人关系中的作用。在古代社会，人们认为通过正确的礼仪可以建立和加强人际关系。

最后，古人还将礼仪视为个人品德和道德修养的体现。在古代社会中，人们相信通过遵守规范的礼仪可以表现出一个人的高尚品质。

礼仪对于古代社会的正常运转和个人修养都起到了非常重要的作用。相比现代社会，古人的礼仪观念更为明确和严格，他们通过遵守礼仪来规范自己的行为，以实现社会和个人的和谐发展。

二、商务礼仪的原则

商务礼仪的一般原则是对礼仪实践的高度概括和具体规范。商务礼仪基本原则的核心精神是尊重他人，要求人们在实践商务礼仪的过程中，全程都要体现出对交往对象的尊重与友好，具体体现在以下八个方面。

（一）尊重原则

尊重原则是商务礼仪的重点和核心。商务礼仪中的尊重原则主要体现在对人和对事的实事求是以及待人和处事的真心实意中。古人云:"敬人者,人恒敬之。"意思是"尊敬别人的人,人们也会永远尊敬他"。在商务活动中,应时刻谨记不失敬于人,不伤他人尊严,不辱他人人格。接受对方,宽以待人,不要难为对方,让对方难看。尽量做到在交谈时,不打断对方讲话,不随意更正对方观点,因为问题的答案有时不止一个。一般而言,在不涉及原则性问题的前提下要尽量接纳对方,给对方充分解释与表达的机会,表现出自己最大的热情,永远给对方留有余地。如作为药学服务人员,在工作中会遇到一些病人有难言之隐,要尽快了解病人需求并提供帮助,而不是嘲笑病人说话吞吞吐吐,甚至私下议论病人病情,这些都是不专业和不尊重病人的表现。

（二）平等原则

平等原则是商务礼仪的基础。商务礼仪中的平等原则主要体现在以礼待人,既不盛气凌人,也不卑躬屈膝。"越是成熟的麦穗,越懂得弯腰。"做到戒骄戒躁,不自以为是,不忘乎所以,不厚此薄彼,不目中无人,不以貌取人,更不能用职业、地位、权势压迫他人。

（三）自信原则

自信的人会闪闪发光。自信是商务活动中一种很可贵的心理素质,自信能让个人在人际交往中落落大方,不卑不亢地与人沟通,从而取得商务谈判的成功。而缺乏自信则难以让对方产生信任,从而错失良机。

（四）自律原则

自律原则是商务礼仪的基础和出发点。学生时期正处于成长的关键期,要清楚什么该做、什么不该做,时刻遵守礼仪规范并能很好地约束自我。在生活中要学会"照镜子",学会自我约束、自我对照、自我反省,实现对自我有效的管理与教育。自信而不自负,合理运用自律原则还可以正确处理好自信与自负的关系。

（五）适度原则

商务礼仪中的适度原则要求在商务交往中把握分寸并进退有度。在不同场合中,保持适度的社交尺度,具体体现在感情尺度、行为尺度、谈吐尺度等三个方面。"水满则溢、月盈则亏、物极必反。"在与人交往中,个人既要做到彬彬有礼,又不能卑躬屈膝;既要待人热情大方,又要避免趋炎附势;谦虚但不自卑,成熟但不圆滑。总之,能够根据特定环境和不同交往对象,确定商务交往中的社交距离,以此维系并增进良好、持久的人际关系。

（六）宽容原则

宽容原则即与人为善的原则,容许别人有行动和判断的自由。宽容是一种美德,宽容可以避免很多不必要的纷争,宽容可以让人与人之间更和谐,宽容也可以改变人生。法国作家雨果曾说:"世界上最宽阔的是海洋,比海洋更宽阔的是天空,比天空更宽阔的是人的胸怀。"宽容与刻薄相比,应该选择宽容,因为宽容失去的只是过去,刻薄失去的却是将来。正所谓"海纳百川,有容乃大",在商务交往中,既要做到严于律己,更要做到宽以待人,过分苛责他人、咄咄逼人是一种失礼的行为。

（七）随俗原则

随俗原则是商务交往中一条很重要的礼仪原则，在商务交往中，要尊重交往对象的风俗习惯和基本礼节。"十里不同风，百里不同俗"，随着社会的不断发展和国际交流的频繁，在商务活动中经常会遇见不同地域或不同国家的客户，个人要学会因地制宜、因时制宜、因人制宜，有"入境而问禁，入国而问俗，入门而问讳"的意识。事先了解客户礼俗，即使相当熟悉的友人，也应注意基本礼仪。在交往中相互尊重，谨慎行事，不能不拘小节或超过限度，这样可以避免交往中的障碍和麻烦。

即学即练

谈谈你所了解的国家或者地域的风俗习惯和基本礼仪。

（八）信用原则

信用既是无形的力量，也是无形的财富。"诚信者，天下之结也。"诚信是一种自我约束的品质，是做人的根本。如医药产品销售人员，为了提高产品销量，欺骗消费者，夸大医药产品功效，导致病人耽误病情，属于夸大药品疗效的虚假宣传。这种行为不仅是不诚信行为，甚至违反法律，必将承担相应的责任。失信也是一种失败，"信不足，安有信？"在商务活动中应时刻做到坚守诚信。

思政小园地

人无信不立，国无信不稳。诚信是中华民族的传统美德，是社会主义核心价值观的道德基础，是一个人安身立命之本，是企业、社会、国家持续健康发展的基本保障。守信者处处受益，失信者处处受限。随着个人诚信体系和社会信用体系日益受到重视，个人守信激励和失信惩戒机制不断完善，每个人都应珍惜个人的诚信记录，弘扬诚信文化，共同营造"以诚实守信为荣、以见利忘义为耻"的良好社会风尚，努力促进社会发展和文明进步。

三、国际商务礼仪

国际商务礼仪是人们在国际交往过程中要遵守的准则，是必须遵守的共同的礼仪规范。在国际商务活动中，商务礼仪会受国别、地域、宗教信仰、文化背景、政治制度等因素的影响而存在较大差异。个人在遵守一般的商务礼仪以外，还应注意文化的差异，包括时间观、空间观、价值观、语言等方面的差异。国际交往强调"求同存异"与"遵守惯例"，个人在参与国际交往的时候，要具备遵守约定俗成的共同的礼仪与习俗规范的意识。

国际商务礼仪主要包括以下六点基本原则。

思政小园地

通过"一带一路"，我国与很多国家建立了商务合作，每个国家都有自己的礼仪风俗与禁忌，要以辩证的观点看待礼仪的差异性特征，领悟"和而不同、美美与共"的礼仪内涵。

我国一直以大国胸怀与域外民族进行交往，为促进世界和平与发展做出了巨大贡献，作为中华儿女，我们应感到无比的骄傲与自豪。

（一）维护国家利益

在国际商务活动中，个人不仅仅代表个体，还代表企业、民族乃至国家。因此，个人要维护国家和民族的利益，要时刻弘扬国家和民族的担当精神，这种精神在国际交往中尤其重要。

（二）信守承诺

在国际商务交往中，必须认真、严格地遵守并履行承诺。信守承诺就意味着要承担相应的责任，这是一张"国际通行证"。郑重许诺并坚决履行诺言，是负责任的表现。失信于人，既是对自己的不负责任，也是对他人的不尊重，甚至会对他人、对企业的利益造成损害。只有人人诚实守信，社会秩序才能有条不紊，文明进步才有可能实现。只有一个说到做到的人，一个能够对自己的言行负责的人，才能赢得别人的信任和尊重。

（三）不宜先为

不宜先为原则要求个人在不知道应该怎样做而又必须采取行动时，最好先观察其他人的做法，然后再加以实施，以确保同绝大多数人在行动上保持一致。在国际商务交往中，遇到自己一时举棋不定、难以解决和抉择的事情时，尽量不要着急采取行动或做决定，尤其是不宜急于抢先、冒昧行事。尽量先按兵不动，静观周围人的做法，经过认真思考后再采取行动。

（四）不卑不亢

国际商务交往是各国之间的文化交流与互动，是你来我往的相互行为，中国传统文化形成的热情好客、谦逊等美德，在国际交往待人接物中必须有所适"度"。所以，遵守热情有度、不卑不亢原则尤为必要。

（五）女士优先

在男女都在的商务社交场合中，男士要照顾、礼让女士，遵循"尊重妇女、女士优先"原则。它要求在一切社交场合，成年男子都有义务主动自觉地以自己的实际行为去尊重、照顾、体谅、关心、保护女性，并尽心竭力地为她们排忧解难。

（六）入乡随俗

在国际交往中，要真正做到尊重交往对象，就必须了解和尊重对方所独有的风俗习惯，做不到这一点，对于交往对象的尊重、友好和敬意，便无从谈起。这就要求充分地了解与交往对象相关的习俗，即在衣食住行、言谈举止、待人接物等方面所特有的习俗与禁忌。例如，对于很多国家的国民来讲，他们习惯将个人经历、收入年龄、婚姻状况、健康状况、宗教信仰等作为个人隐私，不愿意被人询问或讨论。此外，必须充分尊重交往对象所特有的种种习俗，既不能少见多怪，妄加非议，也不能以我为尊，我行我素。

总之，我们的世界正在"变小"，世界各国的人民交流越来越频繁，在国际商务活动中体现相互尊重的行为准则，尊重并遵守各国礼节是非常有必要的。

我国素有"礼仪之邦"的美称，崇尚礼仪是我国人民的传统美德。礼仪即礼节和仪式，这是传统的解释，"礼"字和"仪"字指的都是尊敬的方式。礼仪是在人际交往中，以一定的、约定俗成的程序方式来表现的律己敬人的过程，涉及穿着、交往、沟通、情商等内容。国际商务礼仪在企业的商务活动和对外交流中显得尤为重要，也越来越受到社会各界的重视。

任务二　沟通的内涵

 学习目标

知识目标

1. 掌握沟通的种类与模式。
2. 识记沟通的方式，了解沟通的基本原则。

技能目标

1. 能根据不同的沟通类型，选择恰当的沟通方式。
2. 能掌握有效的沟通方式，与他人有效沟通。

德育目标

1. 培养发掘自身潜力，有效应对复杂多变的环境，成就出彩人生。
2. 培养沟通能力，促进职业素养的养成。

【任务导入】

陈欢是某药店的一名实习店员，最近因为店庆顾客较多，药店经常要加班。陈欢心想累一点没关系，我是新人，我要比别人更加积极努力，而且能挣加班费。但是，月底的工资表里，陈欢却没有看到加班费。陈欢当时就很激动地问店长："为什么没有加班费呢？"店长的回答是："你是实习店员，没有加班费。"但陈欢了解到企业其他连锁药店的实习店员是有加班费的。这件事让陈欢很生气，认为是店长私吞了自己的加班费，直接打电话向区域经理投诉了这一情况。区域经理很重视，当即进行了调查了解，结果是店长没有弄清楚企业对实习生工资发放的管理政策，导致了误会的产生。事后，区域经理给陈欢进行了解释，责令店长向陈欢道歉并补发加班费，但陈欢心里却有点担心，想换一家门店上班。

讨论：陈欢的苦恼虽然解决了，但为什么想换一家门店上班呢？如果你是陈欢，你会如何处理这件事情呢？

一、认知沟通

沟通是个人生活、学习、工作不可或缺的一部分，是人与人之间、人与群体之间思想与感情传递和反馈的过程。沟通可以帮助人们统一思想，顺利交流，保持密切联系；沟通也可以帮助人们了解彼此，增进感情，化解彼此之间的误会。因此，无论在工作、学习，还是在家庭生活中，沟通始终是极其重要的一件事情。所以，我们要积极主动地与他人、朋友和家人进行有效沟通。

对于工作，没有完美的个人，只有完美的团队，一个团队能否圆满地完成任务，离不开有效的沟通与交流。对于学习，老师与学生也需要不断进行沟通，知识最主要的传播方式就是语言，而沟通可以帮助双方取长补短，获得新知识和新技能。对于情感交流，更加离不开沟通，无论是亲人、朋友、同事、同学、老师，都需要通过不断沟通来增进彼此之间的感情。在人类的各个时期，都需要利用沟通的方式获得友谊，只有善于沟通，才能够在茫茫人海中交到更多的朋友，拥有自己的宝贵财富。

思政小园地

在生活中，患者有责任积极参与到医疗过程中，提出自己的疑问和担忧，医药工作者要通过良好的沟通，化解患者的忧虑，建立起患者对自己的信任和理解，从而避免医患纠纷。

共识不仅仅是一种表面上的妥协，而是在彼此理解和尊重的基础上的一种契合。通过共识，人们可以建立起共同的价值观和信念，从而更好地协同合作，实现共同的目标。

二、沟通的类型

在进行沟通前，个人可以根据不同的沟通类型，选择恰当的沟通方式，从而掌握沟通技巧，最终实现有效沟通。具体的沟通类型主要有以下六种。

（一）说服类沟通

说服类沟通适用于一方就某些问题，对另一方进行劝说或者说服。因此，说服者是沟通中的主体，是沟通方向和沟通内容的控制者，是沟通的关键。而被说服者是沟通目标的承载者，同样也是沟通顺畅的关键因素，因为被说服者的不配合很可能导致说服沟通的失败。如在药品零售市场工作的营业员，要通过介绍药品的功效，说服顾客，促使顾客产生购买行为，这就属于说服类沟通。

（二）商讨类沟通

商讨类沟通的目的是相互讨论，就某一问题展开协商，进而统一意见或达成合作协议。比如政治军事谈判、经济文化谈判、公民实务谈判等活动。商讨类沟通具有统一性、建设性和合作性的特点。要求沟通双方本着平等、尊重的原则，表达己方观点，耐心倾听对方意见，求同存异，通过沟通达到双赢的目的。商讨类沟通帮助国家、社会、企业等解决了诸多问题，如在2021年国家医保药品目录谈判中，通过与企业医药代表的谈判，让曾经70万一针的诺西那生钠注射液，从最初报价每瓶53 680元，降到每瓶33 000元。整个谈判过程的视频感动了许多国人，很多患者家属在看到这次谈判结果后喜极而泣。

（三）辩论类沟通

辩论类沟通的核心手段在于辩论，沟通双方对某些问题发表自己的观点，从而展开辩论。常见的辩论类沟通有法庭辩论、学术辩论等。但运用该类型沟通的过程中，应该注意说话的科学性、针对性和严肃性，不能带有个人情绪。

（四）调查类沟通

调查类沟通是一问一答、相互配合的沟通方式，适用于对某些问题的了解与调查等。该类型沟通要求问话者不能盲目，沟通前要做好准备工作，沟通中言辞要有目的性、明确性和启发性，回答者的言语同样要有针对性、真实性和完整性。

（五）倾诉类沟通

倾诉类沟通是一方向另一方倾诉，倾诉的内容可能与工作、生活、学习等相关，倾诉方往往会选择自己信任的倾听者，将内心的苦恼、迷惑、喜悦表达出来。倾诉方可能是有目的地倾诉，希望能够寻求意见或建议，也可能仅仅只是宣泄内心的情绪，缓解内心的压力。倾听者应该耐心听取倾诉方的表达，如果是寻求答案的类型，可以站在倾诉者的角度给予中肯的意见或建议；如果是宣泄的类型，可以默默地倾听，适时地点头表示认可，切不可无视倾诉者的述说，做其他事情或者走神，让倾诉者产生不信任感。倾诉类沟通是比较常见的沟通类型，如销售人员在推销医药产品的过程中，顾客对促销产品、销售人员、销售方式和交易条件有疑虑、顾忌或者怨气时，作为医药销售人员，要以积极的态度对待顾客的异议，耐心倾听顾客的反馈。顾客的倾诉也是企业获取信息的重要来源之一，这些信息可以帮助企业提高交易的成功率，从而提升销量。

（六）闲聊类沟通

闲聊类沟通主要应用于日常生活，它没有明确的主题和专一的目的，一般起着联络感情、传达信息的作用。比如同事间闲聊、探亲访友、邻里聊天等，这类沟通具有随意性和广泛性的特点。

即学即练

你经常会运用哪几种沟通类型？

三、沟通的模式

沟通是人们交流信息、思想和情感的过程，除口头与书面的语言沟通外，肢体语言也是人与人之间重要的沟通模式。

（一）语言沟通

语言是人类特有的一种沟通方式，而语言沟通也分不同的表达形式，主要包括口头语言、书面语言、图片和图形等。现实生活中，面对面交谈、商务谈判、演讲等，都属于口头语言；而邮件、微信信息、短信息、信函等，都属于书面语言；PPT、广告、投影等，都属于图片；商标等属于图形。无论是口头语言还是书面语言，图片或者图形，这些都被统称为语言沟通。在沟通过程中，相对于思想的传递和情感的传递，语言沟通更多的是一种信息的传递。

（二）肢体语言沟通

肢体语言包括动作、表情、眼神等，甚至声音也是肢体语言的表现形式之一。与人交流的每一句话，不同的音色、声调、语气等，都传达了不同的含义，这都属于肢体语言的一部分。一个眼神可能传达爱意，也能表达冷漠，善于运用肢体语言进行沟通，能够帮助个人表达内心的不同思想和情感。

四、沟通的注意事项

哈佛大学学者曾经做过一项调查，对几千名被解雇的员工进行跟踪调研，最后得出结论：在被解雇的员工中，90%的人是因为人际关系没有处理好。而维持人际关系最有效的方式就是沟通，只有掌握有效的沟通方式，才能在与他人的沟通过程中将话说得更加具有艺术性，从而建立起良好的人际关系。一般而言，沟通主要有以下三个注意事项。

（一）自我认识

个人沟通的前提是对自我的了解，知己知彼，百战百胜，首先"知己"再"知彼"。对自己有清晰的认识，能够在与他人沟通的过程中，做出正确的判断，采取合适的行动，表现出合理的礼仪。

在人际交往中，个人应该认识自我优势，这能够帮助个人把握机会，赢得对方的肯定与认可，使沟通顺利进行。同时，也应认识自我劣势，这能够帮助个人在交往中，避免弱势、克服弱势、淡化弱势并转化为优势。

（二）换位思维

在与他人的沟通过程中，除了"知己"还要"知彼"。学会了解他人，"忽略"自己，多站在对方的角度去考虑问题。在沟通的词语中，尽量用"您的""我们""如果我是您"，而不是"我觉得""我自己""我的"等词语表达。

【知识链接】

换位思维

换位思维是一种非常重要的思维方式，它指的是从某个特定的立场或角度来思考问题，以便更好地理解和解决问题。换位思维要求我们摆脱自己的主观偏见和个人喜好，客观地分析问题并有意识地站在不同的立场上思考。

换位思维的好处在于它可以帮助个人更全面地认识问题。当个人只从自己的角度出发思考问题时，会很容易忽视其他人的观点和需求。而通过使用换位思维，个人可以换位思考，设身处地地理解其他人的立场和需求。这样不仅可以增进个人对问题的理解，还有助于个人更好地与他人沟通和合作。

另外，换位思维还可以帮助个人更好地评估选择和决策。当个人能够站在不同的立场上思考问题时，就能更全面地考虑问题的各个方面，包括不同人群的需求、潜在的风险和利益等。这样，个人就能够做出更明智和有效的决策，避免因片面考虑而导致的错误。

（三）谨言慎行

谨言慎行是沟通特别是职场沟通中的重要准则，如不要随意和他人抱怨自己的不满，不随意议论他人，处事要周全，做事要专业，做人要低调。

即学即练

在学习生活中，你是否懂得换位思维呢？

五、沟通的原则

无论是商务活动还是日常生活，沟通无处不在，有效沟通对提升个人工作水平、生活质量有着不可替代的作用。美国著名的公共关系专家卡特李普和森特在被誉为"公关圣经"的合作《有效的公共关系》中提出了有效沟通的"7C原则"，即有效沟通须遵循以下七个原则。

（一）可信赖性

可信赖性（credibility）指需要建立对传播者的信赖。如果沟通双方或一方不能感知到对方的真诚和尊重，沟通就不具有可持续性。沟通双方对彼此存有疑虑或者戒备心，是无法真正相互认同的，因此，不可能进行有效沟通。

（二）一致性或情景架构

一致性或情景架构（context）是指在沟通过程中，要结合当时的物质、社会、心理、时间等环境因素，并与之相协调。

（三）内容的可接受性

内容的可接受性（content）是指在沟通过程中，传播的内容与沟通对象有关，能够吸引沟通对象的兴趣。

（四）表达的明确性

表达的明确性（clarity）是指在沟通过程中，信息要简单易懂，让沟通对象能够顺畅接受信息。

（五）渠道的多样性

渠道的多样性（channels）是指在沟通渠道上，能够恰当地运用各种传播媒介，向沟通对象传播信息，达到有效沟通的目的。

（六）持续性与连贯性

沟通具有持续性与连贯性（continuity and consistency），是一个没有终点的过程，要实现有效的沟通，就需要对信息进行重复，并不断补充新的内容。

（七）受众能力的差异性

受众能力的差异性（capability of audience）是指由于沟通对象存在包括注意能力、理解能力、接受能力和行为能力在内的差异，在沟通过程中，要充分考虑这些差异，采取不同方法进行沟通，才能使沟通内容易为受众理解和接受。

【案例分析】

小明最近因为湿疹感到皮肤不适，于是去药店买药。药店营业员表示他可以使用一种常见的药物缓解症状。该药品为口服用药，药店营业员在向小明解释用药方式时，仅简单地嘱咐了每天用两次，并未特别说明该药为口服。小明以往使用的皮肤类药品都是涂抹用药，他在使用两天后并未好转，便咨询药店营业员。药店营业员听了后顿时明白了问题所在。药店营业员为此向小明道歉，强调了正确的用药方式。

讨论：作为医药工作者，在与患者进行沟通的过程中，我们要注意哪些方面呢？

任务三　商务礼仪与沟通的价值

 学习目标

知识目标

1. 掌握学习商务礼仪的意义。
2. 识记沟通的重要性。
3. 了解礼仪在沟通中的作用。

技能目标

1. 能意识到商务礼仪与沟通的重要性，为自己树立良好的个人形象。
2. 能提高个人的沟通能力，在沟通过程中给对方留下自信能干的深刻印象。

德育目标

培养自尊自律，文明礼貌，诚信友善，宽厚待人的社会责任感。

【任务导入】

患者王先生因感冒到药店买药，为了更好地了解患者病情，药店营业员小张首先礼貌地向王先生表示关切和理解。他说："先生，我注意到您看起来非常难受，可以告诉我您的具体症状吗？"礼貌而又专业的问候，使王先生感受到被重视。后续，小张还非常认真地询问王先生的个人病史、家族病史和生活习惯，并推荐了一款感冒药，王先生欣然接受了。不仅如此，小张还细心地为王先生做用药指导服务，王先生对小张的服务特别满意。

通过这个案例，我们可以看到，医药工作者与患者之间的沟通非常重要。一个成功的沟通可以帮助医药工作者更好地了解患者的病情和需求，而且也能使患者在获取医药产品的过程中感到尊重。有效的沟通可以建立起医药工作者和患者之间的信任，为治疗提供更好的基础。作为一名医药工作者，你认为礼仪与沟通是否重要，生活中的你是如何做的呢？

礼仪规范能指导人们在社交场合该做什么、不该做什么及怎么做。在商务交往中，人们彼此影响、互相作用、相互合作，如果缺乏应有的礼仪规范，双方就缺乏协作的基础。在商务沟通中，随着交往的深入，双方会逐渐产生某些情绪，具体可表现为情感的共鸣与排斥。良好的礼仪能够使双方互相吸引，从而增进感情，建立良好的人际关系。反之，缺乏礼仪，很容易让人产生感情排斥，造成人际关系紧张，给对方留下不良印象。

思政小园地

医药工作者是一个非常重要的职业群体，他们在医院或其他医疗机构中为患者提供医疗护理和服务。在与患者接触的过程中，礼仪举止至关重要。良好的礼仪举止可以提升医药工作者的职业形象和声誉。医药工作者是医疗机构的形象代表，他们应该以身作则，以高标准和道德操守来回应患者。尊重患者的选择权和知情权，保持负责和公正的态度，这些都是医药工作者应该具备的良好品质。只有建立了良好的社会形象和声誉，医药工作者才能赢得患者和社会的认可和尊重。

一、学习商务礼仪的意义

随着社会的不断进步和市场经济的深入发展，各种商务活动日趋频繁。在商务交往中，礼仪发挥着越来越重要的作用，商务礼仪可以规范行为、传递信息、增进感情和树立形象，其意义主要体现在以下四个方面。

（一）规范行为

礼仪最基本的功能就是规范行为。在商务交往中，人与人之间实现相互影响、相互作用、相互合作，遵循一定的规范是基础。在众多的商务规范中，商务礼仪能够帮助个人明白应该怎样做，不应该怎样做，哪些可以做，哪些不可以做，有利于树立个人形象，表现出对他人的尊重，从而赢得友谊。

（二）传递信息

礼仪不仅是一种规范，同时也是一种信息。通过商务礼仪，可表现出对他人的尊重、友善、真诚与温暖，以此拉近彼此的距离，建立良好的人际关系。在商务活动中，恰当的礼仪可以获得对方的好感、信任，进而有助于个人或企业的发展。

（三）增进感情

在商务活动中，随着沟通的不断深入，彼此会产生两种不同的情感回应。一种是良好的人际关系的建立与发展，彼此之间产生情感共鸣；另一种是因给对方留下不良印象，导致双方产生情感排斥，造成人际关系紧张。

即学即练

如何通过学习商务礼仪来增进彼此的感情？

（四）树立形象

在当今竞争日益激烈的社会中，越来越多的企业开始重视企业形象以及员工形象。良好的形象和气质以及商务礼仪已成为在当今职场中取得成功的重要手段，同时也已成为企业形象的重要表现。商务礼仪是企业文化、企业精神的重要内容，是企业形象的主要附着点。一个具有良好信誉和形象的企业，更容易获得社会各方的信任和支持，可在激烈的竞争中处于不败之地。要树立良好的企业形象，个人发挥着关键作用。个人掌握一定的商务礼仪，有助于提高自身修养、美化自身、美化生活。任何人都希望与温文尔雅、彬彬有礼的人交往和工作。此外，掌握一定的商务礼仪不仅可以塑造企业形象，提高顾客满意度和美誉度，还可以有效提升企业的经济效益和社会效益。

【知识链接】

商务礼仪对个人职业发展的影响是非常显著的。正确的商务礼仪可以展示个人的自信和专业素养，帮助个人建立良好的人际关系，并且在职场中建立起个人的品牌形象。在职场中，个人品牌形象的建立是个人职业发展中不可忽视的一部分。正确的商务礼仪可以塑造一个形象得体、专业素养高的个人品牌形象，从而在他人心目中树立起良好的声誉。这个声誉可以为个人带来更多的工作机会，例如被推荐到重要的项目中，或者被认为是一个专业领域的专家。通过不断地维护和提升个人品牌形象，个人可以在职业生涯中走得更远。因此，在激烈的职场竞争中，一个注重商务礼仪的人将能够更快地获得成功。

二、学习沟通的重要性

沟通是一门艺术，它不仅是对语言的灵活运用和把握，更是人与人之间、人与群体之间信息传递和交换的过程，也是个人用一定的语言符号把信息、思想和情感分享的过程。沟通也是一种能力，是人们具备沟通的基本方法与技巧的能力。换言之，人际沟通的能力是指一个人与他人进行有效信息交换和交流的能力，包含内在动因与外在技能。沟通不仅是一种表达能力，同时也包含倾听能力。沟通能力也是一种综合素质的体现，被作为个人知识、能力和品德的评价。沟通能力的定义不仅仅是能说会道，而是集语言表达、言谈举止为一体的行为能力，是个人生存发展与成功的必备条件。一个具有良好沟通能力的人，能够充分发挥自己所学的专业知识和运用自己的专业能力，并能在沟通过程中给对方留下自信能干的深刻印象。而目前部分学生存在"三不"问题，具体表现为以下三方面。

（一）不愿沟通

互联网的发展为学生学习、生活带来了更多的便捷，但同时也让小部分学生沉迷网络游戏、短视频等，拒绝与外界沟通，甚至有个别学生称自己是"社恐"而不愿与他人进行交流。

（二）不会沟通

有些学生缺乏基本的沟通技巧和方法，不懂如何与他人沟通，因而对沟通采取回避的态度，见人就"躲"。

（三）不敢沟通

一些学生对自己缺乏自信，不敢在大庭广众之下讲话，不敢主动发言，沟通过程中遇到困难就退缩。不敢沟通也可能让这类学生错过与他人建立联系和展示自我的机会。

培养和提高学生的沟通能力，既有助于实现人才培养目标，又能满足社会、行业、企业的实际需求。有学者研究发现，人们在工作过程中，有大部会时间用于与人沟通，因此沟通能力也是职业能力的重要体现，有效沟通是个人职场成功的关键。医药专业学生毕业后大都从事医药产品的生产、经营、管理、流通、服务等一线工作，在工作中往往需要与不同行业不同背景的人打交道，必然要具备良好的沟通能力，才能理性解决工作中遇到的各项难题。同时，中国职业能力认证中心曾对1 000名人事经理做过一个问卷调查，其中超过85%的人认为，沟通技能是最有价值的技能，良好的沟通能力已成为企业衡量人才质量的主要标准之一，很多企业在招聘时都会考察应聘者的沟通能力，在专业成绩相近的条件下，沟通能力较强的学生在应聘时更容易受到企业的青睐。全面提升学生的沟通能力，满足企业对高质量人才的要求，有助于提高学生的就业能力和发展潜力。

【案例分析】

孔子弟子"偷吃饭"

人与人之间最珍贵的是真诚、信任和尊重，而沟通是这一切的桥梁。

有一个小故事：孔子在陈国和蔡国之间的地方受困缺粮，饭菜全无，七天粒米未进，体力不支，白天也只能躺着休息。颜回不知道从哪里讨来一些米，回来后就煮起了饭，饭还没熟，孔子却看见颜回用手抓锅里的饭吃。一会儿，饭熟了，颜回请孔子吃饭。孔子假装没看见刚才他抓饭吃的事，起身说："我刚才梦见了先父，这饭很干净，我用它先祭过父亲再吃吧。"（古人认为，用过的饭是不能祭奠的，否则就是对先人不尊重）颜回回答道："使不得！刚才煮饭的时候，有点炭灰掉进了锅里，弄脏了米饭，丢掉不好，我就抓起来吃掉了。"孔子叹息道："人应该相信自己的眼睛，但即便是眼睛看到的仍不一定可信；人依靠的是心，可是自己的心有时也依靠不住。"

由此可见，沟通是多么重要。无论在学习生活中，还是在工作岗位上，难免会遇到误会或者产生分歧，误会或者分歧长时间不去化解，不但影响人与人之间的关系，也会影响学习或者工作效率。只有加强交流沟通，这些状况才可以得到不同程度的化解。所以，做好沟通是人际交往和生活工作的基本要求。

讨论：这个案例给我们带来什么启示呢？

三、礼仪在沟通中的作用

具备良好的礼仪规范可以树立良好的个人形象，如果企业的每一位员工都讲礼仪，就会为企业树立良好的公众形象，并赢得社会的认可。想要在激烈的竞争中处于不败之地，就要求企业员工时刻注重礼仪。这既是个人和企业良好素质的体现,也是树立和巩固良好形象的需要。不符合商务礼仪的行为往往被视为对合作对象的不重视,甚至未等双方坐下来谈话,就已经宣告合作失败。因此,得体大方的仪容、彬彬有礼的谈吐举止、热情周到的处事方式等,是有效沟通的前提,也是促成企业商务合作的基础。

目标任务

一、任务目标

通过学习掌握商务礼仪的重要性。

二、任务准备

查阅资料,准备演讲PPT。

三、任务实施

1. 建立团队

根据班级人数,由同学自发建立学习汇报小组,并选取小组长。

2. 任务分工

小组讨论演讲需要的相关资料,进行任务分工。

3. PPT演讲汇报

小组汇报商务礼仪的内涵、沟通的内涵及学习商务礼仪与沟通的意义。

四、任务评价

序号		评分标准	分值	自评(5%)	学生互评(25%)	教师评价(70%)
1	团队合作	团队成员合作默契,全体成员全程参与。团队成员精神饱满,面带微笑	20			
2	汇报准备	PPT内容完整丰富,制作精美	20			
3	表达能力	团队汇报过程汇报者表达流利,自信大方	20			
4	汇报内容	能够根据任务要点开展汇报,拓展知识丰富,逻辑清晰,语句通顺,结构完整	20			
5	创新意识	能够通过学习提出创新的想法与理念	20			
		合计	100			

目标检测

一、选择题

1. 在国际商务交往活动中，个人不仅仅是自己，还代表所在的企业、（   ）、国家。
   A. 民族   B. 家族   C. 区域   D. 地域
2. "十里不同风，百里不同俗"说的是商务礼仪的（   ）。
   A. 平等原则   B. 自信原则   C. 适度原则   D. 入乡随俗原则
3. 礼仪最基本的功能就是（   ）各种行为。
   A. 约束   B. 规范   C. 改变   D. 强制
4. 沟通过程中，信息的组织要简单易懂，让沟通对象能够（   ）。
   A. 迅速明白   B. 快速阅读   C. 顺畅接受   D. 喜欢
5. 肢体语言包括（   ）等，表达丰富。
   A. 动作、表情、眼神   B. 手势、表情
   C. 心理活动   D. 面部表情

二、填空题

1. 商务礼仪的主要作用在于_____、_____，是人们从事商务活动必须遵循的准则。
2. 沟通是个人生活、学习、工作不可或缺的一部分，是人与人之间、人与群体之间_____的传递和反馈的过程。
3. 沟通是_____，不仅仅在于对语言的灵活运用和把握，更是人与人之间、人与群体之间信息传递和交换的过程。
4. _____是人们在国际交往过程中要遵守的准则，即必须遵守的共同的礼仪规范。
5. 商务礼仪可以规范行为、_____、_____和_____。

三、思考题

1. 作为技工院校学生，有哪些与他人友好沟通的方式？
2. 谈一谈沟通对于技工院校学生学习和生活的重要性。
3. 礼仪在沟通中的作用是什么？

项目二 设计商务形象

良好的商务形象，是个人商务交际成功的重要因素之一。树立一个乐观积极、阳光向上、值得信赖的商务形象，是个人事业成功的助推器。因此，设计商务形象是商务礼仪中十分重要的内容。商务形象，一般指个人在人际交往中，给他人的整体形象，以及他人对其形成的印象和评价。商务形象的塑造是指按照一定的目的，对人物、妆容、发型、服饰、礼仪、体态及环境等众多因素进行整体设计与管理的活动，从而达到对个人的商务形象进行优化完善的目的。在商务活动中，个人的商务形象犹如企业的一张名片，可以体现企业的整体形象，同时也代表着所在企业的文化、内涵和发展实力。初入职场，更加要学会注重个人商务形象的设计。

 知识点概述

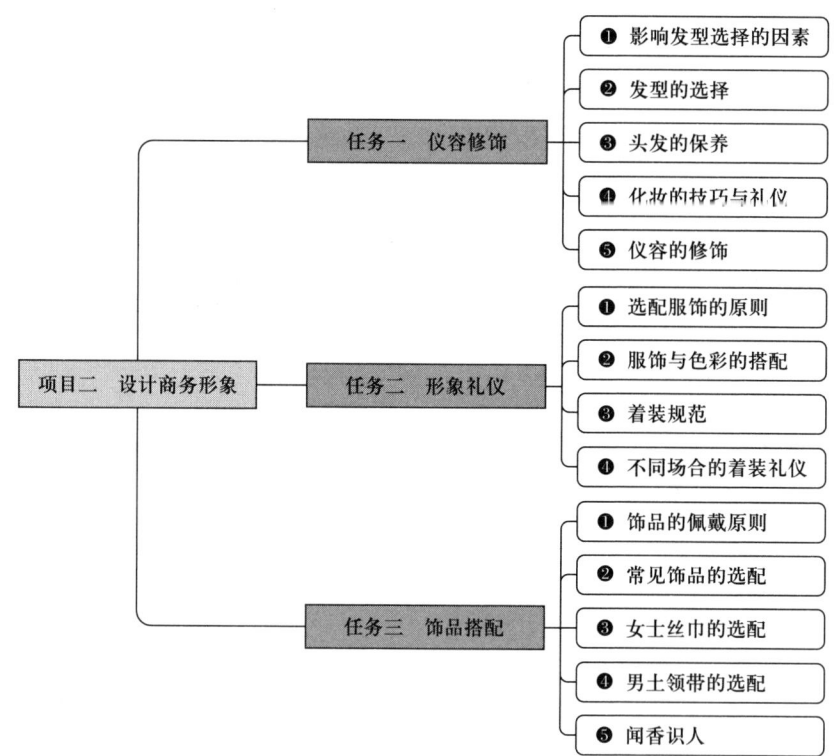

任务一 仪容修饰

 学习目标

知识目标
1. 掌握仪容的基本礼仪。
2. 掌握发型与妆容的基本要求及注意事项。
3. 熟悉仪容的修饰。

技能目标
1. 能根据不同的场合,选择适宜的发型与妆容。
2. 能对仪容进行修饰。

德育目标
1. 培养尊重他人、交际有礼的意识。
2. 培养应具有的基本礼仪素质,提高个人修养,完善人格。
3. 培养良好的礼仪素养,树立自尊自信、积极向上、意志坚强的人生观。

【任务导入】

晓晓是药学专业的学生,毕业后在一家医药企业担任销售员。有一次领导特意跟她说"明天跟着我去见客户"。晓晓想到这是第一次陪领导去见客户,一定要好好地梳妆打扮一下,于是下班后特意去理发店设计了一个当下很流行的染色大波浪。第二天,晓晓早早起床进行梳妆打扮,画了烟熏妆,涂了大红唇,去企业上班了。到了企业,领导脸一沉,直接说有别的工作安排给晓晓,叫上另外一位销售员青青陪她去见客户,留下呆在原地的晓晓不知道发生了什么。

讨论:你觉得晓晓有哪些方面做得不够得体呢?如果你是晓晓,你以后会如何做得更好呢?

仪容一般指一个人的容貌,是一个人发式、面容、妆容等的状态。外在容貌反映个人的精神面貌,是传达给他人最直接、最生动的第一信息,在人际交往和沟通中尤为重要,整洁、适宜的发型,干净、健康的面容会给人留下充满生命和活力的印象。真正意义上的仪容美,应当包含仪容的自然美、仪容的修饰美和仪容的内在美。仪容会受个人素质、审美情趣的影响,每个人的素质、气质、风度、性格、爱好等不同,所以,各自的仪容自然也会有所区别。

塑造仪容,须从"头"做起。发型不仅可以修饰个人脸型的不足,还能有效改变一个人的形象和气质，不同的发质、服饰、身材会影响发型的选择。

思政小园地

注重外在形象对于我们整体的事业和生活来说非常重要。个人形象是一个人内在品质的外部反映，是一个人内在修养的窗口。要树立个人形象意识，打造良好的个人形象，这不仅是对自我的尊重，也是对他人的尊重，且对于塑造企业文化、提升全社会文明程度具有重要意义。

一、影响发型选择的因素

发型对个人职业形象影响非常大，同一个人选择不同的发型，能够展现出不同的气质，所以选择合适的发型是非常必要的。

（一）发型与发质

发质较硬的人，不宜选择太短的发型；发质较细软的人，不宜选择较长的直发。发质较硬的人不容易修剪整齐，设计发型时应尽量避免复杂花样，适合简单而又不失高雅大方的发型。如年轻女性，可选择高于肩膀的短发，或者长发。而发质细软的人，尽量选择中长发或者俏丽的短发，不宜留过长的头发。并且，细而柔软的发质，比较服帖、容易整理成型，可塑性强，适合做小卷曲的波浪式发型，不仅能增加头发的蓬松感，还能充分体现个性美。

（二）发型与服饰

在现代审美中，个人的发型与服饰有着十分密切的关系。根据着装的不同，发型也需要随之调整。着礼服时，适合将头发挽成高发髻，显得高雅、华丽；着职业装时，适合将头发挽于颈后，低发髻，显得简单、干练；着运动装时，适合将头发高高束起，扎一马尾，显得青春而富有活力。不同的服饰应当有相应的发式与之相配，这样才显得协调大方。假如一个高贵典雅的发髻配上一套牛仔服就显得不伦不类，因此，只有和谐统一才能体现美。

（三）发型与职业

不同职业对发型的选择有着不同的要求和限制。以下是一些常见群体的发型选择建议。

（1）学生可以选择多样化的发型，但一般来说，简洁、利落的发型更为合适，能够凸显青春活力。

（2）教师、公务员通常需要选择更为稳重大方的发型，以展现专业和庄重的形象。

（3）医务人员由于经常需要戴帽子，头发不宜过长，以保持整洁并方便戴帽。

（4）服务行业从业者如餐饮、酒店、零售业从业者等，需要给人留下亲切、热情的印象，因此可以选择更为时尚、亲切的发型。

（5）运动员通常需要选择短发，以避免在运动中造成不必要的困扰和安全隐患。

（6）艺术家、创意工作者这些职业对创意和个性化的要求较高，因此可以选择更具创意和个性化的发型。

二、发型的选择

在发型的选择上，男士的发型相对简单，要修剪得体，额前头发不得遮盖眼睛，两侧鬓角不得超过耳垂底部,脑后头发不得长于衬衣衣领。女士能选择的发型较多,但正式场合不宜选择披发,不能过于标新立异。此外,在发型的匹配上,需要考虑两个方面的因素,即发型与头型的匹配以及发型与脸型的匹配。

(一)发型与头型的匹配

人的头型大致可以分为大、小、长、方、圆几种特点。正确认识自身的头型,发扬优点,修饰缺点,才能够扬长避短,提升个人气质。头较大的人,不宜烫发,最好剪成中长或长的直发,也可以剪出层次,刘海不宜梳得过高,最好能盖住一部分前额;头较小的人,头发要适当蓬松一些,长发可选择烫发,但头发不宜留得过长;头较长的人,两边头发应吹得蓬松,头顶不要吹得过高,尽量使发型横向拓宽;头上部较窄的人,不宜剪平头,剪短发烫卷时顶部压平一些,两侧头发向后吹成卷曲状,使头型呈现椭圆状;头较圆的人,刘海处可以吹得高一些,两侧头发向前吹,不要遮住面部。

【知识链接】

南开镜箴

南开镜箴,又称"衣镜铭",又称"四十字镜箴"。目的是培养和规范学生的仪容和举止。周恩来少年时就读的南开中学,该中学教学楼门口有一面大镜子,镜子上就写着引人注目的镜箴:面必净,发必理,衣必整,纽必结。头容正,肩容平,胸容宽,背容直。气象:勿傲,勿暴,勿怠。颜色:宜和,宜静,宜庄。这段著名的"容止格言",提醒着每一位南开学子要时时保持端庄得体的仪容及神态,处处注意礼仪修养。

周恩来是举世闻名的外交家,赢得了国际上的尊敬和赞扬,很多世界政要都称赞他"是一位卓越的谈判家""是世界上罕见的伟大外交家"。周恩来一生注重礼仪修养,保持光彩照人的形象,这些都与他在南开中学所受的礼仪教育和熏陶密不可分。

(二)发型与脸型的匹配

发型与脸型的匹配十分重要,发型与脸型匹配适当,可以凸显个人的性格和气质,使人更具魅力。常见的脸型有四种:椭圆形脸、圆形脸、长形脸、方形脸等,如图2-1所示。

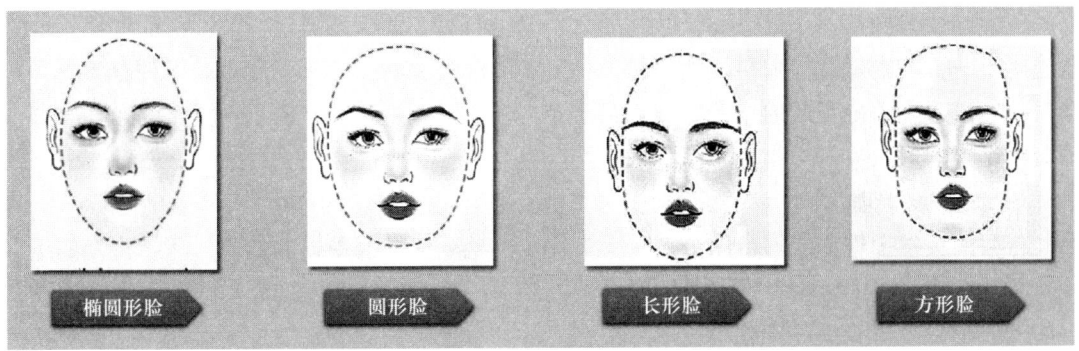

图2-1 脸型图

1. 椭圆形脸

椭圆形脸形似鹅蛋，故又称鹅蛋脸，是一种比较标准的脸型，适合大多数发型，并能达到较好的视觉效果。尤其采用中分头路、左右均衡、顶部略蓬松的发式时，会更贴切，更显脸型之美。

2. 圆形脸

圆形脸颊部比较丰满，接近于孩童脸，面部整体呈圆形，圆圆的脸给人以温柔可爱的感觉。在发型设计时，可以利用两侧鬓发或刘海来改变脸型轮廓，应选择头前部或顶部略半隆起的发式，两侧则要略向后梳，将两颊及两耳稍微留出，这样，既可以在视觉上冲淡脸圆的感觉，又显得端庄大方。圆脸型的人尤其适合梳纵向线条的垂直向下的发型或是盘发，使人显得挺拔而秀气。

3. 长形脸

长形脸端装凝重，前额发际线较高，下巴较大且尖，脸庞较长，给人以古典感。长形脸建议避免把脸全部露出，也不适合头顶蓬松或者隆起，增加脸部视觉长度。尽量使两边头发有蓬松感，通过前额的部分头发，缩短脸的长度。长形脸可以留长发，也可以齐耳，但不宜留长直发，应选择沿面部轮廓内卷的发型，突出下颚，修饰脸部棱角，发尾要松散流畅，以发型的宽度缩短脸的视觉长度。若将头发做成自然成型的柔曲状，会更理想。

4. 方形脸

方形脸前额较宽，两腮突出，显得脸型短阔，缺乏柔和感。在做发型时，适宜选择自然的大波浪发型，使整个头发柔和地将脸包起来，两颊头发略显蓬松遮住脸的棱角，让脸更加圆润，冲淡脸部方正的印象。

三、头发的保养

按照一般人的习惯，经常会从头部开始打量一个人，头发居于顶端，备受关注。一头秀美的头发与枯燥且飘着头皮屑的头发，前者更易给他人留下良好印象。在社交场合中，个人容貌是与生俱来的，但个人清洁与保养是可以人为保持的，清洁是个人素质的体现，也是尊重自己与他人的体现。

（一）头发清洁

头发必须要经常保持健康、干净、清爽、卫生与整齐的状态。定期清洗，能够保持头发蓬松且干净，特别是参加重要活动之前，一定要清洗头发，去除头发产生的各种分泌物和不雅气味。试想在一个正式的场合，无论肩上飘着层层"白雪"，还是头发上散发的油烟味，都会给个人的形象大打折扣。

（二）头发护理

有效的头发护理，能够帮助个人减少头发干枯毛躁，滋润受损的发质，呵护头发的毛鳞片；帮助祛除头皮的污垢，促进头皮的血液循环，提高头皮和头发的新陈代谢，有效减少头皮屑和脱发，改善头皮油脂分泌过多的状态。部分学生还没有头发护理的概念，总认为头发用洗发水洗洗就好，所以会出现头发干枯毛躁的情况。建议除了洗发水外还应适当用一些护发素，让头发看起来更加顺滑、光亮。

（三）头发修剪

与清洗头发一样，修剪头发同样需要定期进行。在正常情况之下，男士或女士短发通常每一个月左右修剪一次。此外，还要根据不同的场合和不同的身份修剪不同的发型。

四、化妆的技巧与礼仪

化妆是一种通过使用美容产品，修饰自己的仪容，改变自己形象的一种手法。从广义上来说，化妆指对人的整体造型，包括面部、发型、服饰等的改变；从狭义上来说，化妆只是针对人面部的修饰，即对面部轮廓、五官、皮肤作"形"和"色"的处理。化妆为人们追求理想的美创造了良好的条件。在现代生活中，人们追求的美，应该是健康的美，科学的美。有效的化妆，可以使人变得更加美丽和自信。在正式场合，适当的化妆是对他人的尊重。因此，在人际交往中，适当的化妆是非常必要的，恰到好处的妆容也能充分展现个人魅力。

（一）化妆的基本原则

1. 美化原则

在化妆时要注意向美的方向矫正，可以平时多观察自己的脸，找到自己脸上的优缺点，再通过化妆的手法去扬长避短突出自我。例如，简单的妆容配上亮丽的唇色，就能够达到眼前一亮的效果。

2. 得体原则

化妆虽然讲究个性化，但是也要得体。比如，工作时最好化淡妆，社交晚宴时可化较浓的妆，口红和指甲最好统一颜色等。

3. 自然原则

化妆要求美化、生动、具有生命力，但是这些都是建立在自然和真实基础之上的，化妆的最高境界是没有人工修饰的痕迹。如粉底最好选择与肤色接近的色号，太白就会给人以"戴面具"的感觉。

4. 协调原则

所有的化妆技巧都是为了最后的整体效果，在化妆时一定要考虑全面，应使妆容与全身协调、场合协调、身份协调，比如脸部皮肤与脖颈的过渡、脸型与五官的搭配、面部妆容与发型设计的风格统一等。

（二）妆容的分类

一般来说，职业女性的工作妆应以淡妆为主，在某些特定的场合也可以化浓妆，不同时间、地点、场合搭配不同妆容，可以更好地展现自身形象。

1. 淡妆

淡妆适合于白天的日常工作和正式的商务活动。淡妆最佳的状态是"无妆胜有妆"，即妆容非常自然，突出自身优势，弱化不足，让人看不出化了妆。淡妆的主要特征为简约、清丽、素雅，具有鲜明的立体感，既让人印象深刻，又不显得庸脂俗粉。

2. 浓妆

浓妆适合于宴会、舞会等社交场合。浓妆要对五官最有特点的部位做重点修饰。整体妆面的颜色不宜过多，却能显出浓烈的效果。浓妆的特点是妆容非常明显，彰显个性，主要强调的是眼睛、鼻子和嘴唇。

【知识链接】

如何选择适合的妆容

得体的妆容会为个人形象加分，那么怎么样才算得体？首要的一点就是符合我们所在的场合及角色。同时，还要注意以下三点。

1. 日常妆容要亲和

职场达人与同事共度的时间几乎与家人一样，所以要保证工作一天后仍保持光鲜靓丽。对于职场妆容的要求是既要时尚好看，又不能有强烈的冲击性，所以，日常妆容要亲和友善，大方得体，在色彩选择上可以更加温暖多元，且对持久度要求相对更高。

2. 酒会妆容显魅力

酒会妆容既不能太过艳丽，又不能有失于酒会的气氛。所以，色彩的灵活运用在这里便可以发挥特长。酒会是非常重要的一种职场社交场合，也是对职业女性仪态的最重要的考验，在这里对妆容的挑战最高。

3. 会客妆容需干练

在领导和客户面前要凸显个人气质，留给对方一个深刻的良好印象，是获得信任的第一步。无论是面见客户还是参加企业会议，对职业女性的妆容有着更高的要求。所以，塑造一个干练的形象十分重要。

(三) 化妆的基本步骤

男士在正式场合可以通过淡妆，调整面色和外在形象，但是不可以太露痕迹。男士妆容包括美发定型、面部修饰、指甲修理及香水使用等。

女士化妆包括清洁、护肤、防晒、隔离或妆前乳、底妆、遮瑕、散粉、画眉、眼妆、修容、高光、腮红、唇妆、定妆等内容，全套化妆步骤如下。

1. 清洁

人们每天都需要清洁，选对清洁产品很关键，干性肌肤、敏感性肌肤要尽量选择温和的清洁产品才不会伤害肌肤。油性肌肤并不一定要选控油和清洁功能强的清洁产品，相反，长期使用清洁力强的清洁产品，容易破坏肌肤保护层，从而越洗越油。正确的做法还是选择比较温和的清洁产品，并配合其他护肤步骤来调节肌肤水油不平衡的问题。

2. 护肤

可以用化妆棉蘸爽肤水或柔肤水擦脸，能起到二次清洁的作用，如果想保湿就可以用手直接将爽肤水或柔肤水轻拍在脸上。乳液和面霜都具有锁水、滋润肌肤的作用，只是乳液水分大于油分，质地清爽，更适合夏天使用，而面霜油分大于水分，质地相对厚重，适合秋冬季节使用。也可以使用精华，精华分为基础型和功能型，基础型精华主要起到补水、控油和调节水油平衡的作用，功能型精华有美白、抗衰老、抗氧化的作用。

3. 防晒

防晒霜一定要涂，以减少紫外线对肌肤带来的损伤和光老化。切记护肤的每一步都要等肌肤吸收后再进行下一步，可以有效避免"搓泥"。建议涂完防晒5分钟后进行下一步操作，防止破坏成膜效果。

4. 隔离或妆前乳

隔离或妆前乳要点涂上脸，使用指腹拍开，这一步是为了隔离彩妆、粉尘、细菌等外界因素对皮肤的伤害，还有修饰、提亮肤色的作用。

5. 底妆

底妆可使用粉底液，粉底液应选择与自己肤色相近的色号或白一个色号，看似简单的打底，隐藏的技巧其实有很多，注意用量一定要少，少量多次地涂抹。

6. 遮瑕

用在涂抹粉底前后都可以，一般彩色遮瑕用在粉底前，自然色遮瑕用在粉底后，遮瑕不要大面积涂抹。常见的三色遮瑕膏使用方法：青色黑眼圈选橘色，黑紫色或褐色黑眼圈选比自己肤色更深的颜色，斑点和痘印选比自己肤色更深的颜色，泪沟和法令纹选比肤色浅一个色号的颜色。使用遮瑕膏之前要先用手指打圈将遮瑕膏揉开后点涂在有瑕疵的地方，再使用遮瑕刷用点按的手法拍开，这样的妆感才不会厚重。

7. 散粉

在底妆后可使用散粉刷蘸取散粉轻轻拍按在全脸或易出油的地方进行定妆，这一步可以让底妆更持久服帖。

8. 画眉

可以选择眉笔或者眉粉，眉笔勾勒，眉粉填色，先画眉尾，再补眉头，眉头一定要淡，轻轻晕染。

9. 眼妆

新手建议从百搭的大地色眼影入手，铺色刷蘸取浅色眼影，以横扫的方式在眼皮处大面积铺色打底。细节眼影刷蘸取深色眼影，在眼褶处横扫上妆带过下眼睑。使用晕染刷轻扫过渡下眼影，使眼妆看起来自然。最后画上眼线、刷睫毛膏，眼妆就画好了。

10. 修容

修容包括鼻部修容和下颌线修容。鼻部修容：蘸取修容产品，在山根眼窝凹陷、鼻头鼻翼部位轻扫上妆。下颌线修容：找到下颌角线，蘸取深色修容产品，化在下颌线上，再使用刷子蘸取浅色修容向上向下来回轻扫晕染均匀即可。

11. 高光

用刷子蘸取高光产品，打在额头、眉骨、眼头、鼻梁、鼻头等高光区域，可以提亮气色，锦上添花。

12. 腮红

用腮红刷蘸取腮红，脸较宽的人，腮红从颧骨最高处向斜上方扫向发际，再从颧骨向下晕染；脸较窄的人，腮红从颧骨扫向耳边，再上下略做晕染。腮红会使人看起来气色更好，冷白皮肤适合粉色系，暖黄皮肤适合橘色系。

13. 唇妆

唇妆可以衬托一个人的气质，涂口红前可以先涂润唇膏，这样不容易卡纹，口红的颜色要与眼影、腮红相协调。

14. 定妆

可以使用定妆喷雾，使妆容更加持久。出汗出油是导致底妆变花的一个重要因素，不论是油性肌肤还是干性肌肤都建议准备一支定妆喷雾，上粉底前喷一下，上底妆后喷一下，上完散粉后再喷一下，这种"三明治定妆法"可以使底妆更服帖。

【知识链接】

如何选择适合的唇妆

技巧一：看肤色

1. 皮肤暗黄：皮肤暗黄的人适合选暖色系的口红，比如偏暗的红色，如褐红色、梅红色、正红色、豆沙色、橘粉色等，肤色可以显得更白皙一些。尽量不要选择与肤色有鲜明对比的浅色，比如，粉色、亮橘色等。

2. 皮肤白皙：皮肤白皙的人适合选冷色系的口红色，如玫红色、桃红色、樱花粉色、胭脂红色、浆果色等，都有焕发出青春浪漫的效果。皮肤白皙（冷皮）基本上不会有太多的禁忌，只要不是太怪异的颜色均可。

技巧二：看自身气质

1. 自信美艳型：凸显气场的颜色有大红色、浆果色、深莓色、红棕色、薰紫色等。这些看起来冷艳剔透，隐隐中散发着性感的魅力。

2. 高雅秀丽型：凸显高雅气质的颜色有玫瑰红色、紫红色、豆沙色、奶茶色、棕褐色等。这些颜色有点轻奢的柔美感，同时也能衬托出知性与高雅的气质。

3. 低调素颜型：适合日常素颜的颜色有偏粉玫瑰色、豆沙色、枫叶色、番茄红色等。想要低调稳重的类型，就可以选比较不明显的颜色，工作、上学都可使用。

（四）化妆的注意事项

在化妆时，需要注意以下八方面的内容。

（1）掌握基础的化妆技巧，具备较好的审美观念，懂得人体美、和谐美的自然规律。

（2）注重妆容色彩协调，个人可以进行色彩诊断，判断个人适合冷调或者暖调色系，以便更好地进行妆容修饰，保持妆面协调自然。

（3）注重整体协调，妆面的整体效果要与年龄、气质、身份、服饰、发型以及时间、场合、季节等协调统一，达到整体格调上的和谐一致，才能充分体现出美感。

（4）切勿涂抹过于浓厚，化妆要求顺其自然，使用化妆品应适可而止，涂抹过于浓厚反而适得其反。

（5）切忌持妆过久，化妆品虽然有美颜的作用，但持妆过久容易给皮肤造成负担，严重的可能会堵塞毛孔。因此，睡觉前一定要卸妆，再忙也不要忘了这项重要的程序，否则，会使皮肤粗糙，出现皱纹甚至发生过敏性皮炎等。

（6）卸妆时动作要轻，尤其对眼周的皮肤，最好用棉花蘸上卸妆化妆品轻擦，避免损伤皮肤，并要轻闭眼睛，防止化妆品进入眼内，引起结膜发炎等。

（7）不宜在公共场所如公交车、地铁化妆或补妆。

（8）不宜随意借用他人的化妆品，妆面出现残缺应尽快补妆。

五、仪容的修饰

在商务交往中，个人的仪容仪表会引起沟通对象的关注，并能影响对方对个人的印象及评价。仪容指的是人的外貌，主要由头发、面部、肌肤等身体部分组成。仪容的修饰美是指依照礼仪规范、场合与个人条件，对仪容施以必要的修饰，扬长避短，塑造出美好的个人形象。仪容的修饰美是仪容礼仪的重点，修饰仪容的基本原则为美观、整洁、卫生、得体。仪容的修饰在人际交往中是非常必要的，一方面增加了自己在人际交往中的自信，另一方面给人以美的享受。在人际交往过程中，必要的自我修饰，是一项基本礼仪。

仪容的内在美是仪容美的最高境界，它是指通过个人努力，不断提高个人的文化、艺术素养，提升自己的思想、道德水准，培养出高雅的气质与美好的心灵。真正意义上的仪容美，应当是仪容内在美、仪容自然美与仪容修饰美的高度统一，忽略其中任何一个方面，都会使仪容美黯然失色。

（一）树立个人形象

1. 树立整齐利落的形象

个人清洁可以反映一个人的基本素质，体现社会的文明程度。个人清洁是良好的个人仪容仪表所必须具备的基本要求。个人清洁主要包括：面容清洁、口腔清洁、头发清洁、手的清洁、身体清洁及胡须清洁等。在任何场合，都应该注意保持个人卫生，做到勤洗头、勤洗澡、勤修指甲，男士要勤修面，切忌身体有异味、皮肤表层或指甲有污垢等。在服饰方面，注意勤洗勤换，塑造整齐利落的形象。

2. 塑造仪容内在美

仪容美是人的内在美与外在美的统一。真正的美，应该是个人良好内在素养的自然流露，是人的思想、品德、情操、性格等内在素质的具体体现。正确的人生观和人生理想，高尚的品德和情操，丰富的学识和修养，构成一个人的内在美。内在美反映人的本质，也体现社会美的本质。如果只有外表的华美，而没有内在的涵养作为基础，就会使人感到矫揉造作，"金玉其外，败絮其中"，所以注重个人修养才能更好地体现仪容美。

（二）面部的修饰

人们常说"三分长相，七分打扮"，可见容貌修饰在仪容美中的重要作用，尤其对于女性。在某些女性审美意识高的国家里，化妆是女性必备的生活礼仪。仪容在很大程度指的就是人的面部，由此可见，面部在仪容美中占据举足轻重的作用。修饰面部的首要工作是清洁，即勤洗脸，使之无汗渍、无油渍等不洁之物。此外，要保证眼部和鼻部的清洁，主要是指清除眼睛和鼻子的分泌物，这是最基本的要求。充分的休息、规律的生活对保持眼睛美观十分重要，日常生活中还要注意预防眼部疾病，如沙眼、红眼等，修饰面部主要包括如下四个方面。

1. 眼镜的佩戴

在社交场合，不宜戴墨镜或者有色眼镜，对于近视的人来说，在保证舒服的前提下，应佩戴适合自己脸型的眼镜，并保持镜片无污渍、无划损。

2. 眉毛的修饰

眉毛的形状有很多种，常见的有一字眉、高挑眉、柳叶眉、上挑眉、拱形眉、粗眉、水弯眉、小山眉、嫦娥眉、双燕眉等。个人可以根据脸型、妆容等因素，选择适合自己的眉形。对于眉毛较少、较短或较细的人，可以通过描眉来弥补；对于眉毛过长且杂乱的人，可以采用修眉、剪眉、拔眉或者剃眉的方法来修饰。

3. 唇部的修饰

嘴唇应保持清洁且无异味。嘴唇是人的进食之处，同时也是人的发声之所，是与人沟通的主要部位，所以保持嘴唇的清洁至关重要。一方面要保持嘴唇无异物、无油渍等，时刻保持嘴唇的红润与光泽；另一方面要保持牙齿的洁白与清洁，口腔无异味。提倡经常使用漱口水、牙线等工具来清洁口腔，去除异味、异物。在重要社交之前，忌食韭菜、大葱、大蒜等会让口腔发出刺鼻性气味的食物，以免尴尬。在社交场合中，可涂润唇膏保持唇部润泽感，女士可以选择适合的口红色号，修饰嘴唇，使自己更具有魅力。口红色号的选取要根据肤色、唇形、服饰而定，这样才能使整体更加协调、自然。

4. 体毛的修饰

男士胡须应该刮干净或修整齐，一般不宜留八字胡或其他奇形怪状的胡子，在社交场合中，即使是胡子茬也是非常失礼的，会给人留下不修边幅的印象。男士应养成每天修面剃须的好习惯，如无特殊的信仰或民族习惯，最好不要留胡子。胡须不仅针对男性，女性也要注意嘴上的汗毛，如果汗毛过浓，会显得脸部不干净，可以进行适当的脱毛。此外，个人还要注意定期检查和修剪自己的鼻毛，特别是与人近距离沟通交往时，偶尔有一两根黑乎乎的鼻毛"外出"，会给个人形象大打折扣。

仪容是个人形象的重要组成部分，它不仅反映了一个人的精神面貌，还在很大程度上影响着人们之间的交往。因此，我们应该重视仪容，努力保持良好的个人形象。

任务二　形象礼仪

 学习目标

知识目标

1. 掌握职场穿着的基本原则和基本礼仪。

2. 掌握服饰色彩的搭配规律和技巧。
3. 掌握男士服饰搭配的技巧。
4. 掌握女士服饰搭配的技巧。

技能目标

1. 能够根据不同职场情况设计职场形象。
2. 能根据不同的场合选择色彩合适的服饰。
3. 能够针对不同场合进行恰当的服饰搭配，整体搭配协调美观。

德育目标

1. 提升审美能力，培养热爱生活、自信大方的精神风貌。
2. 加强审美情趣，重视人文素养和良好生活方式的培养。

【任务导入】

张涛是刚毕业的药学专业学生，准备入职一家医药企业从事销售工作。由于他表达能力强，又具备专业学历，领导对他非常器重。可是他做了半年医药销售工作，业绩却没有得到提升。这让张涛感到十分困惑，这时候他的一位同事和他道出了原因，即他穿着随意。经过自我反思后，张涛发现自己确实不修边幅，他把这种行为解释为"大丈夫不拘小节"。平时的他总是穿着一件发黄的白衬衣、西裤，脚蹬一双运动鞋见客户，特别是这白衬衣还经常因为出汗，留下了一圈汗渍。意识到自己的不足，张涛立马就开始行动，他就像换了一个人一样，每次都穿着干净、整洁，服饰搭配得体，面带微笑地出现在客户面前，加上张涛良好的沟通能力和勤奋的工作态度，渐渐得到客户的认可，业绩也翻了好几倍。

讨论：通过案例，你认为个人形象重要吗？在学习生活中，你是否注重个人形象呢？

一个人的穿着打扮，往往就是一个人身份、地位与教养最形象的写照。不同的仪容代表了不同的身份特征，随之就会有不同的机遇。这不是以貌取人的问题，而是第一印象管理的问题。

着装是一种无声的语言，它能传达个人的性格、身份、涵养、阅历甚至包括职业等多种信息。特别是正式的商务场合，干净整洁的着装是对商务人员最基本的要求，也是对自己形象的负责和对他人的尊重。适宜的着装总是给人留下积极美好的印象，而不修边幅的人总给人留下颓废消极的印象。

一、选配服饰的原则

TPO 原则是目前国际上公认的着装原则，指服饰穿搭应该依据不同的时间（time）、地点（place）、目的（object）或场合进行合理搭配，即着装要符合着装人的身份，考虑身处的场合和时间，根据交往的目的、内容和对象，在充分体现个性气质的基础上恰当选择服饰。

（一）时间原则

选配服饰要随时间的变化进行相应调整，所以服饰的穿着要考虑昼夜的交替、四季的变更以及顺应潮流变换。

1. 昼夜交替原则

要求着装时考虑到时间因素，在白天工作时穿较为正式的服饰，给人留下专业性与职业性的印象。晚上居家则以方便、随意为主，可选择运动服或者休闲服。但如果晚间需要出席宴会、舞会之类的社交活动，人们的交往距离相对缩小，而服饰给予人们视觉的、心理上的感受程度就会相对增强。因此，女士的服饰可多加一些修饰，如戴上有光泽的配饰、穿高跟鞋、系上精致的丝巾等。

2. 四季变更原则

夏季应以轻柔、凉爽、简洁为着装原则，一般以浅色基调为主，款式简单，给人以清凉的感觉，但切忌穿得过少，如较短的短裤、半截背心或过于透的服饰，都不适合在正式场合穿着。冬季应以保暖轻便为着装原则，既避免臃肿不堪，也要避免"要风度不要温度"，为形体美观而忽视保暖，款式以简单为原则，冬季颜色单调，可穿着色彩相对亮丽的服饰，这样看上去会更加有活力。

3. 顺应潮流变换原则

要顺应潮流的节奏，过分复古即落伍，过分新奇即超前，这都是不合适的，会拉大与社交对象的心理距离，所以服饰选配应顺应社会发展，体现当下的文化。

（二）地点原则

选配服饰要考虑到地点因素，不同地点选择不同的服饰搭配。一般在企业，穿职业套装会显得更加职业化，但如果在药厂的药物分析室里，工作人员都穿着西装、套裙，就会显得不太适宜。另外，在娱乐、购物、观光等场合，穿着以休闲、舒适为宜，可选择如牛仔服、休闲服、运动服等。

（三）目的或场合原则

个人选配服饰，因性别、年龄、性格等诸多因素，存在着较大的差异性。虽然都有不同色彩和风格特点，但针对不同场合整体风格应是一致的，仍然有共性可循。

1. 职业场合

职业场合也分为严肃型和一般型。严肃型场合主要指重要会议、商务谈判、商务仪式等正式场合。严肃型场合要求服饰整体庄重大方，既不要太保守也不要太时髦，一般以中纯度、中明度、弱对比为佳，注重服饰及面料的品质，风格要把握一个"中"字。男士服饰相对女士要更简单，因此在着装选品上，更需注重面料的品质、风格及搭配。在严肃型场合，男士可选择穿西服、毛料中山服或职业制服，女士则可穿套装、套裙、职业装等。一般型场合指一般工作场合，气氛较为轻松，介于职业与休闲之间。有职业制服应穿着统一制服，如果企业没有服饰要求，则可选择商务休闲款式，如风衣、夹克、休闲衬衣等，兼具大方与休闲的特征。

2. 休闲场合

在这个场合选配服饰时，可色彩丰富、风格多样、个性突出。采用最佳色彩及最佳风格相互搭配，以展现自己的独特个性。如能依据自身特征将流行色及流行风格融入衣着搭配中，则会更加出色。

3. 礼仪场合

在礼仪场合中，个人服饰要与所参加的场合环境相匹配。无论是音乐会、宴请，还是婚礼等场合，个人的服饰一定要和周围环境保持和谐相称，否则就会显得格格不入。具体可参照表2-1。

表2-1 个人服饰场合匹配参考表

场合	着装要求	禁忌
音乐会	音乐会是非常优雅的文艺活动，所以赴音乐会的着装要求较高。女士可以穿小礼服或套装裙，男士可以穿西装或者较为正式的着装	一定不能穿着随便，很多音乐大厅都禁止穿背心和拖鞋
宴会	男士一般穿西装；女士建议穿过膝长裙，超短裙、无袖式或者背带连衣裙只适合居家或度假，参加宴请时穿比较失礼。女士参加宴会着装除了选择礼服还可以穿旗袍，鞋子、饰物要配套，可戴金、银、珍珠、玛瑙材质的项链、耳坠、胸花等，宜穿与旗袍颜色相同或相近的高跟鞋或半高跟皮鞋	领边、肩头、袖口处不能使内衣外现。穿裙子要穿长丝袜，袜口切忌露在裙摆之下
舞会	女士应该穿裙子和舞鞋。且应当穿好底裤，以免在现场出现走光的现象，非常不雅观	最好不要穿得太暴露
葬礼	原则上只能穿黑色或者深灰色的正装，以表示对死者和死者家属的尊重	切忌穿鲜艳的服装和款式过于新潮或者暴露的服装
婚礼	可以穿喜庆漂亮的服饰，但切忌喧宾夺主。男士以西服为主，女士可以有多种风格选择	不能穿白色的纱裙和大红色的衣服，以免和新娘撞衫

二、服饰与色彩的搭配

服饰因色彩而美丽，色彩让服饰缤纷洋溢，靓丽的色彩会让人眼前一亮。服饰的色彩搭配是服饰选择的重要因素，搭配适宜的服饰能够很好地展示自身的个性气质，修饰自身不足，展示自己高雅的审美趣味和倾向。服饰色彩的装饰功能比较突出，它不仅是服饰构成的重要因素，也是影响服饰风格的重要因素。在以色彩学基本原理为基础上进行色彩搭配，既彰显色彩的魅力，又提升穿衣者的品位，同时让色彩与服饰的款式、面料相统一，形成具有自己独特性的职业魅力，追求形式美感的同时，又兼顾了实用性因素。

服饰面料是服饰的色彩得以体现的载体，由于不同面料由不同原材料编织成形，在织造的过程中，因原材料和织造工艺的不同而呈现丰富的肌理效果，如光亮、粗糙、温暖、滑爽、硬挺、柔软等。同一种颜色放置在不同肌理效果的面料上，其色彩明度、纯度是大不相同的。根据服饰面料的这一特性，在进行服饰色彩搭配时可以考虑以下五种方法。

（一）同类色搭配法

同类色也称同种色或同一色，即同一个色系的颜色之间的搭配。如绿与浅绿、深蓝与浅蓝等。这种搭配方法较为简单但应该注意两种颜色的层次，否则服饰色彩会显得平淡和单调。另外还可以利用同种颜色但不同质地的服饰进行搭配，如上衣为毛织物，裙子为皮革，虽然是用同种颜色，但由于面料质感不同，也能产生较为丰富的同类色搭配的视觉效果。同类色搭配的服饰呈现的是文雅、柔和的效果。

（二）邻近色搭配法

在色彩中有些色彩属于邻近色，比如红和橙，蓝和绿等。邻近色搭配比较容易形成和谐统一的色调，但需要注意色彩之间纯度和明度上的相互衬托关系。邻近色搭配法的服饰呈现的是柔和、亲切的效果，相配合的几种颜色应有主次、虚实的强弱之分。

（三）对比色搭配法

对比色也称补色，是指色相环上两极相对的颜色。对比色会更好地彰显色彩的鲜艳，如我们经常说的"红花还需绿叶配"。但在使用对比色搭配服饰时应注意，首先是对比色之间面积的比例关系。色彩面积的大与小、色彩量的多与少都能够改变对比色搭配的对比效果。同样的两种对比色，有研究表明当对比双方的面积是1:1时，其对比的效果最为强烈，但当对比面积为1:10时，其对比效果就会减弱许多。其次是对比色之间的形状、位置和聚散关系。在两种对比色中，当改变色彩的形状或者拉远双方的距离时，都会增强或减弱其对比的程度。最后是两个相对比的颜色，在明度和纯度上要有区别。一般是面积大的颜色其纯度和明度低一些，而面积小的颜色其纯度和明度高一些。例如，整套服饰的色彩呈黑色，在其领子或袖口处配以白色，还可以利用手袋、围巾、首饰等来构成对比关系，这样的色彩搭配会产生既整体又富于变化、既统一又富有活力的视觉美感。

（四）色彩关联搭配法

在互相搭配的几种颜色中，为了形成统一的色调，往往是"你中有我、我中有你"。任何色彩的处理都不应该是孤立的，要同周围的色彩相呼应。在服饰色彩的搭配中，色彩的关联也是常用的搭配法。

具体的处理方法可以体现在内外衣色彩的关联，上衣和下裙色彩的关联，图像色彩构成的关联，衣服与配饰、装饰品的色彩的关联等，使服饰的整体与局部、前与后、内与外等在色彩上相互搭配、浑然一体。

（五）服饰的色彩心理效应

色彩运用的最终目的是表达和传递情感。色彩本身无感情，色彩感情只是发生在人与色彩之间的感应效果中，由色彩客观属性刺激人的知觉而产生，分为两种：一是直接的心理效应，二是间接的心理效应。

色彩直接的心理效应来自色彩的物理刺激对人的生理产生的直接心理体验。色彩本身是没有感情的，但由于人们的社会活动与之发生联系，色彩对人的思维、情感又产生影响，因此在心理上会产生某种情绪。如红色是热烈、冲动、强有力的颜色，它象征着热情、开朗、积极、个性、奔放、前进、喜悦、温暖，具有较佳的视觉效果，穿着这个颜色代表的是信心和力量；橙色是欢快活泼的颜色，是暖色系中最温暖的颜色，它使人联想到金色的秋天，丰硕的果实，跳动的火苗，常给人以愉快、开朗、健康、希望、激情、可爱、自由的感受。

此外，还有很多关于色彩象征意义的探究。同时，服饰色彩的使用还有一些习俗、习惯，宗教上的特殊要求和禁忌，从对色彩礼仪应用的角度出发，需要综合考虑各种因素，根据每个人不同的审美经验进行体会，进而指导服饰的色彩搭配，创造出更多、更美的服饰色彩形象。

三、着装规范

着装规范是根据社会观念和规范而创建，并且会因时间、地点、目的和场合不同而有所不同。着装规范是不同社会观念的象征性指示，包括社会风俗、文化认同、对舒适的态度以及政治或宗教信仰等。

（一）男士着装规范与礼仪

西装一般是国际通用的服饰，男士穿着西装会给人留下彬彬有礼、风度翩翩的印象。因此西装也是商务人士的必备服饰之一，多被用于正式场合。西装的着装规范与礼仪也很有讲究，是每一位商务男士都应该知晓的基本知识。

1. 男士西装的类型

西装一般可以按照件数、纽扣、适用场合进行分类。按件数划分，西装可以分为单件西装和套装，而套装又分为上装和下装的两件套和上装、下装、西装背心的三件套。按照西装的纽扣划分，可以分为单排扣和双排扣西装。单排扣西装包括1粒扣、2粒扣、3粒扣西装；双排扣西装包括2粒扣、4粒扣、6粒扣西装。不同纽扣数量的西装，在穿法和纽扣扣法上都有一定的讲究。按照适用场合的不同，可以分为正式西装和休闲西装两种。

2. 男士衬衫的搭配

西装一般搭配衬衫穿着，但衬衫应为正装衬衫。衬衫的颜色一般为单色，以白色为主，其次为淡蓝色、灰色、棕色、黑色等。过于艳丽的颜色，反而有失庄重，要尽量避免。在布料选择上，衬衫应选择高织精纺的纯棉、纯毛面料，或者选择以棉、毛为主要成分的混纺面料，不宜选择水洗布、化纤布、真丝、纯麻面料。衬衫的图案一般以无图案为最佳，也可以选择较细的竖条纹衬衫。衬衫的领型包括方领、扣领、立领、翼领等，但一般以方领为宜。需要注意的是，衬衫一定要保持整洁干净，特别是白衬衫，领口袖口处很容易变脏，要及时清洗。衬衫下摆要披在裤子里，领子不要翻在西装外，衬衫袖子要长于西装袖子一两厘米。

3. 男士西装的选配

首先要选择合适的款式，选择与个人身高、体形相称的西装。其次要选择合适的面料和颜色，做正式礼服用的西装一般采用深色，日常穿的西装颜色可以有所变化，但是必须保持干净整洁。再次要选择合适的衬衫。最后要选择合适的领带，在交际场合穿西装必须要打领带，领带的颜色、花纹和款式要与所穿的西装相协调。

4. 男士西装的着装规范

穿西装要注意"三个三"的规范。第一，三色原则，所穿西装颜色不要超过三种。第二，三一定律，穿西装时，西装要与配套的皮鞋、腰带、公文包等配件保持颜色统一。第三，三大禁忌，即忌黑皮鞋白袜子，忌西装袖口没拆商标，忌领带打错。

5. 男士西装的着装礼仪

在比较正式的社交场合，男士穿西装应系好领带。领带有简易系法和复杂系法。领带的长度要适当，以达到皮带扣处为宜。如果穿毛衣或毛背心，应将领带下部放在毛衣领口内。系领带时，衬衫的第一个纽扣要扣好，如果佩戴领带夹，一般应在衬衫的第四、第五个纽扣之间。

皮带和裤子上不能挂任何物件，西装外袋也称为方巾袋，是专为男士们放置手帕展现绅士细节的地方，只起修饰作用，所以此处不要放任何物品。西装内口袋也不宜放任何东西，以免影响整体形象。

穿西装时，要注意内衣不可过多，衬衫内除了背心之外，最好不要再穿其他内衣，如果确实需要穿内衣的话，内衣的领圈和袖口也一定不要露出来。如果天气较冷，衬衫外面还可以穿一件毛衣或毛背心，但毛衣一定要紧身，不要过于宽松，以免穿上显得过于臃肿，影响穿西装的效果。

穿西装一定要穿皮鞋。皮鞋的颜色要与西装相配套。皮鞋还应擦亮，不要蒙满灰尘。穿皮鞋还要配上合适的袜子，袜子应该是深色的，最好在皮鞋与西装之间形成一种过渡。

西装上衣可以敞开穿，但双排扣西装上衣一般不要敞开穿。在扣西装扣子时，如果穿的是两粒扣子的西装，不要把两粒扣子都扣上，一般只扣一粒，如果是三粒扣子，扣上、中或只扣中间一粒。

男士西装着装细节如图2-2所示。

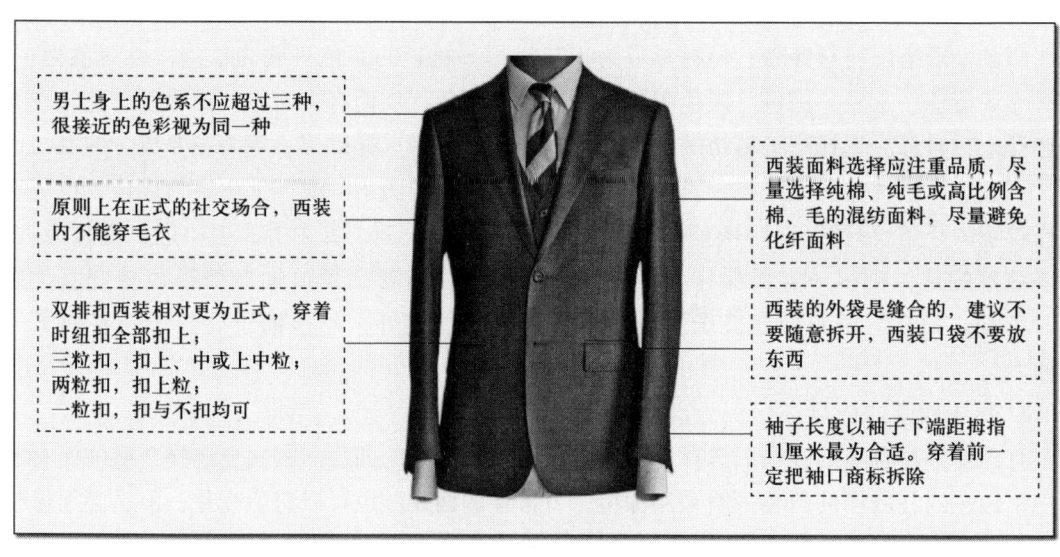

图2-2 男士西装着装细节

（二）女士着装规范与礼仪

"云想衣裳花想容"，相对于单调、沉稳的男士着装，女士着装在款式、面料、颜色等方面有更为丰富的选择。

1. 女士的着装规范

在正式场合，女士着装应讲究配套，款式应简洁，色彩应单调，以充分表现出其精明干练、落落大方的特点。在比较庄重的正式商务场合中，建议穿着深色的西服套装。套装的首选是裙装，其次是裤装，搭配的衬衫最好是纯色的，颜色以淡雅为佳。在选择套裙时要大小适度，套裙全部颜色不超过两种；搭配中高跟鞋，鞋子的颜色最好与手提包一致，并且要与衣服的颜色相协调。

2. 女士职业装的类型

女士穿职业套装，更能显露出自身的高雅气质和独特魅力，因此，职业套装更适合成熟的女士或职位较高的女领导工作时穿着。

西服套装是女士在社交中普遍适用的服饰。西装式样较多，有衣裤相配的套装，也有衣裙相配的套裙，在社交场合，无论西服套装还是西服套裙，款式都宜简洁大方，避免过分的花哨和夸张。西服套裙上下一色显得端庄，有成熟感；色彩上浅下深或上深下浅，式样上简下繁或上繁下简，花色上轻下杂或上杂下轻，可以体现出动感与活力，在不同场合可搭配出不同的风貌。

女士连衣裙是上衣和裙子的结合体，它不但能尽显女士特有的恬静和魅力，而且穿着便捷、舒适。连衣裙也可与西装外套等组合搭配，以提高服饰的使用率。

3. 女士职业装与鞋袜的搭配

女士穿职业装时，一般会选择与西装配套的皮鞋，根据身高、西装、场合，选择相应的高跟皮鞋。皮鞋要求线条简洁，无过多的装饰和亮物。女士高跟鞋鞋跟高度一般以3～4厘米为宜，最高不超过6厘米；此外，高跟鞋的鞋跟也不可太细，以免发生危险。鞋子的颜色最好与手提包一致，并且要与衣服的颜色相协调。在正式场合，有时也可以穿正装凉鞋，即前不露脚趾，后不露脚跟，但不能穿休闲鞋或者拖鞋。

在正式场合中，女士一般不可光腿穿裙子，特别在穿套装或者套裙时要求穿丝袜。需要注意的是，袜口不能露在裙摆边或者裤脚外。为了防止意外发生，女士在出席正式场合时，最好带一双备用丝袜，当出现破洞或跳丝现象时，可以立即更换。丝袜的颜色可以根据服饰的颜色，选择肉色、黑色、灰色等常规颜色，切不可选择粉红、绿色、白色等跳脱的颜色。

4. 女士的着装礼仪

女士在办公室、会议室等公共场所，着装不要过于性感，避免袒胸露背、显脐露肩。过短的衣着也不太合适，特别是职业裙装，应选择过膝型。不宜穿黑色的皮裙，特别是接待国外客户。在正式场合，光脚穿鞋会显得不够正式，也可能使自己某些瑕疵见笑于人。

【知识链接】

职业女性的着装风格

1. 庄重大方型。适合从事教育、文化、咨询、信息和医疗卫生等工作的职业女性。

2. 成熟含蓄型。适合从事保险、证券、律师、企业主管、公共事业和政府机关公务员等工作的职业女性。

3. 素雅端庄型。适合从事科研、银行、商业、贸易、医药和房地产等工作的职业女性。

4. 简约休闲型。适合从事新闻、广告、平面设计、动画制作和形象造型等工作的职业女性。

5. 清纯秀丽型。适合从事网络、计算机、公关、记者、娱乐等工作的职业女性。

四、不同场合的着装礼仪

在商务交往中，个人往往会出席不同的场合，参加不同的活动，在这些场合着装要特别注意。例如，喜庆欢乐的场合如庆祝会、生日会、婚日纪念活动、婚礼聚会，穿着应与现场欢乐的氛围相协调。女士可以穿得色彩鲜艳、丰富一些，款式也可以新颖一些，以烘托活跃欢乐的气氛；男士可以穿白色或其他浅色西装，系花色领带等。

（一）隆重庄严的场合

隆重庄严的场合包括开幕式与闭幕式、签字仪式、重要的或高层次会议、重要的会见活动、新闻发布会等。这种场合是正式的，要特别注意个人的公众形象和媒介形象，以衬托隆重庄严的气氛，所以不能穿得太随便。男士应穿西装，且配套、整齐、洁净；女士应穿上套装或较为素雅端庄的连衣裙，体现职业女士在正规场合的风范。

（二）华丽高雅的场合

华丽高雅的场合多半为晚上举办的正式社交活动，如宴会、酒会、招待会、舞会、音乐会等。在这种场合女士穿连衣长裙、套裙，可以有花边装饰，也可以用胸针、项链、耳环、小巧漂亮的手提包点缀。男士可以穿着深色西服。

（三）悲伤肃穆的场合

悲伤肃穆的场合包括吊唁活动和葬礼等。这时的服饰色彩不能太刺眼，款式不能太引人注目。男士可以穿黑色或深色西装配白衬衣、黑领带；女士不涂口红、不戴装饰品、不用鲜艳的花手绢，全身的服饰应是深色或素色。

任务三　饰品搭配

 学习目标

知识目标

1. 掌握饰品佩戴的总体原则。
2. 掌握丝巾的常见系法。
3. 掌握领带的常见系法。

4. 熟悉常见配饰的规范佩戴方法。

技能目标

1. 学会丝巾的常见系法。
2. 学会领带的常见系法。
3. 学会正确使用香水。

德育目标

1. 学会选择合适的配饰，提升个人职业形象。
2. 通过配饰提升个人气质，提升个人审美能力。

【任务导入】

张晨是康康药厂的一名销售员，有一天，总经理要张晨去门口迎接某医药企业的一位重要客户刘主管，张晨马上赶到门口等候客户的到来。见到刘主管的时候，张晨热情上去迎接并寒暄，但她发现刘主管一直在和她保持距离。这让张晨很是费解，上下打量自己发现并没有什么问题。当张晨将刘主管请进电梯时，刘主管更是站在角落不停地打喷嚏。最后刘主管很尴尬地说："我有鼻炎，不能闻比较刺激的味道。"这时，张晨才恍然大悟，连连道歉。因为张晨平时非常喜欢各种品牌的香水，上班时总是喜欢用香水把自己从头喷到脚。张晨一直认为，在公共场所喷香水是一种非常有品位的行为。没想到自己浓烈的香水气味也会给他人造成如此困扰。

讨论：你认为张晨使用香水是否合适？

一、饰品的佩戴原则

饰品是指能起到装饰作用的物品，主要包括服装饰品和首饰两大类。服装饰品有腰带、帽子、丝巾、领带、手套等；首饰有戒指、项链、耳饰、胸花等。在饰品的选配方面，一般要遵循一定的原则和规范，选择和职业、场合相适宜的饰品佩戴，不仅能优化自身形象也能够突显气质。因此，恰当的饰品选配需遵守以下五点原则。

（一）符合身份原则

佩戴饰品时应兼顾自身喜好与自己的职业身份，将性别、年龄、职业、工作环境等因素综合考量。一般来说，尽量不要佩戴刻意堆砌、妨碍工作、炫耀自身财富的饰品。

（二）场合适宜原则

工作、运动或旅游时，尽量不戴或少戴饰品；宴会、舞会及喜庆场合应适当佩戴饰品，但切忌喧宾夺主；参加吊唁、葬礼，只允许佩戴结婚戒指或素色饰品，过分张扬的饰品不宜佩戴。在商务场合男士以不戴首饰为好，必要时以戴婚戒为宜。佩戴饰品应当是锦上添花而非画蛇添足。

（三）数量适宜原则

一般情况下，身上佩戴的饰品数量不宜超过三种，每种不宜超过两件，因此，佩戴饰品并非越多越好。

（四）搭配协调原则

佩戴饰品时，还应考虑饰品与身材、脸型、发型、年龄、肤色、服装颜色协调一致，扬长避短。佩戴的饰品尽量做到同质同色，即质地色彩相匹配，以彰显自身品位。

（五）尊重习俗原则

佩戴饰品时应考虑其寓意与社会习俗，特别是对于戒指、手镯、玉坠等饰品的佩戴。

二、常见饰品的选配

（一）腰带的选配

腰带即用来束腰的带子，近年来，腰带俨然已经成为一种新时尚。特别是男士，几乎都要在裤子上系一根腰带，兼具实用性与个性。男性穿西装及其他正式服装或者只穿衬衫，并把衬衫扎到裤子里时，均要系腰带；而穿休闲、运动服装时则可以不系腰带。女性腰带在款式、材质等方面与男性腰带相比，则更为丰富，款式多样，有粗有细、有长有短、有各类花纹或其他装饰，材质有编织物、皮革和其他纺织品等。

在正式场合，女性穿着西装套裙时，应选择皮革或纺织材质且花样较少的腰带，以与服装的风格协调一致，彰显个人气质；穿着颜色相对较暗的服装时，则不宜搭配浅色腰带，但若是用腰带来修正形体则是可以的。正式场合尽量选用简单的腰带，给人以干净利落的感觉；若是出席晚宴、舞会时，腰带则可以个性化一些。

在出门前应检查腰带是否正常。在公共场合、他人面前及进餐时整理腰带均是不文雅、不礼貌的行为，如果确实有必要整理腰带，应去洗手间整理。

（二）眼镜的选配

眼镜的佩戴会影响整个面部的轮廓，因此，需要特别注意眼镜框的外形、颜色与脸型、肤色、服装颜色等相协调。如有必要，患近视的人可以在社交场合选择佩戴隐形眼镜，而在工作中佩戴框架眼镜。

（三）戒指的选配

戒指在生活中比较常见，一般人们会在结婚时使用，此外戒指也作为一种饰品，受到人们的喜爱。戒指的材质有金、银等贵金属，也有镶嵌珍珠、宝石、钻石等装饰性很强的戒指，可根据不同情况进行选择。

常见的戒指佩戴方法与代表的含义有以下五种。

（1）戴在拇指：象征自信与权势。

（2）戴在食指：表示单身与自由。

（3）戴在中指：表示已订婚或处在热恋中。

（4）戴在无名指：表示已婚状态。

（5）戴在小指：表示单身、离异或不婚主义。如图2-3所示。

（四）项链的选配

项链是指戴在脖子上的环形饰品，男女皆可佩戴，但需要注意的是男士佩戴的项链在一般情况下，不应露在外面。通常情况下，佩戴的项链以一条为宜，但可将长项链折成数圈佩

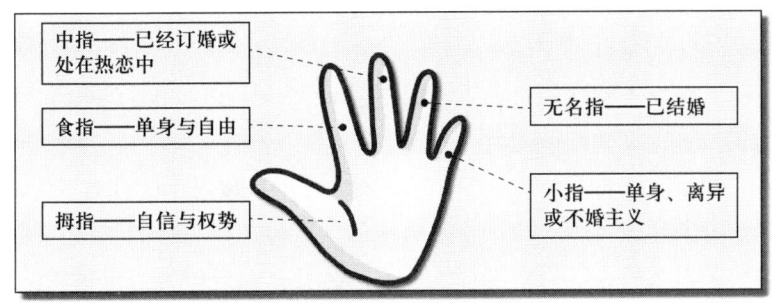

图 2-3　戒指的佩戴

戴。原则上项链的粗细应与脖子的粗细正相关。

按照项链的长短，可将项链分为短项链、中长项链、长项链和特长项链四种。短项链一般约 40 厘米，适合搭配低领上装；中长项链约 50 厘米，可广泛使用；长项链约 60 厘米，适合女士在社交场合佩戴；特长项链在 70 厘米以上，适合女士在隆重的社交场合佩戴。

（五）耳饰的选配

耳饰主要有耳环、耳钉、耳坠、耳扣等类型，选择时应考虑颜色、款式与脸型、服装相协调，纯白色和银色耳饰可搭配任何服装，其他颜色的耳饰则需与服装颜色一致或接近，闪亮的钻石耳饰或晶莹的大珍珠耳饰，宜与深色套装或高档礼服相配。圆形脸不宜戴又大又圆的耳饰，宜选用体积较小、形状细长且贴耳的链式耳饰；长形脸不宜戴长而下垂的耳饰，宜选用宽大的耳饰。一般佩戴耳饰应讲究其对称性，在两个不同的礼仪场合不宜佩戴同一副耳饰，正式场合中应避免戴发光、发亮、发声的耳饰。

（六）腕饰的选配

腕饰是指佩戴在手腕上的饰品，主要有手镯和手链两种类型。手镯专属于女士，一般情况下，手镯可以戴一只，也可以戴两只，但戴两只时，款式和花色应相同，左右手各戴一只。通常情况下，工作场合不戴手镯，以免对工作造成影响。手链对性别没有要求，男女均可佩戴，但仅限戴一条且戴于左手。一只手上同时戴两条手链或者双手同时戴手链或者手镯和手链同时佩戴，均是不适宜的。目前，手表也常作为一种腕饰，需要注意的是手表与手镯、手链也不能同时戴在一只手上。

（七）胸饰的选配

胸饰是女士佩戴于胸前的装饰品，主要有胸针和胸花。胸饰是现代社会中女性常用的装饰品之一，不同种类的胸饰有不同的含义，就像各种花有不同的"花语"一样。在穿套裙时佩戴精美的胸针，能增添职业女士的严谨、精致和妩媚。金色胸针适合搭配暖色套裙，银色胸针适合搭配冷色套裙。一般胸饰佩戴在左胸部位，即第一粒和第二粒扣子中间平行的左侧位置上。也可按服饰的整体效果，将其佩戴在肩部、腰部、前胸等处。颜色素雅、面料薄的裙装适合佩戴颜色鲜艳、花型小的胸花，颜色鲜艳、面料厚的裙装适合佩戴颜色素雅、花型大的胸花。

胸饰兼顾精致与典雅，很多人会选择将胸针作为礼物赠送他人。选择胸针时要考虑到以下三点。

1. 年龄

在年龄上，给年轻女士赠送胸针，不宜过大，可选择小巧精致的胸针；对于中年女士，则大小均可；为年长者选择胸针，最好选择深色。

2. 身高

选择胸针时要考虑到佩戴者身高，个子矮小的人适合选择小巧的胸饰，佩戴的位置建议稍微靠上一点；个子高大的人，可以选择大一点的胸针，佩戴位置可以稍微低一点。

3. 寓意

不同种类的胸针有不同的含义。钻石的胸针，代表"高尚、华丽、美丽夺目、生活美满"；镶水晶的胸针，表示"心地善良，纯洁无瑕"，且有"贞洁与爱情"之意；等等。

三、女士丝巾的选配

（一）丝巾

丝巾是指女士围在脖子上的服装配饰，用于搭配服装、起到修饰的作用。选择合适的丝巾，对于女士的气质提升是非常有帮助的。

（二）丝巾的选配

选购丝巾时，应将其贴近脸部，看是否与面部肤色相配，在佩戴时还要注意是否与脸型相配，这样才能更好地展现出丝巾的点缀效果。

1. 选面料和色彩

面料是选购丝巾的第一要素。一般以印花色彩均匀、边缘以手工缝制的丝巾为佳。通常，布料的色彩越丰富，品质越好。

2. 根据身材挑选

脖子短的人，宜选面料薄一点、小巧一点的丝巾，结最好系在颈侧或胸前；身材娇小的人应避免太复杂、太长的系法。

3. 考虑特殊设计

有特殊设计的丝巾要用特殊的系法来展现其创意。选购时一定要试戴，并注意丝巾图案或花纹。

4. 注意风格

透明的纱质丝巾适合浪漫造型，而带有亮泽质感的丝巾一般风格前卫。

【知识链接】

丝巾的起源与发展

丝巾的起源可以追溯到古代中国。据传说，中国古代的黄帝时期，有一位名叫蚕娘的女子，她发现蚕吐出的丝线可以用来织成布料，于是开始养蚕、纺丝、织布。后来，人们将这种丝织品用作礼物和装饰品，逐渐演变成了丝巾。

在中国古代，丝巾是贵族和富人的一种装饰品，用于展示其社会地位和财富。丝巾的颜色、花纹和材质都反映了其主人的身份和品味。在唐朝时期，丝巾的流行程度达到了顶峰，成为了时尚界的代表。现代丝巾的发展可以追溯到20世纪初。在这个时期，丝巾开始成为大众时尚的一部分，丝巾的设计和材质也变得更加多样化，适应了不同人群的需求。

今天，丝巾已成为时尚界的重要组成部分，不仅用于装饰服装和头发，还可以作为手提包、腰带、项链等配件使用。丝巾的设计和材质也越来越多样化，具有不同的意义和用途，以满足不同人群的需求。

四、男士领带的选配

（一）领带及分类

领带是系在衬衫领子上并结于胸前的配饰，领带被誉为西装的"灵魂"。因此，在正式场合穿着西装时应佩系领带。领带一般按照宽度、材质、图案和形状进行分类，个人可以根据使用场合、服装搭配、个人喜好等具体情况进行选择。

1. 按宽度分类

按宽度分类，领带可分为窄领带、中等宽度领带和宽领带。

2. 按材质分类

按材质分类，领带可分为丝质领带、棉质领带、羊毛领带、麻质领带等。

3. 按图案分类

按图案分类，领带可分为条纹领带、波点领带、格子领带、印花领带等。

4. 按形状分类

按形状分类，领带可分为普通领带、蝴蝶结领带、领结等。

（二）领带的选配

1. 领带的配色

领带是西装的"灵魂"，一套西装最大的亮点就是领带。一般西装与领带的颜色选择同色系或对比色系，这样能搭配出不同的风格。同色系，给人以温和雅致的感觉；对比色系，能够给人眼前一亮的感觉。如蓝色西装，衬衫一般以银灰色、淡粉色、白色为最佳，领带可选择灰胭脂色、暗蓝色、砖红色、灰色等；深蓝色西装，衬衫以白色、亮蓝色为主，领带可选择蓝色、胭脂红色、鹅黄色等；黑色西装，衬衫以白色、浅色为主，领带可选蓝色、灰色、绿色等；灰色西装，衬衫以浅色、白色为主，领带可选灰色、黄色、绿色、砖色等。

2. 领带的图案

领带的图案应该与衬衫或西装的图案相协调，而不是与之相竞争。男士条纹领带，是正式场合最常见的领带，简单大方的条纹图案搭配西装，给人留下诚实可靠的印象，是日常上班或商务场合展现个人风格的最佳利器。男士波点领带，印有圆形排列组合而成的图案，看起来简洁而富有活力。波点领带通常密度越大、波点越小的越严肃，反之密度小、波点大的更偏随意。波点领带是介于休闲与正式中间，适用于上班、派对还有晚宴等场合。男士印花领带，是一种相对随意轻松的领带款式，通常由某一装饰性的纹饰或图像复制排列而成，适合在休闲场合佩戴。领带常用图案如图2-4所示。

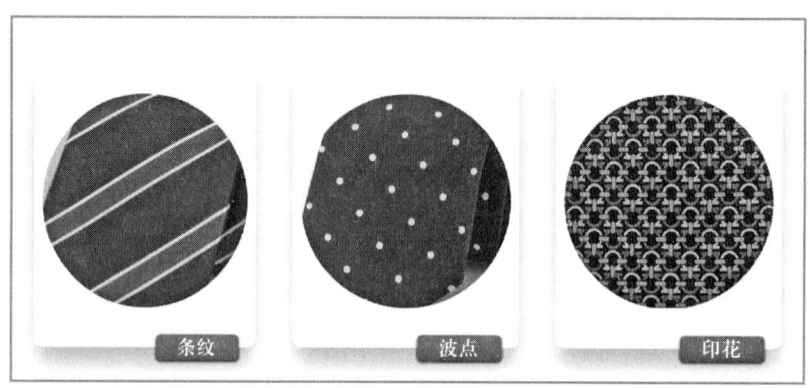

图2-4 领带常用图案

3. 领带的材质

丝质领带是最常见的领带类型，适用于大多数场合。棉质和羊毛领带更适合休闲场合。

（三）领带的佩戴

佩戴领带时，应确保领带的长度合适，不要太长或太短，领带垂落至腰带的位置为宜。若是穿马甲或毛衣时，领带应放在其内侧，领带夹一般夹在衬衫的第四粒与第五粒纽扣之间。领带应该保持整洁，没有皱纹或污渍。当吃饭或饮水时，应注意领带的放置，以免弄脏领带。

领带的系法有很多，主要有温莎结、四手结、十字结和平结四种。平结适合各种材质的领带，是最常用的系法。平结、四手结适合宽度较窄的领带，与窄领衬衫搭配，适合普通场合，是最便捷的系法。以下是四种常见的领带系法。

1. 温莎结系法

温莎结是一种常见的领带系法，通常用于正式场合。它因英国温莎公爵而得名，是一种经典、优雅的领带系法。温莎节系法的步骤相对简单，示意图如图2-5（a）所示，以下是具体操作方法。

（1）将领带系在颈部，使它的宽端在腹部的一侧，而窄端在反面。确保窄端较短，以便于后续操作。

（2）将宽端从窄端上方带入，落在窄端的一侧。

（3）将宽端带到窄端的另一侧，再次带进窄端的下方。

（4）将宽端从窄端的下方带出，通过前面形成的环，在窄端的一侧形成一个交叉。

（5）将宽端继续从窄端的一侧带出，在交叉处形成一个倒三角形。

（6）将宽端从倒三角形的下方穿过，并将其从领带的后方带出。

2. 四手结系法

四手结可以给人的着装增添一丝优雅和精致感。这种系法让领带紧固且均匀地绕过颈部，示意图如图2-5（b）所示，以下是具体操作方法。

（1）将领带围绕颈部，其中一端稍微长一些，另一端略短。确保长的一端在右侧，短的一端在左侧。

（2）将长的一端穿过短的一端，从左侧向右侧穿过，并拉紧。这会形成一个简单的交叉点。

（3）将长的一端带到右侧，从领带的下方穿过简单交叉点形成的环圈。然后，再次将长的一端带到左侧，并从环圈的上方穿过。

（4）将长的一端从领带的侧面穿过最后一个环圈，并轻轻地拉紧整个结。调整领带，使其对称且紧固。

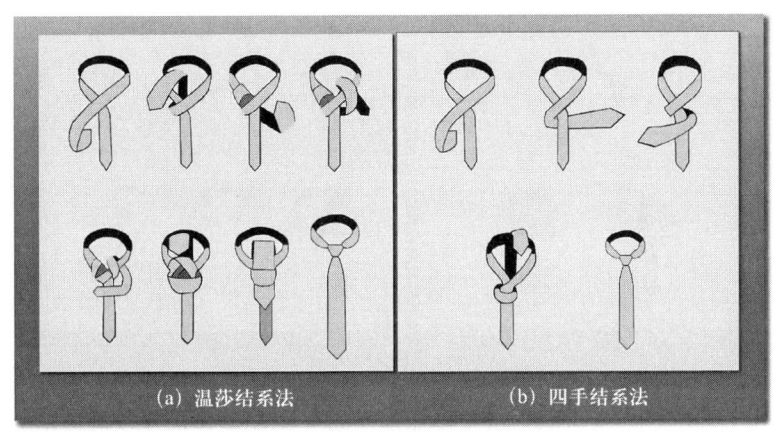

图 2-5　温莎结、四手结系法示意图

3. 十字结系法

十字结适用于各种场合，无论是正式的商务会议还是休闲的社交活动，都能展示出佩戴者的品位和风格。十字结系法示意图如图 2-6（a）所示，以下是具体操作方法。

（1）将领带系到领子上，确保领带后部的长度比前部长。然后，将较长的一侧从领口下穿过，使其位于面前。然后，将较短的一侧从领口上穿过，使其位于后面。

（2）将较长的一侧从右侧拉到左侧，形成一个斜线。然后，将其穿过从左到右的交叉点，并使其从右侧穿过。

（3）将较长的一侧从胸前拉到左肩上。同时，将较短的一侧从右侧穿过领带夹，并沿着领带的内部从右至左穿过。

（4）将较长的一侧从左肩上拉到右侧，并穿过领带夹。调整领带的位置和结的形状，使其看起来整齐而漂亮。

4. 平结系法

平结的优点是简单、容易上手，适用于大多数领带和衬衫。同时，平结的结构稳定，不易松动或变形。平结系法示意图如图 2-6（b）所示，以下是具体操作方法。

（1）将领带固定在领子下方的位置。一侧的领带较长，另一侧的领带较短。

（2）将长侧的领带交叉于短侧的领带上方。

（3）将长侧的领带从短侧的领带下方穿过，然后从领带的头部中间穿过。

(4) 将长侧的领带从上方穿过短侧的领带。

(5) 将长侧的领带从前方拉回，穿过之前的结。然后将整个结拉紧，调整至合适的位置。

值得注意的是，领带的长度和宽度会影响平结的效果。长短合适的领带能够更好地展示平结的优美和整齐。另外，根据个人的身高和领子的宽度，可能需要适当调整系法的紧度和结的大小。

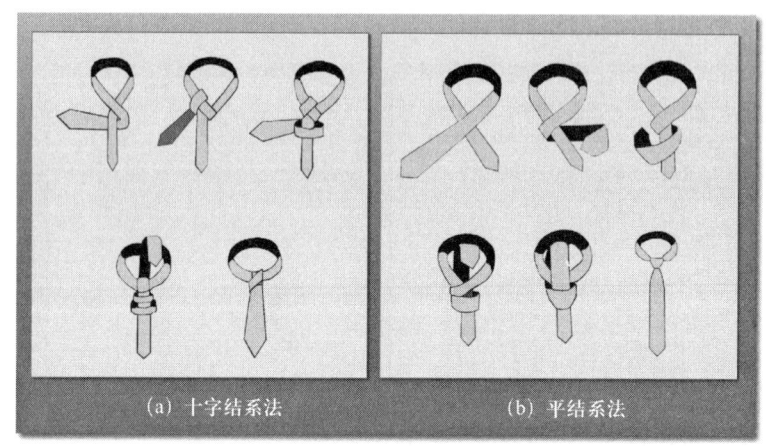

(a) 十字结系法　　　　　　　(b) 平结系法

图 2-6　十字结、平结系法

【知识链接】

关于领带

领带是一种用于束缚衬衫领子的长条形物品，通常由丝绸、聚酯纤维、棉或羊毛制成。领带的起源可以追溯到 17 世纪，当时法国的士兵们开始将丝质绸带系在领子上，以便在战斗中保持领子整洁。18 世纪，领带成为贵族们的时尚配件，开始佩戴丝绸和蕾丝制成的领带来彰显个人的财富和地位。

19 世纪，领带成为男性正式服装的必备配件，不同的领带款式和颜色能体现个人的性格与喜好。20 世纪初，领带的设计和制作技术得到了进一步的发展，出现了更多的花纹和颜色选择。

现代领带的设计和制作技术已经非常成熟，不同的品牌和设计师也推出了各种各样的领带款式，包括宽窄不同、花纹和颜色丰富的领带。领带已经成为男性正式服装中不可或缺的一部分，也是时尚配件中的重要组成部分。

五、闻香识人

(一) 香水及种类

香水是一种用酒精作为溶解物，混合了香精油、固定剂、乙醇乙酯的液体，用来让使用者的某一部位散发出持久且怡人的香气，可增加使用者的美感和吸引力。

【知识链接】

香水的来源

在古埃及和中国，人们喜欢用鲜花来沐浴或将香料制成香包、香囊随身佩戴。后来，随着阿拉伯人发明了蒸馏工艺，香精油开始流传。十字军东征时，将香精油和香料带回法国，之后将其发扬光大，从此奠定了法国在香水行业上的至高地位。最初，香水被看作是神的发明，只有身份高贵的王公贵族才有资格享用。1528 年，"香水"一词才出现在当时的文献里。"香水"一词是从拉丁文"perfumum"衍生而来的，原意是"穿透烟雾"。1921 年，著名时装设计师香奈儿女士设计出世界闻名的"香奈儿 5 号"香水，这是世界上第一支乙醛花香香水。这支香水深得人心，至今仍是香奈儿品牌的主打产品之一。

香水大致可按浓度、香调和适用场合三种方式进行分类。按浓度分类，可分为香精、浓香水、淡香水、古龙水、淡香露等，如图 2-7 所示；按香调分类，可分为花香调、果香调、木香调、草本香调等；按适用场合分类，可分为正式场合香水、休闲场合香水、运动场合香水等。

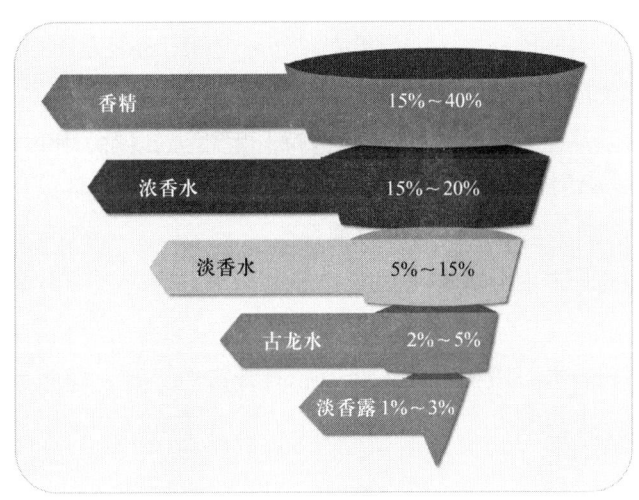

图 2-7　按浓度划分的香水分类图

香水是神秘而迷人的调香艺术，给人们带来了丰富的嗅觉体验。了解香水的浓度分类是选择香水的关键，不同浓度的香水适用于不同的场合。

1. 香精

香精是香水中浓度最高的一种，赋香率在 15%～40%。由于香料含量高，香精的持久性和附着力都很强，通常留香时间可达 7～9 小时。高浓度的香精价格昂贵且容量小，通常都是 7.5 毫升或 15 毫升的包装，适用于特殊场合或晚会，给人以奢华、高贵的感觉。

2. 浓香水

浓香水的赋香率通常在 15%～20%，较香精低一些。浓香水的持久性和附着力较好，可以留香 4～8 小时。这种浓度的香水适合日常使用，特别是在较正式的场合。价格也比一般香水略高。

3. 淡香水

泛指一般淡香水，赋香率为5%~15%，持久性较浓香水略差，通常可以保持2~4小时。由于淡香水的味道较轻柔，适合在白天和休闲场合使用。

4. 古龙水

古龙水的赋香率为2%~5%，其味道非常清爽。但古龙水的持久性较差，通常只能留香约2小时。古龙水适合夏季或高温环境下使用，给人一种清新自然的感觉。

5. 淡香露

淡香露的赋香率为1%~3%，是浓度最低的香水类型，一般刮须水和体香剂都属此等级。淡香露适合在炎热的夏季使用，给人一种轻盈、清爽的感觉。

（二）香水的选购

在选购香水时，要注意以下五点。

（1）选购香水时，一般情况下最多选择三种不同类型的香水，避免一次选择多种香水，因为多种香水的香味会容易让人产生嗅觉疲劳，而无法分辨出香水之间的差异。

（2）酒精是香水的主要成分之一，如果直接从瓶口闻，闻到的多是酒精的气味。因此，不要直接从瓶口闻香水的味道。

（3）在试香水时，尽量让试用部位之间保持一定距离，以免串味儿。试用完香水后，等候10分钟左右，待酒精挥发后留下香水真实的气味。选购时，可以先离开购买柜台一小会儿，待再次回到柜台后，再确定购买哪一款香水。

（4）体温和食物的味道均会对香水的味道产生影响，因此，不要在剧烈运动或饭后试用香水。

（5）同一种类型的香水，用在不同人身上会有细微的差别，因此，不要认为其他人身上的香味好闻就一定适合自己。

（三）香水的使用

香水一般宜涂抹在身体的主要脉搏部位，如手腕、耳朵、背部及脖颈两旁的脉搏处。手臂内侧、膝盖内侧也是涂抹香水的合适部位。但应特别注意的是面部、腋下、容易被太阳晒到的部位、易过敏的皮肤部位、有伤口或发炎的部位，均不宜直接涂抹香水，以免对皮肤造成伤害。

应根据不同的场合选择不同的香水。正式场合应选用较为淡雅的香水，休闲场合则可以选择更为清新、自然的香水。香水的使用量不宜过多，以免气味影响到他人的嗅觉。避免香水和其他有香味的日化产品同时使用，如香皂、洗发水等的味道应相协调，避免产生冲突。

香水代表着一种生活方式，体现了个人品位，但并不是必需品，个人可根据使用场合、喜好、性格等选择适合的香水。

目标任务

目标任务一

一、任务分析

假如你是药店的一名营业员,在药店日常工作中,在职业发型、仪容等方面都需要注意什么呢?

二、任务准备

礼仪实训室、镜子、彩纸、彩笔、白板、化妆用品、化妆工具等。

三、任务实施

1. 各小组讨论:列出药店营业员在药店日常工作中在职业发型、仪容等方面都需要注意什么。要求各组认真讨论并记录,推选小组代表进行讲解展示,以训练小组成员的合作能力、表达能力、审美能力。

2. 实操训练:塑造职业仪容形象,学会仪容管理。要求每位学生在规定时间内,整理好自己的职业发型,学会化简单恰当的妆容,模拟练习工作中的仪容管理。

3. 练习中要注意发型和妆容的协调性和统一性,学会进行仪容的管理。正确恰当的仪容应融于日常的生活、工作以及自身的行为举止中。

四、任务评价

序号	评分标准		分值	自评（5%）	学生互评（25%）	教师评价（70%）
1	发型	头发的保养、发型的选择、发型选择原则、发型的匹配	30			
2	妆容	化妆的基本原则、化妆的分类、化妆的基本步骤	30			
3	妆容注意事项	淡妆为宜、扬长避短、真实自然、突出个性、整体协调、视觉柔和	20			
4	仪容修饰	树立个人形象、面部的修饰、肢体的修饰、表情的管理	20			
	合计		100			

目标任务二

一、任务分析

假如你是一名形象设计师,在日常工作中,选配服饰的原则有什么?男士服饰礼仪有哪些?女士服饰礼仪有哪些?不同场合着装礼仪有哪些?根据教师给出的指定场合,请各个小组根据不同的场合为本组设计合适恰当的着装方案。

二、任务准备

礼仪实训室、镜子、彩纸、彩笔、白板、男士各类职业装及配饰、女士各类职业装及配饰。

三、任务实施

1. 各小组讨论:列出男士和女士在个人着装礼仪等方面的内容以及需要注意的事项。
2. 实操训练:要求每位学生在规定时间内,根据给定的特定场合,选择合适恰当的着装方案,要注意形象设计的原则,服装搭配的协调性和统一性,学会男士服饰礼仪、女士服饰礼仪,以及不同场合的合理搭配。

四、任务评价

序号	评分标准	分值	自评（5%）	学生互评（25%）	教师评价（70%）
1	选配服饰原则	10			
2	服饰与色彩搭配	10			
3	商务配饰的选配原则	20			
4	男士服饰礼仪	20			
5	女士服饰礼仪	20			
6	不同场合着装礼仪	10			
7	小组内团结合作	10			
	合计	100			

目标任务三

一、任务分析

能运用配饰搭配的原则,根据不同的角色与场合,选择恰当的配饰(丝巾、领带、香水等)。

二、任务准备

礼仪实训室、镜子、彩纸、彩笔、白板、丝巾、领带、香水等。

三、任务实施

1. 各小组讨论：列出配饰搭配的原则和注意事项，分别列出丝巾和领带的系法和搭配技巧，列出香水的分类与选择技巧。要求各组认真讨论并记录，推选小组代表进行讲解展示，以训练小组团队成员的合作能力和表达能力。

2. 实操训练：学会丝巾和领带的系法和搭配以及香水的选择和使用。要求每位学生在规定的时间内，女生整理好丝巾，男生整理好领带；模拟练习工作中的配饰搭配和香水的使用。练习中要注意配饰的搭配原则，保持协调性和统一性。

四、任务评价

序号	评分标准	分值	自评（5%）	学生互评（25%）	教师评价（70%）
1	配饰搭配原则	20			
2	女士丝巾搭配与系法	20			
3	男士领带搭配与系法	20			
4	香水搭配	20			
5	其他配饰	20			
	合计	100			

目标检测

一、选择题

1. 关于职业与发型，以下说法错误的是（　　）。

A. 运动员和学生，由于年龄及职业特点，发型可设计成轻松而活泼的短发型，易梳理

B. 文秘、公关人员及交际活动频繁的女职员，这类人员社会活动较多，头发最好留长一些，以便能经常变换发型

C. 教师、机关工作人员，设计简洁、明快、大方、朴素的发型，表现出淡雅、端庄的感觉

D. 工作时需戴安全帽的职员，发型可设计得突破一些，富有创造性和前卫性

2. 关于化妆的基本原则，以下说法错误的是（　　）。

A. 扬长避短：先找优点，把优点扩大、修饰缺点，让人不易察觉
B. 真实自然：不虚不夸，流露自然真实的一面
C. 突出个性：有自己的个人风格，要尽量夸张些，特立独行，塑造独特的形象风格
D. 整体协调：色调、外型、款式搭配协调和谐，给人以柔和、整齐的印象

3. 关于化妆的注意事项，以下说法错误的是（　　）。
A. 可以当众化妆　　　　　　　　B. 不要借用他人化妆品
C. 不要使用劣质化妆品　　　　　D. 时刻保持妆容完整

4. 选配服饰原则中，以下说法错误的是（　　）。
A. 时间　　　B. 地点　　　C. 目的或场合　　　D. 漂亮

5. 关于香水礼仪，以下说法错误的是（　　）。
A. 探病或就诊：用淡香水比较好，以免影响医生和病人
B. 参加严肃会议：千万不要用浓香水
C. 工作时间：充分展示自我，可以使用个性强烈的香水
D. 宴会：香水涂抹在腕部是基本的礼貌；过浓的香水会影响食物的味道，可能会减低食欲

6. （　　）是指由深浅、明暗不同的两种同一类颜色相配，比如青配天蓝、墨绿配浅绿、咖啡配米色、深红配浅红等。
A. 对比色搭配法　　　　　　　　B. 色彩关联搭配法
C. 同类色搭配法　　　　　　　　D. 邻近色搭配法

二、填空题

1. 在_____场合，服饰选配可色彩丰富、风格多样、个性突出，使色彩与风格相协调，以展现自己的独特个性。

2. 首饰包括项链、耳饰、戒指、手镯、胸针等；配饰包括包、帽子、丝巾、手套等。商务场合，饰品讲究精致与协调，一般不能超过_____种。

3. 项链的选择要考虑自身体型，佩戴的项链以_____条为宜，可将长项链折成数圈佩戴。

4. 女性丝巾颜色各异，图案丰富，款式繁多。丝巾用于搭配服装，能起到很好的画龙点睛的作用，关于丝巾的选择要考虑其是否与_____肤色相配。

5. 正确的香水使用应喷在_____部位。

三、思考题

1. 药店职员在发型、妆容、仪容等方面需要注意哪些事项？
2. 请你说一说良好的商务形象对个人的意义是什么？
3. 请你说说配饰搭配的原则都有哪些？列举丝巾的系法和领带的系法。

项目三

培养举止气质

仪态泛指人们身体呈现出的各种姿势,也叫仪姿。仪态包括举止动作、神态表情和相对静止的体态。仪态是体现一个人涵养的镜子,也是构成一个人外在美的主要因素。不同的仪态体现人们不同的精神状态和文化教养,传递不同的信息,因此,仪态又被称为仪态语。在人际交往中,人们除了用语言表达思想感情外,还常常用仪态表现内心活动。美国心理学家艾伯特·梅拉比安经多年研究后认为:决定一个人第一印象的因素中55%体现在外表、穿着、打扮,38%体现在肢体语言及语气,而谈话内容只占7%。这说明身体语言在信息传递中所起的作用比语言还要大,用优美的仪态表达礼仪比用语言更让对方感到真实、美好和生动。

 知识点概述

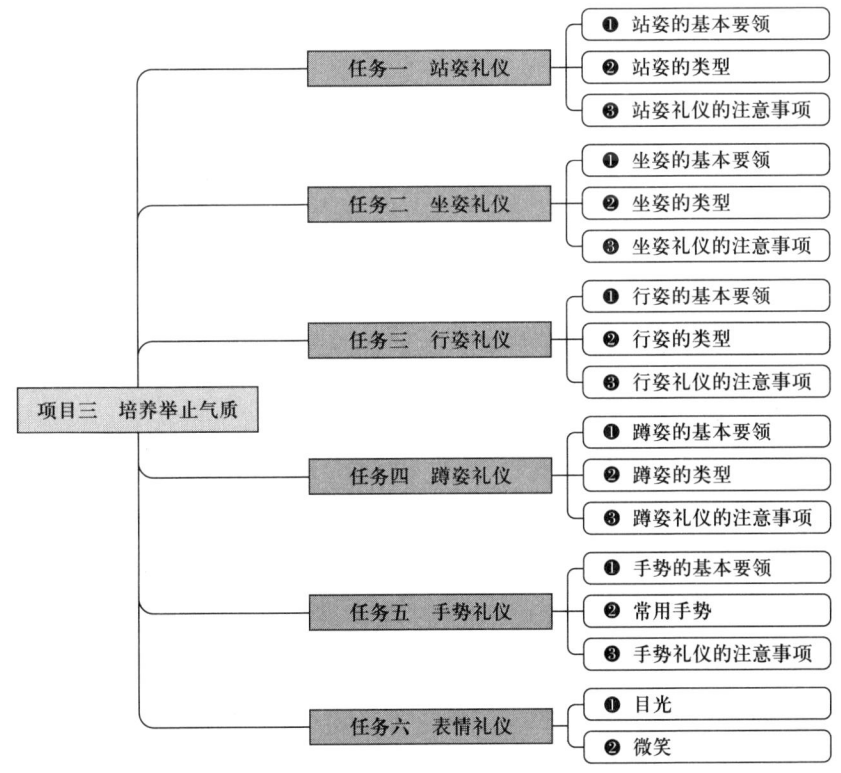

任务一　站姿礼仪

 学习目标

知识目标

1. 能正确叙述站姿的基本要求。
2. 能辨别不同站姿的基本要领。

技能目标

1. 能区分不同场合的站姿要求。
2. 能够在不同场合选择合适的站姿。

德育目标

1. 提升个人气质。
2. 培养注重细节的品质。

【任务导入】

某位培训师在为药店培训新员工时发现了问题。有几位刚刚毕业进入工作岗位的员工在站立的时候，总是有气无力的。培训师问："你们为什么要采用这么不挺拔的站姿？"新员工们很惊讶："这很重要吗？我们平时都这样站。"培训师摇摇头，第二天请了几位优秀员工来为新员工讲授一些工作技巧，同时要求新员工格外留意优秀员工的站姿。这时，新员工们才感受到了一个正确的站姿所带来的魅力。挺拔有力的站姿不仅能给人以自信的感觉，更能带给顾客安全感和可依赖感。如果一位药品销售人员总是漫不经心地站在那里，顾客一定不敢将自己的健康托付给他。

讨论：通过这个案例，同学们是否也发现了站姿礼仪的重要性呢？

俗话说："站如松，坐如钟，行如风，卧如弓。"这是古人对个人仪态的基本要求。站姿是个人仪态的重要组成部分，"站如松"是一种静态美，是培养优美、典雅仪态的起点，也是发展不同质感的动态美的基础。优雅的站姿能体现个人的自信，衬托出美好的气质和风度，容易给他人留下良好的第一印象。

思政小园地

礼仪的核心是尊重。学习礼仪应内外兼修，通过得体的外在形式表达尊重的内在情感，礼仪的学习不能只停留在外在形象的塑造和具体礼节仪式的模仿上，更为重要的是领悟规范背后深层次的文化内涵、价值内涵和情感内涵。

礼仪规范的养成具有知易行难的特点，礼仪规范难以内化为自身的行为和素养，这与礼仪学习过程中侧重技能训练、忽视内涵领悟不无关系。礼仪学习要以尊重为宗旨，重视人的思想品德修养和为人处世的修养，立德修身，从而将礼仪规范内化为自身的礼仪素养。

一、站姿礼仪的基本要领

正确的站姿会给人留下挺拔俊秀、精神十足、沉稳自信的印象。站姿的基本要求有以下四点。

（一）身体挺直

站立时，要保持上身挺直、舒展，要站得直、立得正。

（二）抬头挺胸

头部要摆正，脖颈挺拔，双肩舒展，保持水平并稍微下沉。两臂自然下垂，手指自然弯曲。身躯直立，身体重心在两脚之间。挺胸、收腹、立腰，臀部肌肉收紧，重心有向上升的感觉。

（三）双腿直立

女士双膝和双脚要靠紧，男士两脚间可稍保留距离，但不宜超过肩宽。

（四）表情自然

站立时，头顶要平，双目平视前方，微收下颌，面带微笑，表情自然。

在工作中，站姿一定要合乎规范，特别是在隆重的场合中，一定要严格按照要求站立。

【知识链接】

军姿之美

军人在训练场上训练的第一课就是站军姿，站出军人的风采。国旗班的战士一出场，就是一道亮丽的风景线。一位作者看到国旗班的战士站姿后写道："国旗班战士的形象像纪念碑一样高大，心灵像汉白玉一样纯洁，胸怀像广场一样开阔。"这就是一个良好的站姿给人的印象。

【案例分析】

小文和小丽同时被招聘进药店工作，两人专业水平相差无几，但小文的业绩一直比小丽好很多，顾客总喜欢让小文帮忙推荐用药。小丽不服气，但也不知道问题出在了哪里。一天，店长邀请小丽一起回看店内监控视频，小丽发现，小文总是站得直直的，精神状态饱满，充满自信，而自己却总是倚靠着柜台，站在角落，一副垂头丧气的样子。

讨论：同学们，你认为小丽应该怎么做呢？

二、站姿的类型

根据站姿手位的不同，可将站姿分为垂手式、握手式和后背式三种。

（一）垂手式站姿

垂手式站姿是最基本的站姿，如图 3-1 所示。站立时，身体挺直，抬头沉肩，下颌微收，双目平视，双手自然垂于身体两侧。男士垂手式站立，应头正身直，双眼目视前方，下颌微收、收腹、立腰、挺胸、提臀；双手自然垂放于裤缝两侧，虎口向前，手指轻微弯曲呈半握拳；双腿并拢，紧靠脚跟呈"V"字形。女士垂手站立，应抬头挺胸提臀，双臂自然垂放于身体两侧，手指轻微弯曲呈半握拳状，双腿自然并拢。

垂手式站姿适合于升国旗、奏国歌、接受奖品、接见、致词等庄严的仪式场合。

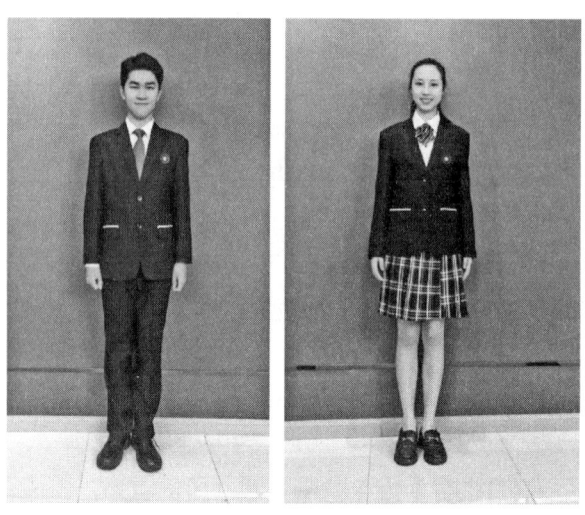

图3-1 垂手式站姿示意图

（二）握手式站姿

握手式站姿要求右手在前，左手在后，交叠于腹前，如图3-2所示。

男士握手式站立，要求头正身直，双眼目视前方，下颌微收、收腹、立腰、挺胸、提臀，双腿微分与肩同宽，右手轻轻搭于左手上，双臂微弯，并贴于腹部。

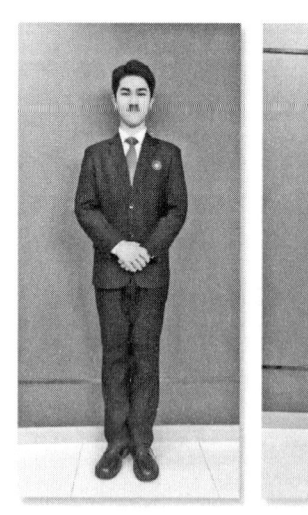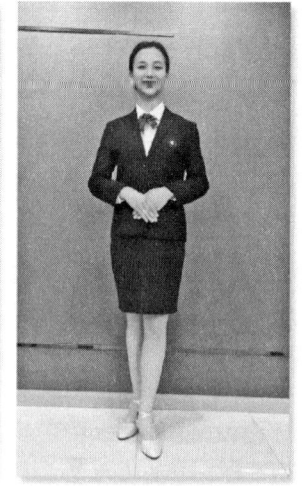

图3-2 握手式站姿示意图

女士握手式站立，头正身直，双眼目视前方，下颌微收、收腹、立腰、挺胸、提臀；双手自然交叠，右手轻轻搭于左手上，双臂微弯，并贴于腹部。切忌弯腰驼背，否则容易让人产生"肚子疼"的错觉。双脚可并拢，自然站立，或采用"V"字形或者"丁"字形站立。"V"字形站立时，双腿并拢，脚跟紧靠，双脚呈"V"字形张开一拳距离；"丁"字形站立时，一只脚在前，将脚跟置于另一只脚脚窝处，脚尖朝外展开，呈"丁"字形，所以又叫"丁字步"，如图3-3所示。

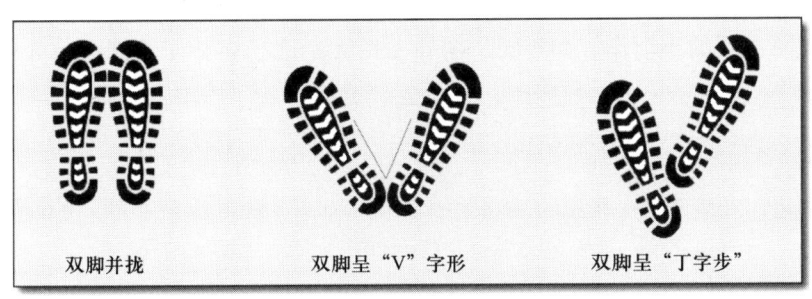

图3-3　站姿脚步位置

握手式站姿适合门迎、侍应人员或在商业服务、主持活动、礼仪活动等场合使用。

（三）后背式站姿

后背式站姿一般适用于男士，应挺胸收腹，下颌微收，双目平视；两手在身后相搭，右手搭在左手上，并轻贴于后背腰部位置；双脚平行分开，略窄于肩，如图3-4所示。该种站姿适合在迎宾时使用。

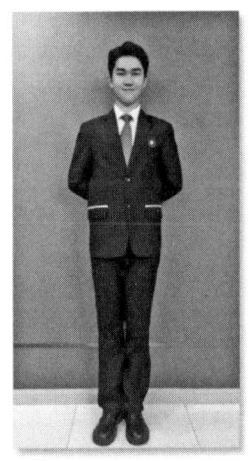

图3-4　后背式站姿示意图

三、站姿礼仪的注意事项

站姿礼仪看似平常却不容忽视，它在不着痕迹之处反映了一个人的素质，不良的站姿会给人留下形象不佳的印象。站姿礼仪需要注意以下三点。

（一）端正站立

保持身体的端正和平衡，不要歪斜或倚靠在墙或椅子上。双腿并拢，身体挺直，头部抬起，目光平视前方。

（二）双手摆放

双手可以自然下垂，或者交叠放在身前或身后。如果需要手持文件或物品，应保持稳定，不要将文件或物品夹在腋下或背在身后。

（三）避免小动作

避免一些不必要的小动作，如抖腿、摆弄手指等。这些小动作可能会给人留下不专业、不自信的印象。

即学即练

请试试靠墙，双膝夹住一张纸，头顶放一本书，背部、双腿贴于墙面，身体直立三分钟。

任务二 坐姿礼仪

 学习目标

知识目标

1. 能正确叙述坐姿的基本要求。
2. 能辨别不同坐姿的基本要领。

技能目标

1. 能掌握四种常见的坐姿。
2. 能够在不同场合选择合适的坐姿。

德育目标

1. 提升个人气质。
2. 培养注重细节的品质。

【任务导入】

小张是某医药企业的医药销售代表，有一次去拜访客户，他特意提前一个小时到达约定地点附近的咖啡馆等待客户。由于早上起得特别早，小张想着时间还早，就在咖啡馆的沙发上躺下睡着了。殊不知，在他躺在沙发上呼呼大睡的时候，客户刚巧进入这家咖啡店买咖啡，看到了穿着鞋子搭在沙发上睡觉的小张。等到约定时间小张来到客户办公室，客户看到小张后，脸上的笑容消失了，不经意地皱了下眉，接下来毫无表情地和小张进行了简短的交谈，最后的结果可想而知。小张在路上一直思考为什么客户看到他后，态度发生了改变，想了想之前也没有见过客户，应该没有得罪过客户啊。

讨论：请同学们讨论一下，案例中小张在礼仪方面有哪些做得不妥之处？如果你是小张，后期要如何与顾客进行沟通呢？

在人际交往活动中，坐姿是人们采用最多的一种身体语言。坐姿是影响个人形体美的一大要素，因为坐姿是人们最常使用的工作、休闲姿势，更是人们在社交、娱乐中的主要身体姿势。正确的坐姿给人以端庄、稳重的印象，使人产生信任感，同时也可以给双方的交谈带来便利。

思政小园地

《论语》中记载：子见齐衰者，冕衣裳者与瞽者，见之，虽少必作；过之，必趋。意思是孔子看见穿丧服的人、着冠冕礼服的人以及失明的人，即使这些人年少，见面时，孔子也一定会从坐席上起身；若经过他们身旁时，一定会快步疾行。从这个小故事可以看出，一个人的同理心、礼让尊长等优良品德会体现在日常的举止行为中。

一、坐姿的基本要领

（一）入座礼仪

在社交场合，入座时应从座椅左侧入座，也体现"以右为尊"的基本礼仪。一般在椅子前半步远的位置站定，右脚向后退半步，用小腿靠椅确定位置，缓慢坐下。女士在穿裙装入座时，应用双手将裙摆向前拢，并徐徐垂直坐下，不要坐下后再拉拽衣裙，会不太雅观。入座时，动作要轻缓，上身笔直，腰部直立，胸部向前挺，整个重心垂直向下，双肩放松平放。

入座时不宜将座位坐得太深或者太浅。当坐得太深时，由于臀部及上身的重心与小腿的支撑点离得太远，坐下时会引起小腿肌肉紧张，时间久了会疲劳；坐得太浅，又会使大部分大腿露在椅面之外，显得腿部又短又粗。国际礼仪要求坐满1/2，鉴于东方女士的体型特点，实际操作时可坐满2/3，男士可坐在椅子的2/3处或者直接坐满整把椅子。千万不要只坐在椅子的1/3处，这种坐姿会给他人传递一种心情紧张、胆小怯懦的信息。

（二）就座礼仪

在正式场合，就座后至少十分钟内不要倚靠椅背，坐的时间久了可以轻靠椅背，如果椅子有扶手，也可以将一只手搭在扶手上。

在与邻座交谈时，可以侧坐，此时上身与腿部应同时转向一侧。如果是面对面谈话，身体要稍微倾斜而坐。当凳高适中时，男士两腿稍分，但不能超过肩宽。女士则两腿相靠，两膝紧贴。当凳面较低时，女士两腿并拢，自然倾斜于一方。当凳面较高时，女士一腿略置于另一腿上，脚尖向下。

（三）离座礼仪

离座时，如果身边有人，应用语言或动作向对方示意后，再起身离开。站立时，右脚向后收半步，以右脚尖点地，身体借力轻缓起立，向前走一步，再转身从椅子的左边离开。如与客人同时离座，应礼让客人先行离座方可起身。离座的动作要干脆轻缓，切忌"拖泥带水"绊倒座椅而发出响声，甚至碰到桌子，给人留下不稳重的印象。

【知识链接】
坐车的礼仪

女士上车时,尤其是穿裙装上车时,最得体的做法是采用"背入式",即先将身体背向车厢稳坐在座位上,再把双腿一同收进车内。不要先伸进一条腿,再伸进另一条腿。下车时,要双腿同时着地,再移动上身到车外,同时起立离开车内,下车后要注意站稳后再行走。

二、坐姿的类型

（一）标准式坐姿

标准式坐姿要求上身挺直,头部端正。女士双脚的脚跟、膝盖直至大腿都要并拢在一起,上身与大腿、大腿与小腿、小腿与地面均呈90度或小腿同时向左（右）侧斜放,双手虎口相交叠放于左（右）膝盖靠后5厘米处。男士双膝可略分开,但不应宽于双肩,双手分别放在两腿上。标准式坐姿如图3-5所示。

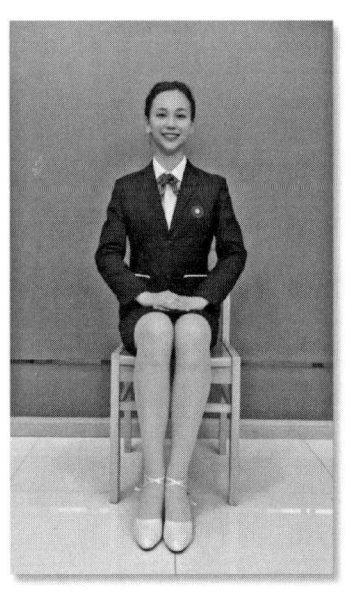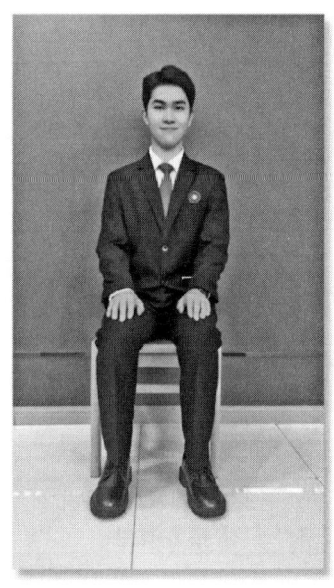

图3-5 标准式坐姿示意图

（二）伸曲式坐姿

伸曲式坐姿要求在标准式坐姿的基础上,左腿前伸,右小腿曲回,大腿及膝盖靠紧,两脚脚掌着地,前后保持在一条直线上,手的位置与标准式坐姿一致,如图3-6所示。男士双膝可略微分开。

（三）交叉式坐姿

交叉式坐姿要求女士双膝并拢,双脚在脚踝部交叉,但不宜远伸;男士双膝可稍分开。手的位置与标准式坐姿一致,如图3-7所示。

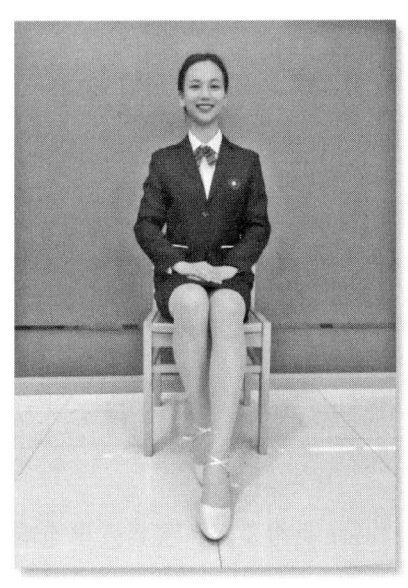 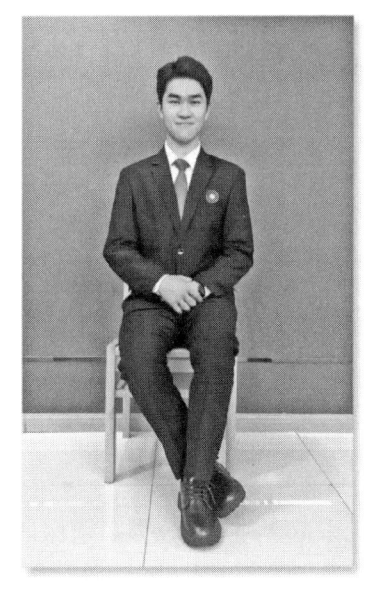

图3-6 伸曲式坐姿示意图　　　　图3-7 交叉式坐姿示意图

（四）交叠式坐姿

交叠式坐姿要求女士双腿上下交叠，在上的那只脚尖可垂向地面；双脚的高度视座椅的高度而定，可以垂放，也可以双腿同时向右侧或是左侧斜放；手的位置与标准式坐姿一致，如图3-8所示。男士的右腿叠在左腿膝上，右小腿内收，贴向左腿，脚尖自然下垂；双手自然交叠置于腿部，不可抱住膝盖。

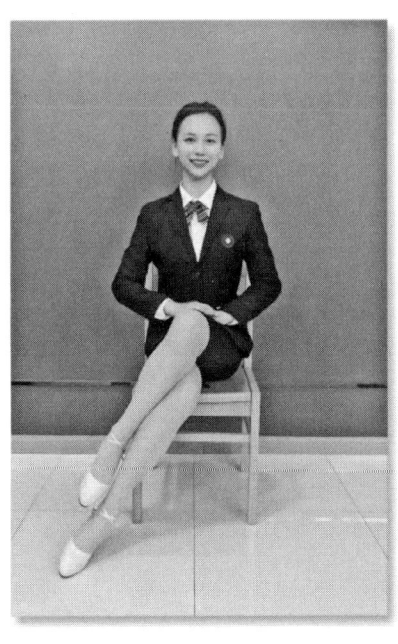

图3-8 交叠式坐姿示意图

即学即练

请根据所学的常见坐姿进行练习。

三、坐姿礼仪的注意事项

符合礼仪规范的坐姿能传达出尊重他人、自信练达、积极热情的信息，展现良好的个人风范。坐姿礼仪主要需要注意以下三点。

（一）起身相迎

客人来时，需起立相迎；客人坐定后，自己再就座。离开座椅时，身边如果有人在座，应该用语言或动作向对方先示意，然后站起来；如果是与客人同时离座，不要先于客人起身离座。

（二）有礼入座

无论采取哪种坐姿，都必须保证腰背挺直，坐的时候动作要轻，不要发出声响。入座后，双手不要叉腰或者是交叉在胸前，不要将手夹在腿间，也不要摆弄手中的茶杯或者将手中的东西不停晃动。不要时不时地整理衣服、整理头发、抠鼻子、掏耳朵、摸脚后跟等，也不要用手托腮，这样均有失风度。

（三）注意细节

入座后双腿不宜分开过大，尤其是女士不可将双腿分开，不宜过分将腿伸展出去。不要将一条腿架在另一条腿上，两腿之间留出较大的空隙，成为"二郎腿"；不能将双腿放在桌椅上，更不能抖动摇晃、脚踩他物。

【案例分析】

药店准备打烊，营业员小丽正跷着二郎腿坐在收银台核实账目。这时，一名顾客进店，小丽一边忙着手头的事，一边坐着向顾客打招呼："请问您需要什么？"客人在店内转了一圈，匆匆走了。

讨论：请同学们分析，作为药店营业员，应该如何礼貌地迎接顾客呢？

任务三　行姿礼仪

学习目标

知识目标

1. 能正确叙述行姿的基本要求。
2. 能描述行姿的注意事项。

技能目标
1. 能区分行姿的类型。
2. 能够优雅而平稳地行走。

德育目标
1. 提升进入职场后的服务意识。
2. 提升个人气质。

【任务导入】

小陈是一名药品销售员,平时主要负责电话及线上的药品销售。小陈每次与客户线上交流都很顺利,由于回复客户的信息及时有效,交谈之间让客户觉得小陈成熟稳重、负有责任心,因此,客户决定增加对所订购药品的采购份额,小陈听后大喜。为了感谢客户,小陈决定亲自拜访客户并线下签订合同。见到客户时,小陈立即迎上去,但他有一个习惯,走路喜欢一只手插裤子口袋,敞开衣服走路,见到客户后小陈依旧一手插口袋,一手与客户握手。客户皱了一下眉,但什么都没说,在签订合同的时候,客户说需要考虑一下,最后原本十拿九稳的合同也没签订。

讨论:通过这个案例,同学们认识到了什么呢?如果你是小陈,你该怎样做?

"行如风"是古人对走姿提出的标准,是说"行"要如春风吹在水面上,泛起层层微波,既有动感,又没有大的起伏,优美而平稳。行姿以端正的站姿为基础,是站姿的延续动作,它始终是动态的,体现人的精神风貌和运动之美。从个人的行姿就可以了解其基本素质、精神状态和生活节奏。正确的行姿往往非常引人注目,最能表现个人的风度和活力。

一、行姿的基本要领

起步时,双目平视,下颌微收,表情自然而平和;身体稍向前倾,脚尖向正前方伸出,脚跟先落地,脚掌紧跟落地,使身体前移。行走时,上身基本保持站立时的标准姿势,挺胸收腹,挺直腰背,两臂以身体为中心,前后自然摆动,前摆约35度,后摆约15度,手掌向内;脚落在地面时,两脚内侧行走的轨迹为一条直线。跨步时,前脚脚跟与后脚脚尖相距为一脚或者是一脚半,但因性别和身高不同会有一定的差异,穿着不同的服装,步幅也不同。总之,女士的步履要优雅,步伐适中,不急不缓,突出健康的曲线,显示优美的体态和风姿,步态轻盈,展现出温柔之美;男士的步履要雄健有力,不慌不忙,展现阳刚之气。

【知识链接】

引导步与后退步

引导步是走在前面给客户带路时的姿势。当客户不认识路时,引导者应尽量走在客户的左前方2~3步处,并侧身在客户前方引导。在黑暗处、拐弯处或上下楼梯时应提醒客户并伸左手示意，请客户小心。后退步一般是与人告别时采用的行走姿势。在告别对方后，先后退两三步，然后转身离去，后退时脚擦地面，步幅要小，先转身，后转头。

二、行姿的类型

（一）男士行姿

1. 抬头挺胸

男士走路时身体要挺直，不要弯腰、驼背，避免耸肩或肩膀一高一低。行走时腰部要有力量，收小腹，臀部收紧，双腿并拢，双手自然放下，下巴微微向内收，眼睛平视前方，尽量不要低头看地面；双手自然垂于身体两侧，随着脚步前后摆动，切勿插在裤子、衣服口袋里，给人以懒散的感觉；脚步要从容和缓，尽量避免短而急的步伐，鞋跟不要发出太大的声响。

2. 保持稳定

男士的步幅一般以自己的足部长度为准，速度因身高、年龄、着装不同略有调整，不快不慢。男士常见的行姿是平行步，即双脚各踏出一条直线，使之平行；脚尖应正对前方，避免"内八字"或者"外八字"。如果与女士一同行走，男士的步子应与女士保持一致。

3. 尊重他人

上下楼梯时，要目视前方，以免与人相撞，要将整只脚踏在楼梯上，如果楼梯窄小，要侧身而行。走路时如果遇到熟悉的人，点头微笑打招呼；如果要停下交谈，一定侧身让他人通过，不要影响其他人的行进。如果可以，尽量不要在楼梯、过道、电梯口等人流较多的地方交谈，以免阻碍他人顺利通行。当有人在身后打招呼时，注意停顿，不要紧急转身，以免后面的行人反应不及时发生碰撞而造成意外。

（二）女士行姿

1. 步伐轻盈

女士的步幅一般与自己一只脚的长度相近，速度因身高、年龄、着装不同略有调整。女士常见的行姿是一字步，即两脚内侧在一条直线上，避免"内八字"或者"外八字"，两膝内侧相碰。行走时头正、颈直、下颌微收、肩膀外展、收腰提臀，上半身不要过于晃动。

2. 保持优雅

女士走路时，不要左顾右盼，不要三五成群，左推右挤，大声谈笑。在行进中，不要突然停下来；如果有物品遗落在地上，也不要突然弯腰去捡拾，要绕到物品的旁边，侧蹲下再捡起来，这样可以避免突发状况。

3. 注意细节

女士如果手上拿着物品，比如说手提包等，应该将大包挎在手臂上，小包拎在手上，背包背在肩膀上，走路时不要左摇右晃。如果拿着带挂钩手柄的雨伞，要将雨伞挂钩朝内挂在小臂上。

4. 避免打扰

女士穿高跟鞋走路时，一定要避免鞋跟发出声音，这种声音非常不雅观，也很容易干扰他人，特别在正式场合或者是人多的地方。尽量避免选购容易发出声响材质的鞋子。

【知识链接】

行走礼仪

《礼记·曲礼》中记载，"行不中道"，即不能在路的正中间行走，而应走两边，因为中间为尊者所行。"行不中道"是对尊者的尊敬。事实上，如果两人同行，行走的规则为以右为尊，以前为尊。如与客人、领导一同行走时，除非在前面引路，一般并排同行尊者在右侧，前后排同行尊者在前方。同辈男士与女士同行，应遵循男左女右的原则。三人同行，如都是男性或者女性，则中间位置为尊，其次是右边，最后是左边。

即学即练

反思一下自己平时是怎么走路的？

三、行姿礼仪的注意事项

（一）区分场合

在室内走路要轻而稳，在公园散步要轻而缓，参加婚礼、葬礼走路时的步伐、力度都不同，总之，要因人、因地、因事而异。

（二）与着装相适应

着不同服装的时候，行姿也有不同要求。着西装时，要保持身姿挺拔，后背平整，行走时膝盖要挺直，步幅稍大，手臂放松，前后自然摆动，不要将手揣在口袋里。

着旗袍时，一般应该搭配高跟鞋，行走时挺胸收腹，大腿带动小腿，脚掌先着地，步幅不宜过大，以免因为旗袍开衩过大而显得不雅观，同时，两腿内侧应该保持在一条直线上。

着短裙时，步幅也不应过大，两脚之间的距离一般不超过自己的一只脚长，尽量走成一条直线，显出端庄的气质；如果裙子有下摆，步幅可略大，以表现出女性特有的轻盈敏捷。

（三）行走有序

在公共场所，要靠右侧行走，将走廊左侧让给迎面而来的人。男士、女士一起走路时，男士应该走在外侧，以显示男士的风度，也为了保护女士；遇到对面走来的人在交谈时，不要从他们中间穿过；马路比较窄的时候，不可多人并排行走，酌情两人或一人靠右侧行走；与他人反向而行的时候，也要靠右侧行走，在离对方约两米的地方，放慢速度，以随时避让对方。

【案例分析】

小丽平时走路喜欢上身微弯，低着头，步履沉重。一次，她被药店指派去拜访客户，事后，客户打电话询问店长，小丽是不是不愿意去拜访她，因为小丽看起来总是一副无精打采、心事重重、非常苦闷的样子。

讨论：你认为小丽哪里做得不好？她应该怎么做？

任务四　蹲姿礼仪

 学习目标

知识目标

1. 能正确叙述蹲姿的基本要求。
2. 能描述蹲姿的注意事项。

技能目标

1. 能区分蹲姿的类型。
2. 能正确运用各种蹲姿。

德育目标

1. 提升个人气质。
2. 培养注重细节的品质。

【任务导入】

　　小娟是药店的营业员。有一天，小娟正蹲在地上专心致志地整理货架最底层的药品，店长走过来低声说了句"注意一下形象"就走了，这让小娟莫名其妙。一旁的同事低声和小娟说："你蹲下工作的幅度太大，后背都露出来了。"小娟这才意识到，自己只顾干活而忽略了蹲姿要求，引起了尴尬。

　　讨论：同学们平时是如何下蹲的呢？

　　蹲姿是两腿弯曲、身体高度下降的姿势。蹲姿不像站姿、坐姿、行姿那样使用频繁，因而往往被人忽视。在日常生活中，当我们要俯身捡起地上的物品时，如果随便弯腰、臀部后撅、上身前倾、露胸露背，就会显得不雅观也不礼貌，从而破坏个人形象，同时也令旁观者尴尬。与站姿、坐姿、行姿一样，蹲姿也有礼仪的要求。

思政小园地

　　儒家倡导的"五常"，即仁义礼智信，是教导我们如何做有素质和有教养的人，让我们有更好的行为举止，从而获得他人的认可和信任，自己也能在人生道路上走得更好。

一、蹲姿的基本要领

　　蹲姿一般用于弯身拾物、照相、摆放较低物品等场景。想要优雅地蹲下，应注意蹲下时的仪态。个人下蹲时，要选择适当的方向和姿态，如果将人多的方向作为观众方，则应将侧面而不是正面或者背面面向观众方，站定后再屈膝下蹲拾物。注意控制好身体的重心，右臀部向下，上身挺拔，姿态自然、大方、得体。下蹲时，两腿要合力支撑身体，避免滑倒，同时要使头、胸、膝关节在一个角度上，使蹲姿优美。女士不管采用哪种蹲姿，都要将腿靠紧，臀部向下。

二、蹲姿的类型

（一）交叉式蹲姿

交叉式蹲姿一般适用于女士，尤其适合身着短裙的女士。它造型优美典雅，难度较大。下蹲时，左脚在前，右脚在后，左小腿垂直于地面，全脚着地；右腿在下与左腿重叠交叉，右膝从左腿下方伸出，右脚前脚掌着地；两腿前后靠近，合力支撑身体，臀部向下，上身微向前倾，如图3-9所示。

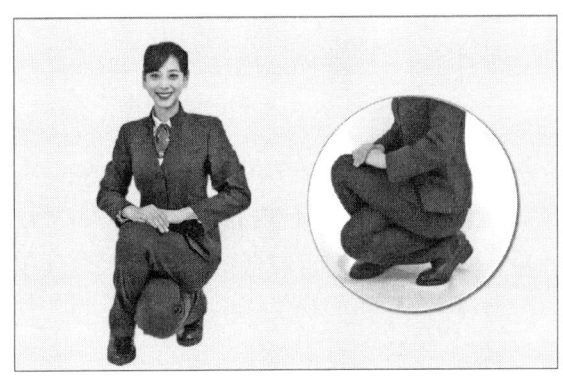

图3-9　交叉式蹲姿示意图

（二）高低式蹲姿

高低式蹲姿应左脚在前，右脚在后；左脚脚掌完全着地，右脚脚跟提起，右膝内侧靠于左小腿内侧，形成左膝高右膝低的姿势；臀部向下，上身微微前倾，基本用右腿支撑身体。采用这种姿势时，女士应并紧双腿，男士则可适度分开，如图3-10所示。如果是拾捡身体左侧的物品，则姿势相反。

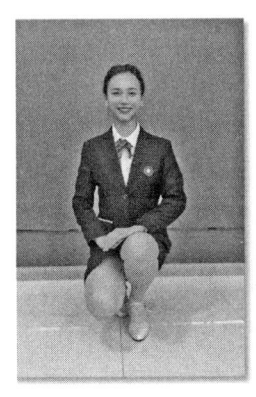 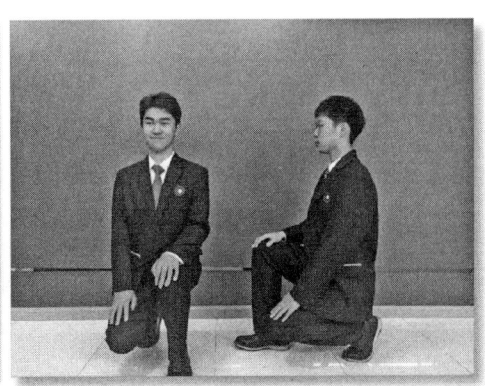

图3-10　高低式蹲姿示意图

三、蹲姿礼仪的注意事项

在下蹲时，为了保持优雅，要注意以下四点。

（1）在行进中不要突然下蹲，动作要稍缓慢。

（2）下蹲时，一定不要有弯腰、臀部向后撅起的动作，这种蹲姿会影响美观。

（3）下蹲时，不要毫无遮掩，如果女士穿"V"领或者领口较低的衣服以及短裙时，需要在蹲下的同时用左手轻挡前胸，右手捋裙摆，避免走光的尴尬。特别注意不要将大腿叉开。

（4）不要随意蹲在马路边、花坛边等公共场所休息，或者斜靠着墙壁，这种仪态是不美观的。

即学即练

请将一张纸放在地上，根据所学蹲姿要领，练习将纸捡起来。

任务五　手势礼仪

 学习目标

知识目标

1. 能描述常见手势的基本要领。
2. 了解手势的注意事项和禁忌。

技能目标

1. 能正确运用常用手势。
2. 能理解手势礼仪的注意事项。

德育目标

1. 培养良好的仪态。
2. 提升个人气质。

【任务导入】

小文是一名药品销售员。在一次医药产品推广会上，小文负责为客户讲解某一药品的相关信息。小文对这次宣讲非常有信心，因为他在学校读书时就了解了肢体语言的重要性并学习了演讲技巧，这次终于能够派上用场了。小文在台上开讲后，台下的客户都抱着友好的态度，这让小文感觉非常不错。令人意想不到的是，小文当场销售的成绩并不佳。他非常疑惑，这到底是什么原因呢？朋友建议说，不如去问问某资深同事吧。同事意味深长地告诉小文,他在台上宣讲时过多地运用了手势动作,并且多次重复一些毫无意义的手势,使他看起来颐指气使,让客户产生了不被尊重的感觉。

讨论:在商务场合,你该怎样运用手势呢?

手势是指人类利用臂、肘、掌、指的位置和形状建立的一套特定的语言系统。手势作为人们日常生活中不可或缺的肢体语言,有其独特性和重要性。人类的手是可以辅助语言、促进沟通的工具,也可以帮助人们回忆词语,塑造思想,甚至可以改变人们所听到的声音,是沟通中的重要肢体语言之一。

手势是人的第二张面孔,是体态语言中最重要的传播媒介。手势作为信息传递方式不仅远远早于书面语言,也早于有声语言。手势具有抽象、形象、情意、指示等多种表达功能。适当的手势可以增强个人表达的可靠性和力度,更有力地表达个人的想法,使个人表达更加精彩生动,吸引听众的注意力。

思政小园地

"心有所思,手有所指",手是人的第二双眼睛。相同的手势在不同的国家和地区意义各不相同,作为需要面对各种顾客的医药人员,更要注意在合适的时候使用合适的手势,这样,我们在跨文化交流中才能做到换位思考,减少不必要的摩擦。

一、手势的基本要领

在商务表达中,手势对于强化观点、引发注意力所产生的作用非常明显,但令人遗憾的是,往往很多人都不懂应该如何正确地运用手势,很多人生性内敛,不管是在演讲还是与人谈话的过程中,都会忘记自己还可以通过手势来进行表达。细心观察的人会发现,一些国家的领导人、企业管理者在进行自我观点的表达时,多会使用自信的手势,这些手势不仅可以表达个人观点、增强自信,也更容易获得他人的信任。

(一)手势运用要适度

在自我表达时,要尽量放松、自然地运用手势,让自己的手掌朝上摊开,少用甚至不用向下或握拳的手势。在使用手势时要适度,不要过于频繁,过于频繁会让人感觉张牙舞爪,喧宾夺主,会人大削弱有声语言的主体地位。更重要的是,如果一直多次重复一些毫无意义的手势,会大大减少手势所引发的积极的心理效应。

(二)手势运用要到位

使用手势时,要注意不要刚把手伸出去,动作还没做完,就急急忙忙收回来。动作幅度过小会让人感觉不舒服。在手势到位后,应当稍作停留,使听众看清楚使用了什么手势,想表达什么情感。在人多或空间大的地方,手势幅度应该适当大气一些,反之则应该小一些。

(三)手势运用要协调

每个人都有独有的表达和演讲风格,要让个人手势与语言同步表达。初期阶段,可以根据不同应用场景,模仿成功人士的手势,对着镜子反复练习,或者请朋友多加指点,最终形成个人的风格。

（四）手势运用的区域

在表达个人观点时，根据内容和情感不同，手势的活动区域也不尽相同，每个区域都有它特定的内涵。一般来讲，上区指手势在肩部以上，中区指手势在肩部和腹部之间，下区指手势在腰部以下。

1. 上区

上区手势一般用于陈述或者描述全局性、宏观性的思想和观点，或者是整体的构思框架、重要观点，也可以表示理想的、伟大的、张扬的内容和情感。如表示对某人的殷切希望，对某一药品研发成功的喜悦，对朋友、亲人幸福的祝愿，对前景的展望等内容。当演讲者的心情比较激动时，也可用上区手势来表达。上区手势示意图如图3-11所示。

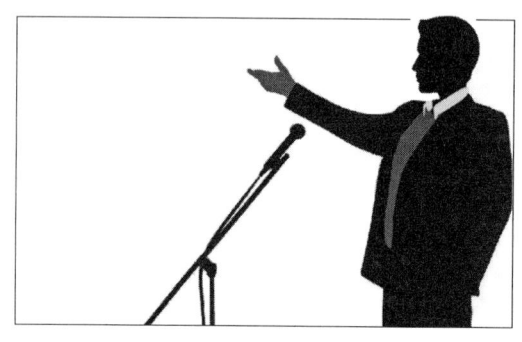

图3-11 上区手势示意图

2. 中区

中区手势一般表示记叙事物和说明事理，演讲者这时的心情比较平静。如在表达"大家应该彼此谅解，加强团结"等内容时，手势在中区活动比较合适。

3. 下区

下区手势一般表示憎恶、不悦甚至不齿的内容和情感。在正式场合中很少运用下区手势，在这个区域做手势往往会引发极深的负面情绪。

手势在表达与沟通中的作用是不言而喻的，善于利用手势可以扩充其思想容量，加强其形象表达，增强其感情色彩。但它毕竟是辅助手段，不可喧宾夺主，也不应当在正常情况下代替有声语言。善于运用手势，即便无声，但仍然能在"寂静"的世界里，传递丰富的信息。

【即学即练】

请做一分钟的自我介绍，注意运用合适的手势。

【知识链接】

不同国家手势的含义

手势是交际中经常使用的肢体动作，但是手势却因不同国家、不同地域、不同文化或者宗教而异。同一个手势在有些国家传递正向、友善的信息，但在其他国家可能就是负面的甚至是冒犯的动作，这很容易引起跨文化交际中的误解和冲突。

1. 食指与中指交叉相叠

在中国有些地方表示数字"十"；在英语国家则表示"祈祷幸运""祝好运"；在越南文化中这种手势则是下流的动作。

2. 竖起大拇指

在中国文化中意味着"很棒"；在美国文化中表示"没问题"；在日本文化中代表"男人""您的父亲"；但是在阿拉伯文化中，这种手势却是一种侮辱性动作，与美国人伸中指的手势具有相似的含义。

3. "OK"手势

在美国表示"好"的意思；在日本和韩国表示"钱"；而在土耳其、希腊等一些国家，这种手势则具有不太文明的含义。

4. "V"手势

"V"手势是很多国家的人们都熟悉的一种手势。在第二次世界大战中，英国首相丘吉尔使用了这种手势，这个手势迅速流传开来。"V"手势一般表示"胜利"。但是如果"V"手势的手心朝内、手背朝外，在英国、澳大利亚、新西兰则是不文明的动作，也表示对权威的蔑视。"V"手势还有一个新的含义，表示"和平"。

二、常用手势

（一）递接物品

递物和接物手势在各种场合应用广泛。首先应当双手递物，双手接物，表示出恭敬与尊重的态度，如图 3-12 所示。不方便双手并用时，要尽量采用右手，左手递接物品被视为失礼之举。递给他人的物品，应尽量递交到对方手中；若双方距离过远，递物者应主动走近接物者；如果接物者坐在椅子上，要主动起身站立接物。在递物时，要为对方留出接取物品的空间且注意方位。递交带有文字的物品时要使正面朝向对方；递交带尖、带刃的物品时，记得将尖、刃对着自己或是朝向他处。例如，在给顾客递送医药产品时，应将药品包装正面朝客人，一手托底，一手握住产品，并亲切地向顾客介绍药品的功效和使用方法等。

（二）引领手势

在会议、宴请、引导顾客时，常常用到引领手势。为顾客或者嘉宾指示方向时，上身稍向前倾，面带微笑，双眼看着目标方向，并兼顾顾客是否意会到目标。常见的引导手势主要有以下五种。

1. 横摆式

横摆式常常用于"请进"时。要求五指并拢，手掌自然伸直，手心向上，手肘微微弯曲，手腕低于手肘，手从腹部前抬起向右摆动至身体右前方，不要将手臂摆到体侧或者身

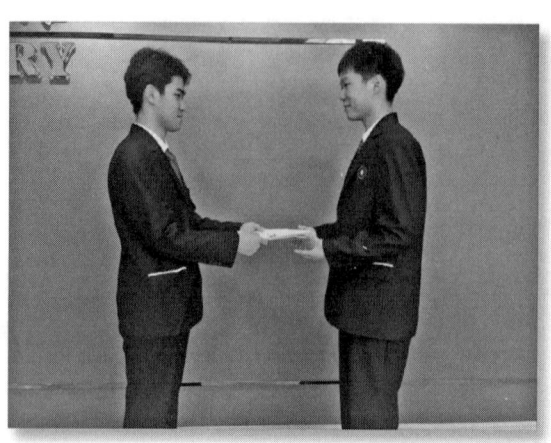

图 3-12 双手递接物品示意图

后；头部和上身微向伸出手的一侧倾斜，另一只手下垂或背在背后，面带微笑目视顾客。横摆式引导如图 3-13 所示。

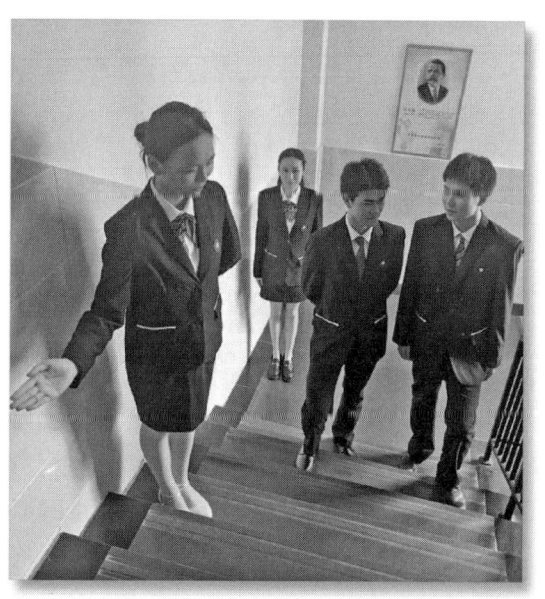

图 3-13 横摆式引导示意图

2. 斜摆式

这种手势常常用于"请坐"时，要求一只手由前抬起，再以手肘关节为轴，前臂向右下方，手掌与大腿中部齐高，上身前倾，目光兼顾顾客和椅子。座位在哪里，手应指到哪里。

3. 直臂式

这种手势是专业引导手势，适用于给对方指引方向，如"请往前走""请您这边走"。要求手指并拢，手掌伸直，屈肘从身前抬起，朝指示的方向伸出前臂，前臂与肩同高，如

图 3-14 所示。

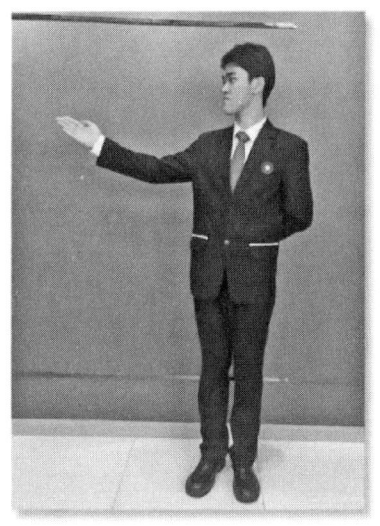

图 3-14　直臂式引导示意图

4. 曲臂式

曲臂式手势常常表示"这边请",如图 3-15 所示。当左手开门或者拿着物品,而又需要引导顾客时,要将右手四指并拢,手掌朝上,拇指微张,从身体的侧前方由下向上抬起,上臂与身体呈 45 度,以肘关节为轴心,手臂由身体右侧向左侧摆动呈曲臂状,请顾客进去。

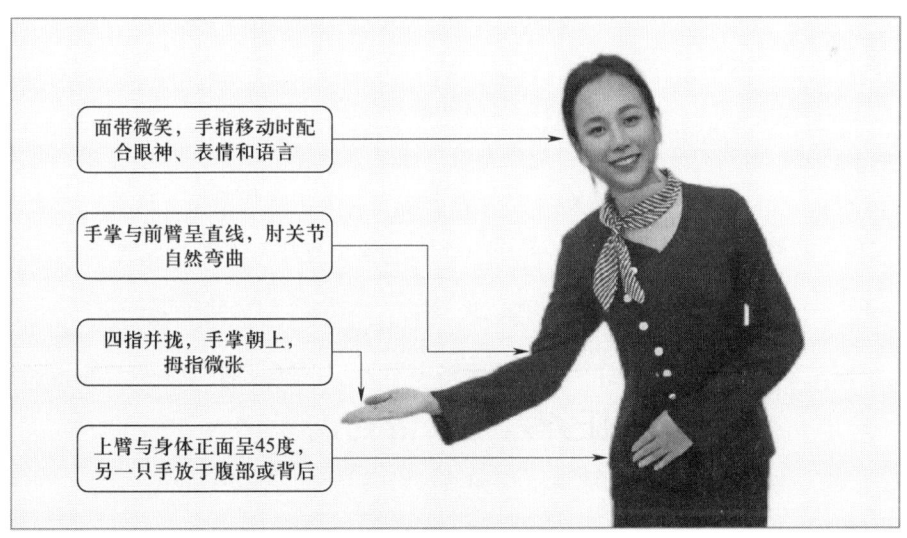

图 3-15　曲臂式引导示意图

5. 双臂式

双臂式是适用于面对多人时,做"诸位请"的手势。要求双手从身体前方向两侧抬起,再以肘关节为轴,与胸同高,上身略前倾。

【案例分析】

一天，刚入职四方医药企业不久的小李在办公室门口被人叫住了，被问道："请问总经理办公室在哪里呀？"小李赶忙伸出右手，用食指指着走廊尽头的那个门，说："总经理办公室就在那里。"随后，询问的人便朝走廊尽头走去。

讨论：小李的做法符合礼仪规范吗？她应该怎么做？

三、手势礼仪的注意事项

（一）将双手放在适当的位置

尽量避免双手插兜、交叉抱于胸前或者背于身后，这样的动作会给人以傲慢的感受，缺乏与他人沟通的亲和力。

（二）注意区域性差异

不同国家、地区、民族，受文化习俗的影响，手势的含义也有很大差别，甚至同一手势表达的含义也不同，所以，要尽量多地去了解各地手势表达的含义，才不至于无事生非或引起误解。

（三）不用单根手指指向对方

不要直接伸出一根食指或其他手指进行示意。正确的示意手势应该是除拇指外其余四指并拢，伸出手掌向指示方向示意。如果是在互相介绍的场合，更忌讳用一根手指指向某人。另外，用手指直接指向对方就更不礼貌了，可能会引起他人的不满。有的人习惯性用手中正在使用的笔指点对方或者是向对方示意，也不符合礼仪规范。

【知识链接】

小动作背后的心理含义

心理学家认为，人在处于压力或怀疑状态时，往往会轻轻地使用一根手指摩擦另一只手的手掌；当压力增大时，这一动作会更加明显，并会演变成十指交叉摩擦，这是一个自己正在苦恼的信号。在商务场合，如果被对手或是顾客察觉到这些动作，你的内心世界便会被发现。

任务六　表情礼仪

 学习目标

知识目标

1. 能了解微笑的意义与要领。
2. 能通过目光和微笑解读他人面部表情。

技能目标

1. 能运用目光和微笑表达内心情感。
2. 掌握微笑的技巧。

德育目标

1. 培养良好的仪态。
2. 提升个人气质。

【任务导入】

刘明是一名资深药品销售员,在一次与客户会面的过程中,刘明为了让新员工小文有更多与客户正面打交道的机会,特意将小文的座位安排在离客户比较近的地方,而刘明自己则坐在较远的位置。可小文在整个谈话过程中面无表情,一动不动,她一直面部僵硬地注视着客户,可当客户的眼睛与她相对时,她又像做了亏心事一样,马上把眼神躲开,这让客户困惑不已。后来,刘明问小文为什么面无表情,不与客户作眼神交流,小文说她怕把握不好热情大方和眼神沟通的尺度,而给客户留下不好的印象。可是很明显,客户对她的印象已经不好了。

讨论:如果你是小文,你会如何做呢?

表情是通过面部的眉、眼、鼻的动作和脸色的变化表达出来的心理活动和情感信息。表情可以生动地展现出喜、怒、哀、乐、忧、思等复杂心情。在交际活动中,表情倍受人们关注。整天苦着脸的人,传递给他人的是一种消极、抑郁或焦虑的情绪,并由此带来困扰和压力。同样,面带微笑的表情也会成为与人交往的名片,是处理好人际关系的重要手段。在人们千变万化的表情中,目光和微笑最具有礼仪功能和表现力,也是构成表情的主要因素。

【案例分析】

一位顾客某日来药店购买炒薏米,她问店员小丽:"炒薏米有什么作用?"小丽拉着脸,面无表情地回答道:"你自己买的药,你不知道有什么作用?"顾客非常生气,决定要投诉小丽的服务态度。

讨论:小丽哪里做的不对?她应该怎样做?

一、目光

"眼睛是心灵的窗户",眼神是面部表情的重要组成部分。在人际交往过程中,眼神也是一种真实而又含蓄的语言,敏锐的人可以通过一个人的眼神来感知对方的内心世界。坦然、亲切、友善的眼神,有助于塑造个人良好的交际形象;冷漠、轻视、傲慢的眼神,容易拒人于千里之外。因此,眼神运用得当与否,直接影响礼仪的质量。在商务交往中,目光注视的时间、注视的区域、注视的角度、注视的方式都要符合一定的礼仪规范。

(一)注视的时间

在人际交往的过程中,注视他人的时间不同,代表的意义也不同。在与他人交谈的过程中，不可长时间地凝视对方，也不可以不注视对方或者在对方身上一闪而过。

一般情况下，注视对方的时间应占全部相处时间的 1/3 左右，此种情况表示友好；如果时间占全部相处时间的 2/3 左右，此种情况表示重视；如果时间不到全部相处时间的 1/3，此种情况则表示轻视或者无兴趣。在正式场合中，如果无意与别人的目光相撞，应自然对视 1~2 秒，然后缓慢移开，不要接触后立即移开，也不要对视时把目光变得"严厉"，这是非常不礼貌的。用眼神上下打量他人，会给人以轻视的感觉，要尽量避免。

（二）注视的区域

目光注视对方的区域不同，不仅表示态度不同，同时也表明双方关系有所不同。在日常交谈中，人们常用的眼神注视区域有三种。

1. 公务注视区

公务注视区，注视的位置在对方的双眼与额头之间的三角区域，也叫上三角区。这种注视在商务活动和外交活动中常常使用，给人传递一种严肃、认真的诚意。

2. 社交注视区

社交注视区，注视的部位在对方的双眼与嘴角之间的三角区域，也叫中三角区。一般在舞会、酒会、茶会等各类型社交场合使用，给人一种亲切、友善、轻松的感觉，营造出一种和谐、融洽的社交气氛。

3. 亲密注视区

也叫下三角区，注视的部位在对方的双眼至胸部之间的倒三角区域。这种注视往往带有亲昵、爱恋的感情色彩，一般在亲人、恋人、家庭成员等亲近人员之间使用。

（三）注视的角度

注视别人时，目光的角度可以表示与交谈对象的亲疏远近。常见的注视角度有以下四种。

1. 俯视

在社交场合中，俯视一般被地位高者使用。如在会场上开始发言讲话时，俯视全场，表示"要开始讲话了，请保持肃静"。俯视同样也可以表示长辈对晚辈的怜爱、疼惜，所以俯视一般情况不采用，如果运用不当，会给人一种轻蔑、看不起对方的感觉。

2. 仰视

仰视即视线向上注视他人，表示服从或尊重、敬畏对方。在社交场合中，仰视一般用于地位低者，表示对对方的尊敬、敬畏，适合晚辈面对长辈、下级面对上级，也可以在面对自己非常尊敬的人时使用。如在升国旗时，仰视国旗缓缓升起，以示敬意。

3. 平视或正视

平视或正视一般适用于普通场合，表示双方在交际过程中的地位、身份等各方面因素均平等。

4. 侧视

侧视是指自己位于交谈对象的侧面，面向并平视对方，关键在于一定要面向对方，若坐在侧面斜视对方，会非常失礼。

（四）注视的方式

当与人交谈时，要先集中目光注视对方，但不可以直勾勾地盯着对方的眼睛，很容易产生一种被监视的感觉。最好的方法是，看着对方的眼睛周围，如眼皮、眉毛、鼻梁等，这样，在对方看来，你的确是在关注着他，但又不至于热情地注视到让彼此感到尴尬。如果对对方的讲话感兴趣，要用柔和、友善的目光正视对方的合适区域；如果你的眼神总是在躲避对方，会很容易让人察觉到你并不愿意与之进行面谈或是交流。假如想要终止与对方的谈话，可以有意识地将眼神转向他处。当对方说错话时，不要马上转移自己的视线，要用柔和和理解的眼神继续看着对方，鼓励对方继续。但无论是哪种注视，都不要长时间将眼神固定在某一个位置上，应间歇性地将视线移开，这样才能使对方心理放松。

在与一群人交流时，不要只盯着一个人看，这样会使其他人不愿意参与对话。为了避免这种情况发生，可以尝试在每一个新句子的开头，将目光注视不同的人，这样，便能照顾到所有人，让大家都对此次谈话保持兴趣。在与不太熟悉的朋友交流时，也不要因为尴尬迅速将目光移开，更不必闪躲，自然地慢慢地将视线从对方的眼睛移到社交注视区域的其他部位就可以了。

在服务行业中，服务人员的眼神交流往往能让人感受到这家企业的服务质量，如果在服务人员的眼神里看不到真与善，只能看到机械化的假笑和麻木，哪怕身上穿着的衣服再耀眼，也会让顾客感受到服务质量堪忧。因此，服务人员与顾客的眼神交流十分重要。

（五）不当的眼神表达方式

在社交场合中，一般不宜斜视或者闭眼。它多表示怀疑、轻视，与初识的人交往时，尤其要避免这种行为，会给人留下傲慢且没有教养的印象。同时，不要上下反复打量别人，特别是异性，也不要用含有敌意的眼神看着对方，不要对人挤眉弄眼或用白眼、斜视、俯视对方，会传递给人鄙视和轻蔑的信号。也不要快速眨眼，会让人感觉心神不定，不够稳重。不要左顾右盼、东张西望，甚至不看对方，会让人觉得你缺乏安全感且不够专心。

【知识链接】

沟通小技巧

当你听某人讲话时，不要总是直直地盯着他，这样会使他感到尴尬。可以尝试看着对方的一只眼睛，过5秒，将视线移向另一只眼睛，再过5秒，将视线移向嘴巴，保持三角形的路线移动。同时，适当地表示"是的""对"等，这样对方会认为你对他谈话的内容很感兴趣，更愿意与你交谈并给你留下深刻印象。

二、微笑

笑容是眼、眉、嘴和面部的动作集合。人们的笑容有很多种，如大笑、苦笑、奸笑、嘲笑、微笑等，各种笑容传递给他人的感觉完全不同。其中，微笑是人际交往中最常见、用途最广的一种笑容。微笑着与人交谈，可以使人感到亲切、热情和尊重，使自己更具魅力，也更容易得到他人的理解，收获友谊。发自内心的微笑被全世界所有人接受，是全世界通用的

"货币"。俗话说"伸手不打笑脸人",说的就是即使对方情绪不佳,你热情的态度和友好的微笑也能浇灭对方的怒火。

(一)微笑的礼仪

微笑时要发自内心,做到"诚于中而行于外",不可故作笑颜,假意奉承。微笑时面部表情肌肉要放松。目光友善、真诚、亲切,眼睛礼貌地正视客户。微笑可分为不露牙齿的微笑与标准口型的微笑。不露牙齿的微笑要做到:嘴角两端用力向上拉,使之翘起略呈弧形,不牵动鼻子,不发出声音,在不露牙齿的情况下轻轻一笑。标准口型的微笑要做到:嘴角两端微微向上翘起,让嘴唇略呈弧形,双唇分开,上齿半露6~8颗,不发出声音,轻轻一笑。

微笑要做到三结合。一是微笑与眼神相结合,当你在微笑时,眼睛也要微笑,否则会让人感觉到"皮笑肉不笑",微笑时结合眼神变化,才会让人感到亲切和善意。二是微笑与语言相结合,在微笑时与问候语和其他敬语相结合,如"您好""晚上好"等,会让对方感受到你的真诚。三是微笑与身体动作相结合,如点头、鞠躬、握手等,这样的微笑会为肢体语言增光添彩。

思政小园地

微笑是喜悦情感的表露,是品德修养的表现,是积极向上的生活态度。微笑的内涵丰富,既有自然性又有社会性。在人与人的交往中,微笑是一张靓丽的金名片。随着现代社会竞争越来越激烈,各企业除了关注产品质量外,更注重服务的软实力,而微笑是优质服务水平的标志。微笑不仅是发自内心的情感表达方式,更是积极人生态度的表现。学会微笑,可以使人由内到外发生变化,学会微笑,就可以学会尊重他人,学会为人处世,学会文明友善、乐观开朗。

(二)微笑的技巧

1. 微笑要自然

微笑时面部肌肉一定不要过于紧张,发自内心地将嘴角向两端略微提起,推动颧骨肌肉,由内心到眼神,充满亲切和喜悦感。微笑时,要不断调整面部肌肉的牵动幅度,不要机械而呆板,更不能为笑而笑,没笑装笑。微笑时要避免眉毛上扬,除非对方是低龄儿童。

2. 微笑要注意场合

不能不分场合莫名其妙地微笑,以免引起误会。如去参加追悼会或者是在讨论重大问题的场合,微笑就很不合时宜,会引起他人反感。

3. 微笑要适度

在社交场合中虽然倡导多微笑,但并不是说要时时刻刻微笑,微笑也要恰到好处。如果在谈话中一直保持微笑,很容易让对方引发疑问,他会好奇你到底在笑什么。又如,在与上级领导或客户进行交流时,不能总是微笑,而是要根据对方微笑的频率调整自己微笑的次数,因为多笑会显得谄媚,少笑会显得严肃。

微笑要真诚。真诚的微笑能让对方感到温暖,加深双方的友谊。一个人的笑容是否真诚,对方很容易就可以感受出来。所以,当你微笑时,一定要真诚。如果面对难缠的客户笑不出来,不妨多想想让自己开心的事,再与对方打招呼,这样才能用真诚的微笑打动对方,对方也会因此愿意与你交流。

微笑要因人而异。在与长者或客户沟通时，应该是尊重和礼貌的微笑；在与孩子交流时，应该是关切的微笑。

（三）微笑的练习

要想拥有完美的微笑，需要平日对着镜子多多练习，练习方法如下。

用上下四颗门牙轻轻咬住筷子，观察自己的嘴角是否已经高于筷子。咬着筷子时，嘴角应最大限度地上扬发出"YI"的声音，同时嘴角向上向下反复运动，持续30秒。也可以用双手手指按住嘴角向上推，上扬到最大限度。保持表情状态，拿下筷子，这就是你微笑的基本脸型。在微笑时能够看到上排6~8颗牙齿就可以了。具体如图3-16所示。

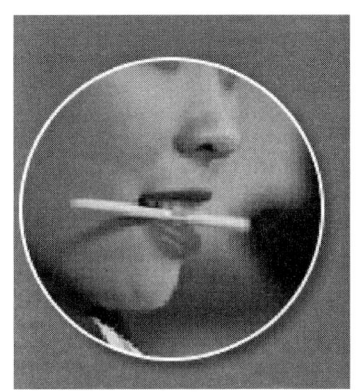

图3-16 微笑的练习

【知识链接】

微笑带来的成功

美国著名的希尔顿酒店的董事长经常会问下属一个问题："今天你微笑了吗？"他要求员工记住："无论酒店本身遭遇的困难如何，希尔顿服务员脸上的微笑，永远是属于顾客的阳光。"果然，希尔顿服务员脸上的微笑，帮助酒店度过了20世纪30年代美国空前的经济萧条时期，在全美酒店倒闭80%的情况下，跨入黄金发展时期，发展成全球顶尖的酒店。

目标任务

目标任务一

一、任务分析

假如你是一名药店的营业员，在药店迎接顾客时适合使用哪种站姿，注意事项有哪些呢？

二、任务准备

礼仪实训室、镜子、硬壳书本、A4纸。

三、任务实施

1. 五点靠墙站姿训练

要求所有学生靠墙站立，脚跟、小腿、臀部、双肩和头部五点紧贴墙壁，站立5分钟，以训练身体的控制能力。

2. 置物站立

男生、女生分列站立，男生按垂手式站姿、女生按握手式站姿站立。要求每位学生头顶一本书，女生双腿并拢，两腿中间夹一张A4纸。每位学在自由练习5分钟后，开始统一练习站立5分钟。

练习中要注意肌肉的协调性，做到挺胸、立腰，呼吸自然均衡，面带微笑。同时，站立时要以标准站姿的形体感觉为基础，进行整体规范动作的训练。正确的站姿应体现在个人的生活、工作中，融于自身的行为举止中，养成习惯。只有将正确规范的动作运用自如，分寸掌握得当，才能使个人既有教养又不造作。

四、任务评价

序号	评分标准		分值	自评（5%）	学生互评（25%）	教师评价（70%）
1	头部	头正颈直、下颌微收、目光平视，不得将书本和纸张掉落	30			
2	面部	面带微笑	10			
3	肩、双臂	（男）双手自然垂放于裤缝两侧，虎口向前，十指轻微弯曲。（女）双手自然交叠，右手轻轻搭于左手上，并贴于腹部，双臂微弯，切忌弯腰驼背，否则容易让人产生"肚子疼"的错觉	20			
4	身体	收腹挺胸，提臀立腰	20			
5	脚	（男）双腿分开，与肩同宽。（女）脚跟并拢，呈"V"字形或丁字形站立	20			
	合计		100			

目标任务二

一、任务分析

到达客户办公室后，客户邀请你入座，你将会采用什么样的坐姿呢？

二、任务准备

礼仪实训室、镜子、椅子、音乐。

三、任务实施

1. 两位同学为一组，面对面练习，互相指出不足。

2. 重述知识要点：坐姿的基本要领，女士及男士的不同坐姿，坐姿的注意事项。

3. 面向镜子，按坐姿的基本要领，着重进行头部、胸部、手部、腹部、腿部的训练，体会不同的坐姿，尤其注意入座、起坐训练，每位学生自由练习 3 分钟后，统一训练 5 分钟。

练习时辅以轻柔的音乐，事先进行肩部舒展训练和展臂训练，增强腰部、肩部力量及灵活性。课后每天练习 20 分钟左右，女生穿半高跟鞋训练。

四、任务评价

序号	评分标准		分值	自评（5%）	学生互评（25%）	教师评价（70%）
1	入座	正确摆放椅子；轻轻入座；坐满椅子的 1/2 或 2/3；女士注意拢裙；动作平稳、自然	20			
2	坐姿	四种常用坐姿（标准式坐姿、伸曲式坐姿、交叉式坐姿、交叠式坐姿）是否符合要求，如：手位、腿位、脚位等是否规范，一项不规范扣 5 分，扣完为止	60			
3	离座	动作平稳、自然，从椅子的左边离座	20			
	合计		100			

目标任务三

一、任务分析

今日药店开展营销活动，你负责在门口接待并引导顾客到相应的药品柜台，你该采用哪些手势？

二、任务准备

礼仪实训室、镜子、小物品、音乐。

三、任务实施

1. 面向镜子，练习各种手势。

2. 两人一组分别扮演药店店员及顾客，练习引领手势及递接物品手势，指出对方缺点。
3. 练习时辅以优美的音乐，放松心情。

四、任务评价

序号	评分标准		分值	自评（5%）	学生互评（25%）	教师评价（70%）
1	递接物品手势	双手递物，双手接物，当双手不方便时，采用右手递接物品。 在递物时，要为对方留出接取物品的空间。 递物者要主动靠近接物者，尽量便于对方承接。 注意物品递送方向是否正确。	40			
2	引领手势	五种常用手势（横摆式、斜摆式、直臂式、双臂式、曲臂式）是否符合要求，如：手指、手掌、手臂、身体的位置等，一项不规范扣5分，扣完为止	60			
	合计		100			

目标任务四

一、任务分析

药店来了顾客，在接待中你该使用怎样的表情？

二、任务准备

礼仪实训室、镜子、一张A4厚纸、一根筷子。

三、任务实施

1. 取厚纸遮住眼睛下边部位，对着镜子，发挥想象力或回忆美好的过去，或展望美好的未来，调动感情，使笑意充满眼睛。
2. 对着镜子，咬住筷子练习微笑，注意调整嘴形，嘴角上扬，露6~8颗上齿，尽量使眉、眼、面部肌肉、口型在微笑时和谐统一。
3. 对着镜子，念"一""田七""茄子""G""V"。
4. 小组成员轮流展示，克服羞涩和胆怯，使微笑规范、自然、大方。
5. 两人一组扮演药店店员与顾客，互相谈话交流，注意眼神注视的时间、区域和角度。

四、任务评价

序号	评分标准		分值	自评（5%）	学生互评（25%）	教师评价（70%）
1	眼神	注视时间约占谈话时间的2/3；注视区域是否合适；无不当注视角度；不东张西望；不快速眨眼	50			
2	微笑	发自内心；目光友善而真诚；嘴唇略呈弧形；微露上齿或不露牙齿；不发出声音	50			
	合计		100			

目标检测

一、选择题

1. "坐如钟"，就是指人的坐姿像钟一般稳定、端庄，给人以文雅、稳重、（　　）的美感。

　　A. 自然大方　　　　B. 美丽活泼　　　　C. 坚韧不拔　　　　D. 喧宾夺主

2. 适用于面对多人时，做"诸位请"的手势是（　　）。

　　A. 横摆式　　　　B. 斜摆式　　　　C. 直臂式　　　　D. 双臂式

3. 离座时，如果身边有人，应用语言或动作向对方示意后，再起身离开。站立时，右脚向（　　）收半步，以右脚尖点地，身体借力轻缓起立，向前走一步，再转身从椅子的（　　）边离开。

　　A. 后，左　　　　B. 前，左　　　　C. 后，右　　　　D. 前，右

4. （　　）是指交谈时注视对方的双眼与嘴角之间的三角区域。一般在舞会、酒会、茶会等各类型社交场合使用，给人一种亲切、友善、轻松的感觉，营造出一种和谐、融洽的社交气氛。

　　A. 公务注视区　　B. 社交注视区　　C. 亲密注视区　　D. 角度

5. （　　）是指交谈时注视对方的双眼与额头之间的三角区域。这种注视在商务活动和外交活动中常常使用，给人传递一种严肃、认真的诚意。

　　A. 公务注视区　　B. 社交注视区　　C. 亲密注视区　　D. 角度

二、填空题

1. 后背式站立时，男士两脚间可稍分开些距离，但不宜超过＿＿＿＿＿＿＿＿。

2. 入座时不宜将座位坐满，国际礼仪要求坐满1/2，鉴于东方女士的体型特点，实际操作时可坐满_____。

3. 女士常采用的两种优雅的蹲姿是_____蹲姿和交叉式蹲姿。

4. _____蹲姿要求右脚在前，左脚在后。右脚脚掌完全着地，左脚脚跟提起，左膝内侧靠于右小腿内侧，形成右膝高左膝低的姿势。

三、思考题

1. 男士与女士在站姿、行姿、蹲姿礼仪上有什么区别？
2. 请你说一说，在学校升旗仪式上，男生、女生分别应该采取哪种站姿，站姿的具体要求是什么？
3. 在身着短裙时，应该采用哪种蹲姿，为什么？
4. 曲臂式引导的动作要领有哪些？
5. 请你说一说，与顾客面对面交谈时，眼神注视的适宜区域是哪里？

项目四

注重职场礼仪

职场礼仪是指在工作场所中尊重他人、遵守规矩与社会道德规范、展现个人形象的行为准则。随着社会的发展，人们对个人的礼仪形象越来越重视，好的形象不仅可以增强个人的自信心，而且对个人的求职、工作、晋升都起着至关重要的作用。每一个职场人都需要有建立个人职业形象的意识，遵守礼仪规范，从而提升职业素养、增强个人品牌影响力、促进职业发展，最终获得成功。

 知识点概述

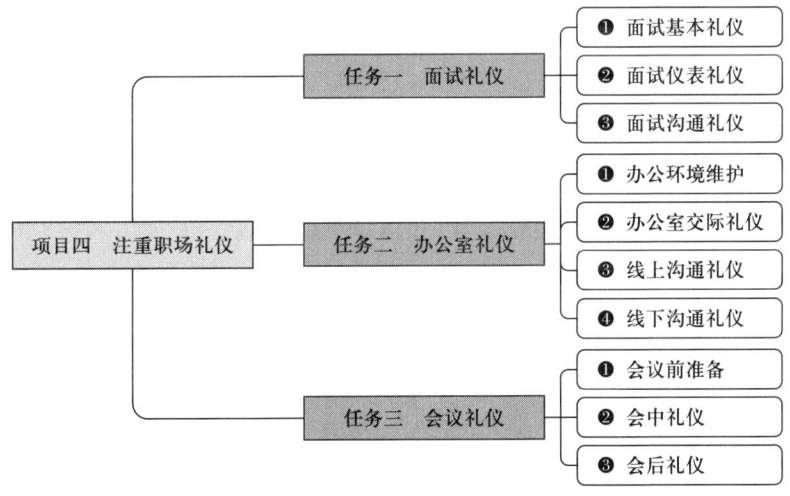

任务一　面试礼仪

 学习目标

知识目标

1. 掌握面试时言谈举止的基本礼仪。

· 83 ·

2. 熟悉面试时仪表准备的内容。
3. 了解面试时沟通的基本内容与注意事项。

技能目标

1. 能应对不同场合的面试。
2. 能在面试中合理运用面试礼仪。

德育目标

培养从容自信、礼貌待人、诚实守信的良好品质。

【任务导入】

康康医药企业要面向社会招聘药品销售人员，该企业是医药行业排名靠前的公司，前来报名的人络绎不绝，其中有一位医药学校毕业的小张前来面试。小张性格活泼开朗，在学校担任过校学生会干部，获奖无数，面试的时候也是自信满满。她认为销售需要与人打交道，打扮时尚更容易给对方留下印象。于是小张在面试那天穿着露肩紧身裙，化着淡妆来到面试地点。面试官看到小张后脸色不好，很显然小张最后没能通过面试。左思右想发觉应该是自己的服装出错了，但这时候为时已晚，她错失一次重要的工作机会，这让小张懊悔不已。

讨论：同学们是否也发现面试礼仪很重要呢？假设你要应聘药店营业员岗位，你应该注意哪些面试礼仪呢？

面试是指用于评估求职者是否适合所招聘职位的过程。在面试过程中，面试官会问一系列问题，以便了解求职者的知识、技能、经验和个性特征。面试通常是求职过程中最重要的环节之一，因为面试官会直面求职者，并了解求职者的能力和适应程度。在面试中，求职者需要展示个人的专业技能、人际沟通和交往的能力、解决问题和适应企业文化的能力。面试中需要注意礼仪、仪态和语言表达，保持自信和积极的态度，展现出对该职位的热情和渴望，并且对面试官的问题提供真诚的回答。所以求职者在面试时不仅要专注个人能力，同时要注意面试的基本礼仪。

面试基本礼仪是规范求职者在面试过程中的言谈举止和仪表形态的礼仪规范。求职者通过自身的仪表仪态、言谈举止等方面来体现个人的内在素养。学习面试基本礼仪，不仅可以提高个人的整体形象和素质，同时可以提高面试成功的概率。

一、面试基本礼仪

良好的个人形象和礼仪，是面试官对求职者最直观也是最重要的印象，将直接关系到面试成功与否。因此，提前了解面试基本礼仪，能大大提升被录用的概率，为职业生涯发展打下坚实基础。具体的面试基本礼仪包括以下六点。

（一）准时赴约

守时是一种美德，也是求职者良好素质与修养的表现。因此，一旦与面试官约好面试时间，最好提前15~20分钟到达面试现场，这样既可以熟悉现场周围环境，也能预留充足的时间缓解个人紧张的情绪，整理仪表，避免仓促上阵、手忙脚乱。无故迟到，既显得求职者做事随便马虎、缺乏责任心，也会让面试官有不被尊重的感觉，甚至连面试资格都会被取消。因此，面试前要牢记面试的时间和地点，提前规划出行路线，了解当天的天气情况，有无大型活动或者其他特殊情况导致交通阻塞等，以免因一时找不到地方或途中延误而迟到。

（二）尊重接待人员

有些企业对求职者的考察，不仅包括与面试官面对面的交谈，可能也包括求职者场外的等待过程，甚至会设计一些突发事件或情境事件，以考察求职者的道德品质、个人修养、解决问题能力、应变能力、沟通协调能力等综合素质。因此，求职者要时刻注意个人的言行举止，尊重在场的每位人员，包括接待人员。在到达面试地点后，求职者可以主动向接待人员问好，并做自我介绍，服从接待人员的安排。切不可因为接待人员职级较低就轻视接待人员，应时刻保持友善。

（三）重视见面礼仪

有的企业在面试前会让求职者在计算机前回答一系列问题，有时可达数十个，以测验其心理素质，包括求职者的性格、上进心等。如果在规定时间未能回答完问题，该求职者有可能会被视作犹豫不决的人。目前还有很多企业会要求求职者填写求职信息表格，希望从笔迹上进一步观察其内在素质，所以千万不要忽视自己的笔迹，否则也会被看出破绽。

面试中的第一印象特别重要，甚至起到决定性的作用。第一印象也称"首因效应"，是指首次认知客体而在脑海中产生的印象。第一印象作用最强，持续的时间也很长。第一印象的产生大都与外表有关，想要在面试中给面试官留下一个良好的第一印象，就一定要注意自己的仪容仪表、言谈举止、专业素养等。在面试前了解企业的文化和业务，准备相关的材料，以提高自己的自信心和专业性。

面试时，求职者进入面试场合前应先敲门，即使房门虚掩，也应礼貌地轻轻叩击两三下，得到允许后再轻轻推门进入，并顺手将门轻轻关上。整个过程要从容、自然、流畅，不要制造出太大的声音，以显示个人良好的言行举止。进入面试场合后不要紧张，走路要镇定自若。不能走得太急，让面试官认为求职者不够稳重；也不要走得太慢，容易给面试官留下求职者做事太拖沓的印象。进门后，向各位面试官主动问好，称呼得体。当对方说"请坐"时再入座，切勿自顾自地坐下来。求职者说"谢谢"后，方可按指定的位置坐下，并保持良好的坐姿。切忌大大咧咧、左顾右盼、满不在乎，以免让面试官产生不满的情绪。

（四）把握面试过程

在面试过程中，对于面试官提出的问题要逐一回答，面试官在介绍具体面试情况时，要认真聆听。可以在适当的时候点头、答话，表示你听懂了并感兴趣。回答面试问题时，要结合自己的经验和技能回答，注意语速、语调，保持礼貌和谦虚。面试官在提问时不要随便打断或抢问抢答，否则会给人留下急躁、鲁莽、不礼貌的印象。

提问完毕后，如果未听清楚或听不懂时可要求面试官重复；当不清楚某一问题时，应如实告诉面试官，不可不懂装懂、含糊其辞、胡吹乱侃；对重复的问题也要有耐心，不要表现出不耐烦的情绪；避免过度自夸或夸大个人的能力，而是要真实地回答问题，并展现出自己的实际能力和潜力。在面试过程中，手机应该保持静音或关闭状态，不要在面试过程中接听电话或发送短信。

（五）注重表情礼仪

由于求职者在面试时需要面对众多面试官，大多数人会很紧张，这会使求职者的表情不自然。其实，保持自信的微笑、从容镇定，把自己的真挚和热情"写"在脸上，才能给面试官留下值得信赖的好印象。面试时眼神交流也很重要，求职者在面试过程中可以大方地注视面试官，不可游移不定、左顾右盼。如果有两位以上面试官时，求职者回答谁的问题，目光就应注视着该面试官，同时适时地环顾其他面试官以示尊重。求职者不要东张西望，会显得漫不经心；也不要眼神低垂，会显得缺乏自信；更不可与面试官激烈争辩某个问题，时刻保持冷静和不卑不亢的态度。

（六）谨记适时告退

当面试官有意结束面试时，可以向他表达你希望能够被聘用的愿望，要适时起身告辞，面带微笑地表示谢意，与面试官等人道别，轻轻开门离场。出场后还要向接待人员道谢、告辞。

即学即练

在面试过程中，有哪些注意事项呢？

思政小园地

"修身齐家治国平天下"，这句话把修身放在首位，说明修身在个人的一生中占有非常重要的地位。同样，在现代社会，一个人的修养在一定意义上对个人成功有决定性的作用。在面试过程中，个人素养更为重要。因此，要摆正心态，虚心上进，避免脱离实际盲目攀高，树立正确的就业观，并在刚步入社会时有意识地提升个人素质和关键能力，以更好地适应职业岗位的需求。

二、面试仪表礼仪

仪表是个人的外表形象的综合体现，包括仪容、姿态、举止、风度等。在面试时需要注意个人的仪表美观，这既是自尊自爱的表现，也是对他人尊重的体现。赶场似地奔波于各面试单位，来不及整理个人的仪表，匆匆忙忙、风尘仆仆，会使个人气质形象受到损害，同时也给招聘单位留下一个不重视面试的印象。试想如果一个不重视个人形象的人，在今后工作中又怎么会重视单位的形象呢？因此在面试前对自己的仪表进行适当的修饰是十分必要的。面试仪表礼仪具体有以下四点要求。

（一）着装得体

合适的服装对求职的顺利进行起着不容忽视的作用，求职者应在服饰色彩的搭配、配饰选择等方面做精心的准备。不适宜的着装，会影响面试官对求职者的第一印象。不一定要为面试特意买套新的衣服，重要的是注意着装是否整洁、干净，服饰搭配要以端庄稳重、协调素雅、整洁大方为总原则。尽可能抛弃各种配饰过多的服饰，比如繁杂的花边、色彩鲜艳的刺绣、叮当作响的配饰等。颜色过于鲜艳夺目或跳跃度过大的颜色都不宜面试时穿着，也不要穿过短、过紧、过透和过露的衣服，衣服领口不要过大或过低。服饰色彩、款式应与自身的年龄、气质、肤色、体态、发型和拟应聘职业相协调、相一致。

（二）鞋子搭配适宜

鞋子搭配很容易被求职者忽略，但常常也能透露某些信息。在面试过程中，如果一位服饰仪容看起来都很完美的人，被面试官无意瞥见藏在裤管底下的脏鞋子，也许之前塑造的良好形象会"瞬间崩塌"。鞋子虽然不起眼，却能体现个人做事的细心程度，因此不要忽视鞋子的细节。运动鞋、布鞋、凉鞋与西装搭配是不合适的，西装需要搭配皮鞋。在比较正式的场合，常规款式的鞋子就可以，凸显个性的鞋子在商务交流中并不适宜。袜子也是不容忽视的细节，袜子的颜色一般要与鞋子、裤子的颜色相呼应。袜子的长度以坐下或者交叉双腿不露出腿部为宜。

女士面试时，最好不要穿鞋跟太高太细的鞋，以免面试过程中出现摔倒或者扭伤的情形，从而影响面试。另外穿高跟鞋走路时，脚步声要尽量轻，脚步声太过明显，会影响整个环境氛围。

（三）发型适宜

发型最能直接反映求职者的精神面貌，也能看出求职者的品位。面试时无论是长发还是短发，都要保持整洁干净。避免头发凌乱，散乱无章。

发型要简单自然，不要过于繁杂和花哨，避免过多的发饰。发型选择要适合自己的脸型和气质，不要盲目追求时尚和潮流，避免过于个性化的发型。面试时尽量保持头发本色，即使染发也不要染过于跳跃的颜色，如红色、紫色、黄色等。

对于男士，建议在面试前一周，修剪发型，要求干净利落、整洁自然，两侧头发不宜过耳，后面的头发不宜长过衬衫衣领，但也不要光头，不建议使用过多的发胶。

对于女士，中长发适合大多数人，既简单自然又不失优雅大方，可以给人留下良好的印象；马尾辫也是一种简单易学的发型，适合年轻人和学生，展现出青春和朝气；短发也是一种简单自然的发型，可以展现出干练和果断的形象。长发的女士最好不要披头散发，尽量把整张脸露出来，这样会显得干净利落，否则会给人一种慵懒的感觉。若没有把长发盘起，特别是在鞠躬时，头发挡脸会让人感觉不舒服，回答问题的时候不要因头发分散了注意力。总之，发型要保持简单自然、整洁干净，选择适合自己的发型可以更好地展现自己的气质和形象。

（四）化妆要求自然

面试时建议化淡妆，以展现得体的形象和自信的气质。如果纯素颜面试可能看起来气色不佳，并且会让面试官觉得不被尊重。一般化装要与面试目的和要求有机结合起来，妆容以自然真实为度，以协调、高雅、精神、舒适为美，以清洁健康为旨，塑造出一副淡雅清秀、健康自然、鲜明和谐的容貌，使求职者焕发出青春光彩，增强自信心与魅力。切忌浓妆艳抹，不可涂颜色过于鲜艳的口红和喷气味浓郁的香水。

> **即学即练**
>
> 针对自身特点，假设你要应聘医药企业的销售人员，你该如何做好面试仪表准备？

三、面试沟通礼仪

现代社会，随着人们的交际广度和频率不断增加，人际沟通能力成为人们生活和工作的必备技能，社交的礼仪形象能有效地展现个人的基本素养、学识、风度和魅力。面试过程中通过面试交流能让面试官更全面地了解与考察求职者的业务水平，也可以观察求职者的口才和应变能力。因此，在面试沟通中，调整好心态、合理组织语言，注重面试沟通礼仪，对面试成功非常有帮助。

【案例分析】

小张毕业后收到两家医药企业的面试机会，面试过程中自我感觉良好，可就是没通过。于是找有经验的人咨询，才知道面试有很多学问。在了解到这些信息后，小张做了职业生涯规划，又参加了面试辅导，对面试前、面试过程、面试之后的所有要求、做法和注意事项进行全方位的学习，又针对专业和职位进行了场景训练。再次面试时他心中就有了底气，心态也非常好，信心十足、面带微笑、语气和缓、应对自如，不但顺利通过面试，还收获了面试官赞许的眼光和肯定。小张终于用专业求职者的姿态，在众多竞争者中脱颖而出，成功进入了一家令他满意的医药企业。

讨论：求职者如何更好地应对面试？

（一）调整面试中的紧张情绪

求职者因自信心不足或未做好充分准备，在面试时难免会产生紧张的心理，有效地消除求职者的紧张情绪，能够帮助其顺利完成面试。具体调整方法有以下三种。

1. 面试前放松心情

在面试前可以观察周围的环境，放空大脑；或者翻阅一本轻松、活泼、有趣的书籍，可以帮助个人转移注意力、调节情绪，克服面试时的怯场心理，避免等待时产生的紧张、焦虑。进入面试场所前，先进行深呼吸，对自己进行心理暗示，自我鼓励，缓解紧张。

2. 注意控制面试节奏

在进入面试场所后，如果感到紧张则不要急于讲话，先集中注意力听完提问，再从容应答。一般来说，讲话的语速非常重要，讲话速度过快往往容易出错，甚至张口结舌，进而加剧了个人的紧张情绪；如果讲话速度过慢，会缺乏激情，导致气氛沉闷，也会使人不快。当求职者精神紧张的时候，讲话速度会不自觉地加快。这样既不利于对方听清讲话内容，又会给人留下一种过于紧张、思维不清的印象。所以为更好地控制讲话节奏，一般开始回答问题时可以有意识地放慢讲话速度，等自己进入状态后再适当加快语速，这样既可以缓解自己的紧张情绪，又可以扭转面试时的沉闷气氛。

3. 注意眼神交流

很多求职者，经常在面试过程中因为过于紧张，回答问题时眼睛不知道往哪里看。无论是眼睛低垂，紧盯地面，给人一种缺乏自信的感觉，还是两眼直视面试官，给人以桀骜不驯的感觉，都是不恰当的。面试时把目光注意点集中在对方的额头上，不仅可以给对方留下诚恳、自信的印象，也可以为自己打气，消除紧张的情绪。

（二）语言表达技巧

语言表达能力是面试要考察的重要能力，它不仅反映了个人良好的沟通能力，也能体现求职者应急应变的能力。具体的语言表达技巧有以下三种。

1. 表达要流畅

沟通交流中口齿清晰、语言流畅、文雅大方。交谈时要发音准确、吐字清晰。还要注意控制说话的速度，不能太快或太慢，也不能磕磕绊绊。可以合理使用修饰词增添语言的魅力，切忌使用口头禅，更不能使用不文明的语言。

2. 语调要适当

面试时要注意语言、语调、语气的正确运用，尽量语气平和、语调恰当、音量适中。当进行自我介绍时，最好多用平缓的陈述语气，不宜使用感叹语气或祈使句。音量的大小要根据面试现场情况而定，如当两人面谈且距离较近时，声音不宜过大；当群体面试并且场地较开阔时，声音不宜过小。有时候声音过大会令人厌烦，声音过小会让人难以听清，以具体的面试环境而定，以确保让每位面试官都能听清楚求职者的讲话为原则。

3. 机智表达

在面试时除了表达清晰以外，适当的时候可以用机智幽默的语言，营造轻松愉快的气氛，也能适时展示个人优雅从容的气度。当遇到难以回答的问题时，机智幽默的语言会展现个人的智慧，有助于规避一些难以回答的问题，并给人留下良好的印象。

（三）回答问题技巧

面试过程中，回答问题是一个必要且重要的环节，往往不会给求职者留有太多思考的时间。因此，除了面试前做好预设问题准备外，还应该掌握以下四个回答问题的技巧。

1. 紧抓主题重点

在面试过程中应把个人的中心思想表达清晰，做到简洁明了、条理清楚、有理有据。一般在回答问题时结论在先，议论在后，再做叙述和论证。否则在有限的面试时间里，长篇大论会让面试官抓不住重点，也容易跑题或答非所问。

2. 分清回答主次

面试官提问总是想了解求职者的一些具体情况，不可仅仅以简单的"是"或者"否"作答。针对面试官所提问题的不同，要分析提问的目的，回答时要分清主次，有的需要解释具体的原因，有的需要说明具体的程度，不能采用过于抽象、模糊的回答。如面试官问到"如何处理好与药店同事的人际关系"时，求职者不能笼统地说"好"或者"不好"，可以先总结自己与同事的人际关系是良好的，再从实际工作、团队合作、日常交流等方面说明自己是如何做的，给面试官留下深刻印象。

3. 诚恳作答

在面试中，如果面试官提出的问题自己一时不能理解，以致不知从何答起时，可将问题简单复述，谈谈自己对该问题的理解，并请教面试官来进行确认，同时也给自己一个短暂的思考缓冲时间。对不太明确的题目，一定要想清楚，这样才会有的放矢，不致答非所问。一定不要用沉默来回答，或者牵强附会、不懂装懂，诚恳地承认个人的不足之处，反倒会赢得面试官的信任和好感。

4. 见解新颖

面试官每天需要面试求职者若干名，相同的问题要问若干遍，类似的回答也要听若干遍。因此，千篇一律的回答很容易让面试官产生乏味、枯燥之感。具有独到见解、创新思想的回答，会让面试官眼前一亮，从而留下良好的印象。

（四）道别礼仪

当面试官想要结束面试时，可能会用"感谢你来面试""谢谢你今天的回答"等来结束这场面试，也有人会起身示意面试的结束。这时，求职者应立即停止说话，及时起身向面试官表示感谢，而不应该继续滔滔不绝，或在个人感觉求职无望的情况下，刻意用最后的机会采用"死缠烂打"的策略哀求面试官，反而会让面试官产生反感。如果认为确有必要，可以事后通过恰当的方式与面试方进行沟通，比如微信留言或发送邮件留言等。

【知识链接】

如何进行自我介绍

在面试时，面试官提出的第一问题一般就是自我介绍。如何进行自我介绍，是面试实战非常关键的一步，受"首因效应"的影响，这2～3分钟的自我介绍将很大程度决定你在各位面试官心中的形象。

自我介绍一般分为三部分：第一步，介绍自己姓名，来自某某学校，所学某某专业，这一部分可以少说；第二步，自己在学校学习到的知识经验，获得过哪些奖励，自己有哪些实习经验，自己的性格特点及能力，这是介绍的重点；第三，自己对应聘的工作及企业文化的了解，自己应聘该岗位的原因，这一点是很重要的。

任务二　办公室礼仪

 学习目标

知识目标

1. 掌握办公桌文件归纳与物品整理的方法。
2. 熟悉办公室同事交往秘诀。

技能目标
1. 能够较好地进行线上、线下沟通。
2. 能够维护良好的办公室人际关系。

德育目标
1. 营造良好的办公室工作氛围。
2. 培养爱岗敬业的精神。

【任务导入】

小张是某医药学校毕业的学生，毕业后进了一家医药企业的出单部，负责药品销售的出单工作。但是小张工作了一周后，就哭着给老师打电话说自己不想工作了。老师安慰了小张，问明原因后得知，小张是因为对新上任的岗位的工作不了解，平时在学校不懂的地方老师总会不厌其烦地主动教她，工作后发现很多事情和学校不一样了。小张感觉新的同事对她不够热情，工作上遇到不懂的地方又没有人主动来教她，而小张作为新人又不太好意思去问同事，所以工作中总是出错而被领导批评，觉得非常委屈。

讨论：回想一下你刚入校时，你是如何与新同学沟通的呢？如果你是小张，你会怎么做呢？

办公室是一个处理企业业务的场所，讲究办公室礼仪不仅是对同事的尊重也是对企业文化的认同。良好的办公室礼仪可以帮助个人在同事、领导和客户面前展现出自己的专业与自信，树立良好的职场形象；可以帮助个人与同事、领导和客户建立良好的沟通和合作关系，从而提高工作效率；可以让个人在团队中发挥更好的作用，增强团队凝聚力；可以让个人得到更多的机会，从而取得成功。

一、办公环境维护

办公室是一个公共场所，营造一个舒适、干净、整洁的办公环境，可以使人产生积极的工作情绪，并且使其能快速进入工作状态；杂乱的工作环境，很容易使人情绪低落，从而降低工作效率。在日常生活中，维护良好的办公室环境需要注意以下六点。

（一）办公室整体环境

员工应定期对办公室进行卫生整理，将地面打扫干净，不要把与办公无关的物品摆放在桌面上。不在办公室内吸烟、扎堆聊天、大声喧哗；禁止在办公家具和公共设施上乱写、乱画、乱贴。下班离开办公室前，应关闭所有机器的电源，将台面的物品归位，锁好贵重物品和重要文件。不得未经允许擅自带外来人员进入办公区，会谈和接待应安排在洽谈区域。

（二）办公桌物品摆放

进入办公室首先映入眼帘的就是办公桌，办公桌的整洁程度直接影响个人的形象。要保持办公桌位清洁，非办公用品不外露，桌面物品摆放整齐。当有事离开自己的办公座位时，应将座椅推回办公桌内。

（三）办公设备使用

办公室有打印机、扫描机、复印机等办公设备，在使用设备时要按规范使用。如果与同事同时需要使用某设备时，一般按照先来后到的原则；如果同事有紧急材料需要使用办公设备，要懂得谦让。材料打印完毕后，及时将材料取走避免丢失。

（四）计算机的使用

办公桌主要摆放的物品是计算机，要合理使用计算机，工作期间不要浏览娱乐视频等和工作无关的内容。注意保护计算机内的重要材料，避免泄露，未经允许不要随意使用他人计算机，更不得查阅他人计算机的信息。

（五）文件摆放

办公桌上难免会摆放一些文件，文件凌乱地堆叠在桌面，既不美观也不方便查找。因此需要将文件进行分类整理，按照种类、重要性、处理程度等分类，这样可以更快地找到需要的文件。巧妙运用标签标记，给文件夹、文件夹夹层、文件夹内的文件标上标签或标记，还可以给文件夹、文件夹夹层、文件夹内的文件进行数字编号，制作文件索引目录。将一些重要的文件建立档案，能有效地保护和方便查找文件。此外，在信息化时代，将一些重要的文件数字化存储，可以更加安全、便捷地查找并使用文件。

（六）桌面其他物品摆放

需要使用的物品应放置在固定的位置，用完之后及时放回原来的位置，方便下次能及时找到。收纳的时候要考虑使用习惯，常使用的物品放在手边，不常使用的物品可以放在稍远的位置。可以结合自己的座位高度，合理安排拿取方式，让工作更加得心应手。办公桌最好不要堆放太多的私人物品，不仅影响整个桌面的美观，也会影响领导对个人的印象。

二、办公室交际礼仪

人际交往的能力是个人一生当中需要不断打磨的技能，维护良好的人际关系，有利于个人尽快融入办公室环境，让工作更加顺心顺意。

思政小园地

道德是社会关系的基石，是人际和谐的基础。每个人都是有尊严的个体。尊重他人是一个人内在修养的外在表现，人与人之间应当相互理解、尊重。尊重他人，需要考虑他人感受，需要平等对待每一个人，需要换位思考，不冷落、不歧视、多包容。心怀友善、关爱他人，会给他人带来温暖和希望。友善、关爱，是社会和谐稳定的润滑剂，有利于形成良好的人际关系，营造"敢说真话"的社会环境。

（一）办公室交际的基本原则

办公室交际需要遵守一定的原则，主要原则包括以下五点。

1. 尊重他人

尊重他人是办公室交际的基本原则之一，要尊重对方的想法和意见，不要以自己的标准去评判他人。

2. 建立信任

建立信任是办公室交际的重要原则之一，要以真诚的态度和行动赢得他人的信任。

3. 有效沟通

有效沟通是办公室交际的关键,要清晰明了地表达自己的想法,同时要认真倾听对方的意见,避免误解和冲突。

4. 合作共赢

合作共赢是办公室交际的目标之一,要以合作的态度和行动去解决问题,让双方都得到满足。

5. 遵时守信

遵时守信是办公室交际的基本原则之一,要遵守约定的时间,不要浪费他人的时间。

（二）办公室交际的技巧

人与人之间要实现真正的有效沟通并不是一件易事,在办公室中,如果只凭个人努力完成领导布置的任务,没有任何团队合作与交际是非常困难的。因此,在平时的工作中还应该掌握必要的办公室交际技巧。常用的办公室交际技巧有以下八个。

1. 真诚赞美

真诚地赞美会让对方心情愉悦,拉近彼此间的距离。对待客户、上级、同事等工作伙伴时,善于发现对方的优点并给予赞美。赞美是一种美德,赞美是人与人之间的润滑剂,它能让人与人之间的关系更融洽。恰到好处的赞美,往往能打动别人的内心,从而产生亲近感,使自己容易被对方接纳。受赞美者会因为被赞美而受到鼓舞,心情变得愉悦,做事也更有动力和力量。反之,在办公室交际过程中,处处与人较劲,言语中通过贬低他人抬高自己,这样的人很容易被他人厌烦甚至被人疏远。

2. 表达清晰

在沟通过程中,要清晰明了地表达个人的意见和想法,避免含糊不清或者表达不清。表达一定要有重点,数据证明,人们在接收信息的时候,通常能够记住5~9条信息,如果沟通中的内容超过这个数目,人们往往就记不住了。因此,说得多不代表有效沟通。在表达的过程中,选择正确的表达方式是有效沟通的前提。如一名药店营业员向顾客介绍药品功效的时候,不能完全按照药品说明书上生硬的专业文字进行表达,可以先咨询顾客的主要症状,然后根据顾客的症状采用通俗易懂的方式,清晰地回应顾客想要了解的内容。

3. 学会批评

在沟通过程中,批评也是一门学问,并不是一件简单的事情。批评得好,能促使下属改进工作,且不会有负面效果;批评得不好,不仅不会起到警示下属的作用,还会让下属带有情绪,为日后的管理工作带来诸多问题。作为领导,可以针对不同情况,采用暗示、忠告、提醒、分担与惩罚等方式进行批评。

4. 尊重差异

在沟通过程中,要尊重他人的不同想法和意见,不要以自己的观点为标准去评判他人。承认个体的差异,是与人相处的首要前提之一,尊重这些差异,才能与他人和睦相处。自己认为好的别人不一定也认为好;个人认为是享受,对于他人来说也许是负担。

5. 积极回应

在人际交往过程中，当个人提出一个话题时，都希望能够得到积极的回应，如果没有收到回复，或者忽视了个人的问题，就会感觉到自己被冷落、被忽视，甚至会质问自己是不是哪里做得不够好。

由此可见，"事事有回音，事事有着落"是人们共同的诉求。尤其在工作环境中更是如此，当他人提出意见或建议时，要积极回应，让他人感觉被重视，从而更好地发挥每个人的价值。

6. 引导方式

在沟通过程中，要引导对方朝着正确的方向思考和行动，帮助对方解决问题。要引导对方明确想要达到的最终目标，让对方自己想并讲出达到目标的途径与方法，并选出最优的解决方案。

7. 注意语气

在沟通过程中，要注意说话的语气，避免使用过于强硬或者过于委婉的语气。以尊重、包容、关爱的态度对待周围的同事，避免用蔑视、厌恶、嘲讽等语气说话，这样的语气会影响彼此之间的关系。

俗话说得好："有理不在声高。"采用声嘶力竭的方式与他人沟通，既伤害了自己，也伤害了对方，让对方心理上对你产生抗拒，反而不容易接受你的想法，而同样的话，平静的陈述，反而让对方更容易接受，引起对方思考和反思。

8. 善意表达

善意表达是办公室交际的重要技巧之一，所谓善意就是与人为善，清晰明了地让对方了解个人的思想和感情，合理把握分寸，这样也就掌握了礼貌表达的真谛。

【案例分析】

小陈进入某医药企业后，很快就成了同事们的"烦客"。她只要对哪位上司有意见，很快就会有不少这位上司的小道消息、绯闻和大家"分享"；看不惯哪个同事，就会与办公室其他同事逐个"我只跟你讲"；如果她在某个方面获得了不错的业绩，就马上会对业绩差的同事逐一表达"关心"，指出不足。很快同事们就开始不与她过多交流了。

讨论：小陈这些行为在办公室交际中是否妥当？

(三) 办公室交际的注意事项

办公室就是一个小社会，同事就是这个小社会的成员。如果因一些不恰当的行为，破坏同事之间的关系，不仅会对自身形象产生负面影响，甚至会引发同事与个人的矛盾。因此，记住这些注意事项，对营造和谐人际关系至关重要。

1. 尊重他人隐私

在与同事交往的过程中，要给对方留有自由空间，距离产生美，不要随意打听他人的隐私。每个人的内心都有不想让他人触碰的地方，随意打听他人的隐私，甚至对外进行传播，可能会导致双方产生隔阂，甚至引发矛盾。

2. 切忌口无遮拦

有的人不管什么事情，自认为占理，说话就无所顾忌，没有分寸，不考虑他人的感受，这样容易引起公愤，被群体排斥，很可能让自己成为"众矢之地"。

另外，在公众场合随意揭露他人"伤疤"，也容易导致双方关系的破裂，让对方产生厌烦心理。切勿把挖苦他人当作一种幽默，开玩笑没有分寸，让对方当众出洋相，最后导致双方的隔阂加深。同事之间也需要注意礼节、把握尺度，不随意开过分的玩笑，说话做事要顾及对方的面子。俗话说，"做人留一线，日后好相见"，指做人做事要给他人留点情面，日后也好再次来往。

3. 背后非议他人

背后不要随便说他人坏话，即使对方真的做错了，可以当面委婉地指出。如果背后偷偷地说他人坏话，后面又传到当事人的耳朵里，很容易引起误会，导致双方关系的破裂。不要轻易对他人，特别是对不熟悉的人表露个人的情绪，说出个人的隐私，有些时候一不小心可能会被有心人利用，造成不良的影响。

4. 勿贪小利

人际交往中要宽容、大度，要懂得放大他人的优点，忽略他人的缺点。不要眼里容不得沙子，在小事上面斤斤计较，占他人小便宜。借同事的东西要及时归还，特别是借钱要在约定的时间内归还，不要一拖再拖，这样不仅会影响个人的信誉，也会影响同事之间的感情。

5. 过度亲密与客套

人际交往中过度的亲密与客套是不恰当的，适度的礼节才能体现真诚。与人相处，过分的客套就会让他人觉得虚伪造作，给对方带来负担。另外，相处再亲密的同事，也需要保持一定的距离，不能因为自己觉得两个人关系密切，在不经过对方同意的情况下，就随便翻动对方的物品，查看对方的手机等，这都是很不礼貌的行为。同事之间的相处是平等的，要懂得尊重他人的感受，不要妄图干涉和控制他人。

6. 刻意炫耀自我

在与同事相处的过程中，即使自身条件再好、家庭条件再优渥、薪资再高，也不要刻意地表现出来，特别是炫耀个人财富。有些时候可能是无意的，但是如果经常表现出来，给对方居高临下的感觉，就会拉大双方之间的距离。

即学即练

你在人交际过程中，是如何维护良好的人际关系的？

三、线上沟通礼仪

沟通是指为了一个设定的目标，把信息、思想和情感在个人或群体间传递，并达成共同协议的过程。在工作中，沟通无处不在。沟通不仅是一种职业技能，而且也是一种生存的方式。如果想要顺利完成好工作，不仅需要具备基本的专业知识和技能，更重要的是要学会沟通。

随着信息技术的快速发展,大部分人都习惯使用线上沟通方式,如何高效进行线上沟通,需要一定的技巧。最常用的线上沟通工具主要有三种:电话、微信和邮件。

(一)电话沟通

随着科学技术的发展,各种沟通工具不断出现,这些沟通工具拉近了人与人之间的距离。而人们在日常的沟通交流活动中使用最多的线上沟通工具就是电话。

一般双方在面谈时,可通过身体姿势、面部表情表达情绪,但是电话交谈却"只闻其声,不见其人",只能靠声音、语言沟通。如果在与人电话沟通过程中过于紧张,语言表达不清晰,往往不能顺利实现沟通的目标,甚至有可能影响到企业的对外形象。因此,学习和掌握基本的电话沟通技巧和办公室电话礼仪,尽量让对方从声音中感受到你的热情友好,是很有必要的,也会给对方留下诚实可信的良好印象。

1. 电话沟通技巧

为了更好地改善通话效果、正确表达思想,需要注意以下六点。

(1)随时做好记录准备。通常情况下人们大脑记住的70%的内容会在很短的时间遗忘,日常琐事遗忘得更快。所以不要太相信个人的记忆,重要事项应当记录。要随时在电话机旁放置好记录本与笔,当他人打来电话时,可以立刻记录主要沟通内容。如果没有预先备妥纸笔,会措手不及,不仅耽误时间,而且容易遗漏重要信息。

(2)预先准备好沟通内容。与他人沟通事情时,如果没有提前准备好谈话内容,想到什么就讲什么,往往会丢三落四,容易遗忘重要事项,等对方挂断了电话才懊恼自己的粗心。正确的方式应事先把需要讲到的内容逐条逐项地整理记录下来,然后拨电话,边讲边查看记录,随时检查是否有遗漏。沟通时间不要过长,尽可能在3分钟之内结束通话。如果一次电话需要用到5分钟甚至10分钟,那么很可能是措辞不当,未抓住重点。

(3)沟通态度友好。有的人认为,电话只能传递声音,打电话时可以不用注意姿势、表情,这种想法是错误的,双方的语气态度,都可以体现在说话的声音中。如果声调含糊不清,很容易让人听错。所以,讲话时必须抬头挺胸、伸直脊背。如果打电话表情是麻木的,其声音也会冷冰冰的,所以打电话也应微笑着讲话,人在微笑时的声音更加悦耳、亲切。甚至有些企业的管理者故意在接线员的桌上放置一面镜子,提醒接线员在接听电话的时候,也要时刻保持自然的微笑,通过声音把友好与热情传递出去。

(4)控制语速、语调。讲话速度没有特别规定,可以视对方情况及谈话内容,灵活掌握语速,随机应变。如果对方是急性子的人,可以适当加快语速,因为他们听慢语,会觉得断断续续,有气无力,颇为难受;如果对方是慢性子的人,可以放慢语速,因为慢性子的人听快语,会感到焦躁心烦;如果对方是年龄高的长者,可以适当放慢语速,给他们留下反应的时间。人们在看不到对方的情况下,大都凭第一听觉形成初步印象。因此,打电话时,适当地提高语调显得富有朝气、清晰明亮,可给他人留下良好印象。

(5)不要使用简略语、专用语。行业外的人往往难以理解专业术语,会影响沟通效果,一般专业术语仅限于行业内使用。有的人为显示自己的专业性,不顾及对方感受,炫耀式地乱用简称、术语,会给对方留下不友善的印象。

(6) 养成复述习惯。为了避免听错电话内容，一定要当场复述，特别是同音不同义的词语、日期、时间、电话号码等重要内容，养成听后立即复述、确认的良好习惯。读音相同或极其相近的词语，通电话时很容易理解错，因此，对容易混淆、难于分辨的词语要加倍注意，放慢速度、逐字清晰地发音，如 1 和 7、4 和 10 等。为了避免发生音同字不同或义不同的错误，听到与数字有关的内容后，请务必马上复述，予以确认。如果说到日期，可以加上星期，以确保信息传递准确。

即学即练

你在与人电话沟通时，是否运用到相关技巧呢？

2. 电话沟通礼仪

接听电话时虽然看不到对方，但也不能在礼仪规范上有所松懈。因为拨打电话的可能是上级领导、客户或者同事，接听电话的人要待人有礼，不得随随便便。

（1）接通电话。电话铃声响 1 秒后可以取下接话筒。如果过了 10 秒，仍无人接电话，会让对方感到急躁。接通电话也不是越快越好，如果铃声一响，就立刻接听，会让对方感到惊慌。较理想的情况是，电话铃响完第二次时，取下听筒。

（2）自报姓名。接电话时，第一句一般说："您好！这是××企业，请问您是哪位？"如果接通电话就听到优美动听的声音，会令对方感到身心愉快，从而放心地讲话，故电话中的第一声印象十分重要，切莫忽视。双方都应将第一句话的声调、措词调整到最佳状态，可以有效提高通话质量。

（3）挂断电话。通常打电话一方先放电话；但如果对方是长辈、领导或者客户，就应让对方先放电话。等对方说完"再见！"后，需等待 2~3 秒才可以挂断电话。如果双方聊得很愉快，最后毛毛躁躁"咔嚓"一声挂断电话，则会"功亏一篑"，会让对方感觉很没有礼貌。因此，结束通话时，应慢慢地、轻轻地挂断电话。在通话的过程中，因不可控因素导致电话突然中断，应马上回拨过去，道歉并说明原因，以免引起误会。

（4）拨打电话。在拨打电话前应再次确认对方的工作单位、姓名及电话号码。拨通对方电话后，首先要说："我是××企业××部门的×××。"其次，可以与对方进行寒暄问候，比如"不好意思打扰您了，可能要耽误您几分钟时间"。然后商谈有关事项，及时做好记录。最后，结束通话时对对方表示感谢，比如"非常感谢您"，进行礼貌道别，并轻轻放好话筒。

3. 电话沟通注意事项

（1）当听不清楚对方讲话时，进行反问并不失礼，但必须方法得当。可以客客气气地反问："对不起，刚才没有听清楚，请再说一遍好吗？"对方一般都会耐心地重复，丝毫不会责怪。如果惊奇地反问："咦？"或怀疑地回答："哦？"对方会觉得被无端地怀疑，难免影响情绪，反而不愿意解释。

（2）有时候接线员会接到打错的电话，如果冷冰冰地说："你打错了。"然后很不客气地挂断电话，会给对方留下企业对人冷漠的印象。可以这样告诉对方："这是××企业，您找哪位？"如果自己知道对方所找的电话号码是哪家企业，不妨告诉他，也许对方正是本企业潜在的客户。即使不是，你热情友好地处理打错的电话，也会给对方留下良好印象，对方有可有就成为本企业的未来客户。

（3）当接电话遇到对方咨询自己不太熟悉的领域时，可以礼貌地道歉，求助周边能回答的人来回答，如果一时无法回复，可以记录下问题，承诺答复的时间，如期回复。

（二）微信沟通礼仪

随着手机的普及，微信的使用频率逐渐超过了电话，已成为人们工作、学习、生活中经常使用的重要工具，很多企业都建立了微信群，用于内部的工作沟通。在微信沟通时，需要注意以下六点。

1. 慎用语气助词

通常人们在使用微信沟通时，经常会在结尾加一些语气助词，比如"哈哈""嘿嘿""呵呵"等，但手机另一端的人看到这些词汇后，可能产生不同的想法，从而引发歧义。并且，有时语气助词会给人应付的感觉，对方会觉得你对这次合作没有诚意，只是为了应付差事。所以语气助词的合理使用非常重要。

2. 慎发图片表情

表情是大家在聊天中最喜欢使用的元素之一，不仅可以节约打字的时间，而且恰当的表情能够起到调节关系、缓和气氛的作用，但同语气助词一样，不恰当地使用表情，也会引发对方的不愉快。所以在使用表情时尽量不要用那些可能会引起他人抵触、反感的图片，一些低俗的图片更是不能使用，否则会影响个人的形象。

3. 控制聊天速度

在微信上打字交流时，就会涉及打字速度的问题，一般以"就慢不就快"为原则。比如对方一分钟打20个字，而自己一分钟能打100个字，这时候就要迁就对方，按照对方的节奏交流，否则对方跟不上自己的思路，容易引发沟通障碍。

4. 控制回复速度

回复对方重要信息时的速度要适中，不能过快，也不能过慢。当被问及重要问题时，即使内心知道答案，也不要马上回复，稍微思考一下再回答，给出的答案让人觉得是经过深思熟虑的，避免给人不经思考、敷衍回答的错觉。一般客户发信息相对较随意，但希望能够得到最快的回复，解决问题。因此，一定要及时回复，这是对客户最大的尊重。如果客户等了很长时间都没有收到回复，就容易产生不满情绪，甚至会认为企业做事效率存在问题，可能导致丢失客户。

5. 合理使用称呼称谓

使用称谓要谨慎，不能乱称呼别人或是称呼中带有贬低的意思。例如在称呼客户时，不要随便用"小"字，如"小王""小李"这种称呼，因为"小"字通常是长辈称呼晚辈，或上级称呼下级时才会使用的。如果对方的名字自带"小"字，或是对方主动让你叫他"小X"，可以酌情称呼。

6. 注意礼貌用语

在微信交流时，只能看到文字，无法看到表情，不论你在交流时的内心是什么感受，对方都看不到，只能通过文字来体会。并且，在编辑文字时会有充足的时间来考虑措辞，可以慎重地组织语言。语言规范、礼貌用语非常能体现个人的素质和修养。

（三）邮件沟通礼仪

邮件沟通已经成为办公室日常工作、交流不可或缺的一部分。邮件沟通也需要注意基本的礼仪和注意事项，以确保工作中的邮件得到恰当的回复并与同事保持良好的沟通关系。

1. 内容简洁

在撰写邮件时，需要简洁明了地表达个人的想法，避免冗长的句子和段落。如果需要表达较长的内容，可以采用分段和小标题等方式，以便收件人更快地阅读和理解。

2. 主题清晰

邮件的主题应该简洁明了，准确地概括邮件的内容，以便收件人能够快速地理解邮件的目的和意义，从而决定是否需要马上回复。

3. 用语礼貌

在邮件中尽量用礼貌、温和的语言来表达个人的想法，避免使用贬义或攻击性的语言。同时，在邮件开头和结尾加上问候语，表示对收件人的关切和尊重。

4. 文字正确

在撰写邮件时，需要注意文字输入是否正确，避免出现打字粗心或者太快导致的输入错误，造成表达不清晰或者出现歧义，影响邮件的理解和回复。

5. 附件简明

在邮件中添加附件时，需要确保附件添加成功，有时候因为网络原因或者个人疏忽，会出现发送附件不成功的现象，因此在邮件发送前，要确认附件是否添加成功。同时，需要注明附件内容和格式，以便收件人正确打开和使用。需要注意的是，上传附件较多时，最好将文件整理成压缩包，避免收件人多次下载附件，增加工作量。

6. 回复及时

在收到邮件后需要尽快回复，以避免耽误工作进度，影响信任感。如果无法在短时间内回复，可以向对方发送邮件，告知收件人自己已经收到邮件，并会在一段时间内回复。

四、线下沟通礼仪

在现代社会，沟通是工作的重要组成部分。办公室沟通要遵守一定的礼仪规范，以确保沟通的有效性，减少沟通不畅产生的误解或矛盾。因此，掌握办公室沟通礼仪及注意事项是非常有必要的。

（一）语言沟通技巧

语言是传递信息的媒介，是人与人之间进行交流的工具，良好的语言表达能给对方留下深刻的印象，在沟通过程中，掌握一定的沟通技巧能够让工作沟通更有效。

1. 温和委婉

在工作中要注意语言委婉，说话语调要温和、稳定，不要用太高或太低的声音，也要注意语速。同时，说的话不要太直白，很多人认为直白就是坦率，殊不知有时候太过直白容易在言语上"伤害"他人。比如药店的同事说自己这个月的任务没完成，影响整个药店当月的销售业绩，你作为同事应该给予其鼓励与安慰，而不是直白地说，"你确实做得不好，影响我们药店整体的业绩和大家的绩效工资"，这样的话语，不但不能被同事所接受，反而会给同事造成打击。

2. 条理清晰

在商务沟通中讲话虽然不多，却要说得条理清楚、理由充分。其秘诀在于，不仅要避免闲言客套话，句句简短明练，而且要层次分明，讲究说话次序。应该说的话，用最简练的语言表达出来；不需要说的话，一句都不说。所以沟通前一定要做好准备，如果临场发挥，可能会有所遗漏，措辞不当。

3. 诚恳有礼

在交谈中以亲切诚恳为第一原则，情真意切，才会让对方产生好感。比如可以用柔和的眼光正视对方，态度诚恳，语气温和，营造一种亲切、友善、真诚的交流氛围。适当运用一些礼貌性语气词，比如"您好""谢谢""对不起"等，可以帮助个人树立一个谦和礼貌的形象。

（二）非语言沟通的技巧

办公室是一个集体办公的场所，沟通是其中一个最为重要的环节。除了语言沟通以外，办公室中的非语言沟通技巧也是至关重要的，如眼神、面部表情、姿势和肢体语言等。以下是关于办公室非语言沟通的基本技巧。

1. 眼神交流

眼神交流是人际交往中最能表达感情的非语言沟通方式。比如"眉目传情""顾盼生辉"等形象地说明了眼神交流在人们情感交流中的重要作用。在工作沟通中，当别人在讲话时，倾听者应注视对方，目光聚焦在对方胸部以上、额头以下的部位，正确的注视表示关注，传达在专注倾听，甚至渴望倾听的意思。而讲话者不宜再迎视对方的目光，会给人压迫感，应在说完最后一句话时，再将目光移到对方的眼睛。这是表示一种询问"您认为我的话对吗？"或者暗示对方"现在该轮到您讲了。"

2. 身体语言

在人际交往中，人们的一举一动都能体现特定的态度，表达特定的含义。身体语言是工作沟通中很重要的一部分，包括姿势和肢体语言。交叉手臂和脚跷起来等都会给人留下不良的印象。要学会正确的姿势和肢体语言，例如，端正地站立，放松双肩，手自然下垂，或者保持手势稳定等都可以让你更加自信。身体语言会流露出你对他人的态度，比如身体各部分肌肉绷得很紧，可能是由于内心紧张、拘谨；身体向后倾斜15度以上表示极其放松；身体略微倾向对方，表示热情和兴趣；微微起身，表示谦恭有礼；身体后仰，会显得若无其事和轻慢；侧转身子，表示嫌弃和轻蔑；背朝对方，表示不屑理睬；拂袖离去，表示拒绝交往。

3. 面部表情

办公室中面部表情能够带来极大的影响力，因为面部表情能够传达很多信息。学会控制面部表情很重要，尤其在与客户、同事或领导进行沟通时。保持微笑、保持眼神接触、放松肌肉和收起不良的习惯，如咬指甲、抠鼻子等，都是打造良好形象的好方法。个人可以通过面部表情来传达自己的想法和情感。例如，微笑可以让人们感受到友好和开朗，而皱眉则表示不满和担忧。所以，在交流中，要注意个人的面部表情，保持微笑。微笑可以带来快乐也能创造快乐，同时能拉近双方距离。在商务沟通过程中，双方都能从发自内心的微笑中获得这样的信息："我是你的朋友"，从而适当缓和紧张的谈判氛围。微笑虽然无声，但十分重要。

【知识链接】

面部表情的重要性

《三国演义》中有这样一个情节：在赤壁之战前，东吴阚泽去曹营代黄盖求降（诈降），曹操疑心黄盖的苦肉计，便勒令斩来使阚泽。在这紧急关头，阚泽却哈哈大笑起来，使曹操感到莫名其妙，于是追问阚泽为何发笑，阚泽便慷慨陈词，结果曹操不但没有行斩，反而被阚泽说服，中了苦肉计。阚泽化险为夷的故事从一个侧面展示了面部表情的重要性。

办公室人际关系的好坏直接关系到企业的工作效率和团队凝聚力。好的人际关系能够提高办公室的工作效率，同时也能够促进团队成员之间的信任与合作，增强团队的凝聚力和向心力，从而提高整个企业的发展水平。因此，为了建立良好的办公室人际关系，个人需要时刻保持良好的态度，遵守职业操守，积极参与协作，相互尊重和理解。同时，也需要及时解决工作中出现的问题，建立良好的沟通机制，保持及时有效的互动，才能够让办公室的人员共同创造更加和谐、高效的工作环境。

即学即练

在商务沟通过程中，你觉得语言沟通与非语言沟通分别有哪些技巧？

任务三　会议礼仪

学习目标

知识目标

1. 掌握会前准备的内容。
2. 熟悉会议礼仪与位次排列规则。

技能目标

1. 能根据不同需求合理布置会场。
2. 能够做好材料整理工作并安排客户会后事宜。

德育目标

1. 培养尊重他人，懂礼仪、礼节、礼貌的品德。
2. 培养良好的会议交流习惯。

【任务导入】

某医药企业为答谢新老客户，邀请合作的其他医药企业参加酒会，在请柬上明确了会议的时间、地点。接到请柬的几家企业领导提前来到酒会，却发现会场布置不像是酒会的布置，经询问负责人才知道，酒会改换地点了。几位领导感到莫名其妙，个个都很生气。

事后，会议主办方才解释说，因会务人员工作粗心，在发请柬之前还没有与酒店负责人取得联系，后面因各种原因临时改换会议地点。由于邀请单位和人员较多，未能及时通知到位，结果造成了上述失误。尽管主办方领导登门道歉，但造成的不良影响也难以消除。

讨论：会务人员在会议准备时应注意什么问题呢？如何保证会议正常进行？

会议是指将一些特定的人员召集在一起，对某些特定的问题进行研讨、商定。会议不仅可以传递信息、交流学习，而且可以帮助参会人员扩大交际圈，为职业发展提供各种机遇。无论是企业内部的会议，还是各种社交场合中的会议，都需要遵守一定的会议礼仪，以彰显个人的修养及企业的形象。

会议礼仪是指会议前、会议中、会议后参会人员应注意的一系列职业礼仪规范，适度的会议礼仪有利于会议的进行，也可提升个人或团队的职业形象和职场认可度。

思政小园地

一树一菩提，一沙一世界。生活的一切都是由细节构成的，而细节往往最容易被人忽视，殊不知这个不起眼的细节，往往是成功的钥匙。细节决定习惯，习惯决定性格，性格决定命运。智者善于以小见大，从平淡无奇的琐事中参悟深邃的哲理。名人之所以成为名人，其实没有什么特殊的原因，仅仅是比普通人多注重一些细节而已。因此，细节决定成败。在工作中，要秉承严谨细心的态度，不能因小失大，酿成严重的后果。

一、会议前准备

成功的会议背后需要会务人员进行充分的会议准备。会议顺利进行需要提前进行会场预约，确定好会议时间、会议议程，做好会场安排等。根据会议需要，提前制定会议议程；根据会议的级别，选择合适的会议举办地点；根据会议的需求情况，确定是否需要安排分会场，并提前预约和安排分会场的地点。要根据参加会议的人数和会议的内容来综合考虑会议场地。参会人员在参加会议前也需要了解会议的时间、地点、议程等，注重会议礼仪并按时参加会议。

(一) 会议场地预约

合适的会议场地是会议顺利进行的前提，会议场地的选择一般要符合以下要求：会议场地合理，场地选择在交通方便的地点，让参会人员能方便、快捷到达，最好附带停车场地，方便参会人员停靠车辆；会议场地大小适中，如果参会人数少而会场大会感觉松垮而影响会议进行，如果参会人数多而会场小会导致会场很拥挤，所以应根据参会人员的数量选择合适的场地；会场的设备设施齐全，会议过程可能需要用到话筒、摄像机、录音、空调等，会议开始前需要提前调试检查这些设施设备。

(二) 会议时间安排

会议的顺利举办需要考虑时间的合理安排，主要需要考虑会议召开时间和会议持续时间。

1. 会议召开时间

会务人员需要兼顾会议的实际需要以及气候、环境、客流、节假日等因素，考虑各种因素的影响再确定何时举办会议。最好不要在法定节假日或当地有重大活动时举办会议。

2. 会议持续时间

一般情况下会议持续时间不宜过长，每场会议宜将时长控制在 2～3 小时。会议时间太久，会让人疲惫不堪，无精打采。时间过长的会议在过程中需要安排中场休息，超过 2 小时的会议即应安排中场休息 20 分钟左右。同时要考虑到会议过程中参会人员发言的时间，单人发言时间一般不超过半小时。

(三) 会议议程确定

会议议程是指举行会议的程序与纲领，是对会议进行过程所有活动的安排与引导，能帮助参会人员快速了解会议流程。会议议程主要包括会议的目的、任务，由会议组织方、领导机构依据会议宗旨拟定会议议程，通过审核后确定并在会前公布。

1. 会议议程的分类

一般会议议程包括三类：一是报告—讨论—总结类；二是传达—部署—落实类；三是议题—议论—议决类。

2. 会议基本议程

一般会议的议程大致可以分为六个步骤：第一步会议主持人宣布会议开始；第二步介绍会议任务和宗旨；第三步发言人轮流进行发言；第四步进行会议讨论或小组讨论；第五步进行会议问答；第六步宣布散会。

(四) 会议场地布置

场地布置对整个会议活动至关重要，合适的场地布置不仅能使参会人员身心舒适，也可以体现会务人员的公务接待能力。

1. 桌椅安排

在正式的公务会议上，一般比较注重会议排位。合理安排会场座位，对会议正常开展非常重要。

2. 会场设施准备

随着技术的发展，会议过程中基本都需要使用电子信息设备，例如投影仪、幻灯机、摄像机、录像机、指示笔等。会务人员需提前做好设备调试,并提前演练,确保会议的顺利进行。

3. 会议材料准备

(1) 会务人员需提前印刷好会议需要的材料,如会议议程、会议注意事项等。并把会议材料摆放在合适的位置,方便参会人员拿取和查看。

(2) 准备好纸、笔。会议过程中,参会人员可能需要记录会议过程中的重要信息,会务人员应提前准备好纸、笔,摆放在适当位置。

(3) 名牌准备。参会人数较多时,需要制作座位牌,即名牌,方便参会人员就座。制作名牌能体现对会议的重视。

(4) 茶歇安排。如果会议持续时间较长,需要考虑准备中场休息的茶歇物品,可以是茶水、咖啡、小零食等,茶歇物品应摆放在会议室外,供参会人员休息时取用。

(5) 人员签到。参会签到是了解参会人员情况的重要依据,根据签到信息可以了解参会人员的数量、身份、级别等信息,为会议组织者提供决策支持,而且能帮助会议组织者安排后续工作,例如就餐、住宿、乘车等。

【知识链接】

乘车座次安排礼仪

在商务活动中主办方通常会用到各种车辆去接送参会人员,下面简单介绍两种车型的座位安排礼仪。

小轿车座位安排。如果是由专职司机开的公车,领导的专座在后排右座。这个位置方便从非车行道上车,被称为领导席或者贵宾席。后排左座为陪同席。前排副驾驶的位置是工作人员的席位。

商务车座位安排。三排座的商务车,如果是自动车门的话,那么领导席或者贵宾席的位置在中间一排的右侧车门口,如果是非自动车门,那么领导席或者贵宾席的位置在中间一排的左侧,也就是司机正后方的位置。工作人员坐在前排副驾驶位置。后排可以坐主办方,也可以坐参会方,级别低于中间一排。

(五) 会议座次排列

1. 主席台座次排列

大型会议往往比较讲究座次排列,座位摆放一般采用礼堂式。礼堂式一般将主席台与群众席分开摆放。主席台座次必须认真排列,群众席座次可排可不排。主席台一般应面对会场主入口,主席团座席、主持人坐席与发言人坐席要有所区别。主席团坐席的排列,又会因主席团人数而有所差别。主席团座次排列遵循原则为前排高于后排、中间高于两边、右边高于左边。当主席团人数为单数时,主要领导居中,2 号领导在 1 号领导左手位置,3 号领导在 1 号领导右手位置,如图 4-1 所示。当主席团领导数为偶数时,1 号、2 号领导同时居中,2 号领导依然在 1 号领导左手位置,3 号领导依然在 1 号领导右手位置,如图 4-2 所示。

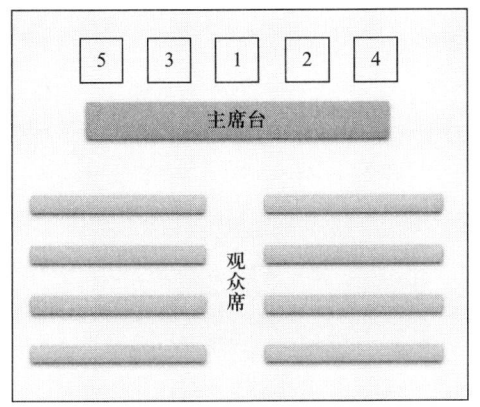 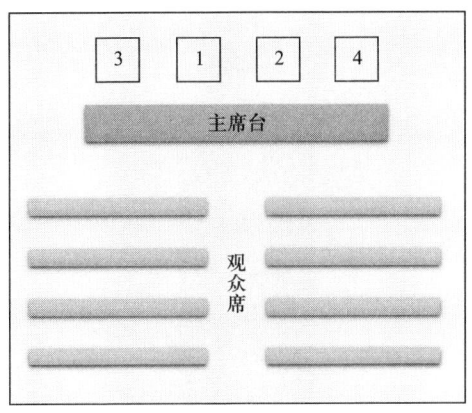

图 4-1　奇数主席台座次排列　　　　图 4-2　偶数主席台座次排列

2. 主持人或发言人座次排列

根据具体情况的不同，主持人或发言人座次设置如下。对于主持人，应将其安排在主席台前排正中央或居于主席台前排右侧，根据其具体身份在主席台就座，不宜让其坐于后排。对于发言人，可将其安排在主席台正前方或主席台右前方。

3. 群众席座次排列

在举行大型会议期间，主席台以下的所有座席均称为群众席。台下参会人员与主席台面对面，遵循同样的座次原则。根据参会的情况不同，群众席座次有以下两种排列方式：自由择座和按单位就座。在按单位就座时，应以对面主席台为基准，既可以由前向后纵向排列，又可以自右向左横向排列。

4. 方桌式座次排列

方桌式座次布置是在会场中央放置一张大型方形会议桌，请全体参会者在周围就座，适用于中、小型会议。这种会议要特别注意座次的排列。如果只有一位领导，那么他的座位一般安排在长方形桌子的短边或者以会议室的门为基准点靠里的位置，如图 4-3 所示。如果是安排了主客双方参加的会议，一般宾主分别坐于桌子两侧。如果横放桌子，面对正门的一方应为上，属于客方，背对正门的一方应为下，属于主方，如图 4-4 所示。如果竖放桌子，一般遵循"以右为尊"的国际惯例，以进门的方向为准，右侧为上，属于客方；左侧为下，属于主方。

5. 参会人员会前准备

（1）研究会议议程。参会人员需要提前研究好会议的议程，进一步理解讨论的主题和议题，以便在会议上更好地发言和交流。

（2）查阅相关资料。如果主持人所提供的资料不够详细，参会人员需要提前做好准备，查阅相关资料，以便更好地理解并参与讨论。

（3）准备发言稿。如果参会人员需要在会议上发言，就需要提前准备好自己的发言稿。发言稿可以对讲话的方向和内容进行掌控，更好地表达个人的意见和观点，使自己的发言更具有条理和逻辑。

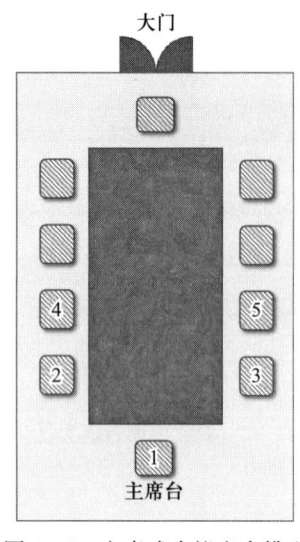

图4-3 方桌式会议座次排列

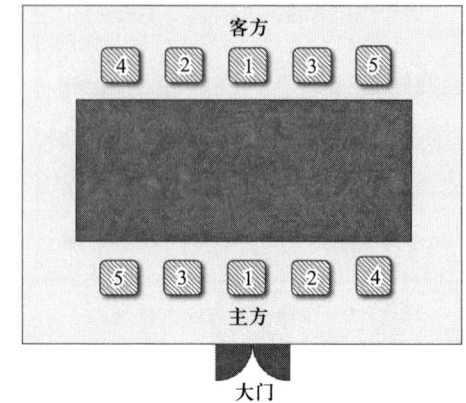

图4-4 主方与客方座次排列

（4）准备提问或评论。参会人员可以提前准备一些问题或对讨论主题的评论，以便在会议上积极参与讨论。

（5）按时到场，保持手机静音。作为参会人员还要注意不要迟到，以免耽误其他参会人员的时间。入会前，提前将手机调整到飞行模式或者静音状态，以免开会时手机声音打扰到其他参会人员。

即学即练

在会议开始前，你觉得需要做哪些准备呢？

二、会中礼仪

不管是参加自己单位还是其他单位的会议，都必须遵守会议礼仪。因为在这种高度聚焦的场合，稍有不慎，便会严重有损自己和单位的形象。以下介绍三种常用的会议礼仪：工作会礼仪、洽谈会礼仪和茶话会礼仪。

（一）工作会礼仪

工作会的参会人员一般是本单位、本行业或本系统的人员。此类会议相对比较正式，参会人、发言人、主持人都应该注意各自应遵循的礼仪要求。

1. 遵守会议时间

参会人员要严格遵守会议的时间安排，准时到场，不迟到、不早退。如果有特殊情况需要请假或者迟到，要及时通知会议组织者。

2. 保持安静

在会议进行期间，要保持安静，不随意交头接耳或离开座位。如果要发言或提问，要得到会议主持人的允许，并且要注意言辞得体、简洁明了。

3. 注意仪态

在会议上，要保持良好的仪态和精神状态，坐姿端正、不东倒西歪。

4. 尊重发言人

在会议中要尊重发言人的权利和地位，认真听取其发言内容，不要打断或者干扰发言人。同时，也要尊重其他参会人员的意见和建议，不要恶意攻击或者挑衅他人。

5. 遵守会议纪律

参会人员要遵守会议纪律，不擅自录音、录像或者拍照，不随意走动或者离开会场。如果要离开会场，要经过会议主持人的允许，并且要注意不影响其他参会人员的正常发言和交流。

6. 发言人员礼仪要求

发言人员也要注意自己的礼仪规范。发言人员需要着装得体，走上发言台要步伐自然，不要畏畏缩缩，给人留下胆小、怯弱的印象。要先进行自我介绍，发言期间口齿清晰、简明扼要、观点明确、自信大方，如果需要用到发言稿，不能一直低着头查看稿件，要适时抬头与台下参会人员进行眼神交流，手势及体态语应适当，过多的手势及体态语会破坏自己稳重、干练的形象。发言完毕后，应对台下听众表示感谢。

7. 主持人礼仪要求

大型工作会议汇报期间需要安排主持人，主持人衣着要得体、情绪饱满、大方庄重，言语需口齿清晰、简明扼要、思维敏捷，可以适当地调节会场气氛。

主持人在主持期间，需站立主持时，应站在主席台中央，双腿并拢、腰背挺直，右手可持稿的中底部，左手五指并拢自然下垂。如果是双手持稿，稿件需与胸齐高。需坐姿主持时，应身体挺直、身体微微前倾，两手轻按桌沿。主持期间切记不可做抖动腿部、揉眼等动作。主持期间不可随意与人交谈、寒暄。

即学即练

到目前为止，你参加过哪些会议呢？你参加的会议是如何安排座次的呢？

(二) 洽谈会礼仪

洽谈会是重要的商务活动，应以被邀请方为尊，把被邀请方安排在最尊贵、最舒适的位置就座，邀请方应该安排在能把握全局、有利于会议正常进行的位置。一场成功的洽谈会，既要讲谋略，更要讲礼仪。

在洽谈会准备过程中，先预订好洽谈会的场所并布置好座次，可以准备参会人员名牌。参会前要注重自己的仪表，以此来显示对本次洽谈会和洽谈对象的尊重。

洽谈会一般是单位之间的交流往来，参加这类会议的人员要展现出敬业、职业、干练、效率的气质。一般对参会人员的仪表有严格的要求，应该穿着正统、简约、高雅、规范的礼仪服装。男士不准蓬头垢面，不准留胡子或留大鬓角，穿戴需整洁、干净、利落，应穿深色三件套西装和白衬衫，打素色或条纹式领带，配深色袜子和黑色系带皮鞋；女士不可梳摩登或超前的发型，应选择端庄、素雅的发型，不能染色彩艳丽的头发，不要化艳妆或使用香气浓烈的化妆品，需化淡妆以示对别人的尊重，应穿深色西装套裙和白衬衫，配肤色长筒或连裤式丝袜和黑色高跟、半高跟皮鞋。

（三）茶话会礼仪

和其他类型的商务会议相比，茶话会是社交色彩最浓的一种，一般不针对具体的商务事宜，主要以联谊和沟通为目的。

1. 茶话会特点

茶话会一般是为了联络老朋友、结交新朋友的具有对外联络，并有招待性质的社交性集会，主要以大家交流为主，参会人员可以不拘形式地自由发言，会议期间备有茶点。茶话会座次比较自由，一般不排座次，如果需要安排座次，排位也不会过于明显，会前参会人员不用签到，会议期间参会人员可以自由活动。

2. 茶话会分类

茶话会按主题分类可分为联谊茶话会、娱乐茶话会和专题茶话会。常见的茶话会一般是以联谊为主题；以娱乐为主题的茶话会，为了活跃气氛，一般会安排一些文娱节目，并以现场的自由活动与即兴表演为主要内容；专题茶话会的召开通常是为了讨论某个特定的问题或主题，参会人员主要是与该主题相关的专业人士或与本单位有特定关系的人士。

3. 茶话会安排

在筹办茶话会时，主办方需围绕主题来邀请参会人员。参会人员可以包括专家顾问、社会知名人士、合作伙伴等。当确定茶话会的参会名单后，应及时以请柬的形式向其发出正式邀请。按惯例，茶话会的请柬应在半个月之前送达被邀请者手中，被邀请者可以不给予答复。

合理安排举办时间是茶话会取得成功的重要条件。例如，在新年辞旧迎新、企业周年庆典、企业做出重大决策前后、企业遭遇危难挫折之时，都是举办茶话会的良机。

一般茶话会举办的最佳时间是上午十点钟左右或者下午四点钟左右。在具体时间安排上，可以考虑参会人员特别是主要参会人员的时间安排以及他们的生活习惯。茶话会往往是可长可短，把时间限制在一小时到两小时，效果往往会更好一些，持续时间主要取决于现场人数以及参会人员的活跃度。

4. 茶话会准备

茶话会一般没有主食、酒水，只提供茶点。因为茶话会更重"说"、不重"吃"，没必要在吃的方面过多下功夫。在准备时要注意以下三点：待客用的茶叶、茶具务必要精心选择，茶叶、茶具应挑选上品，不要滥竽充数；根据参会人员的不同口味选择合适的茶叶，比如绿茶、花茶或红茶等；茶具选用陶瓷材质的，最好选择成套的茶杯、茶碗、茶壶。

除主要供应茶水外，在茶话会期间还应为参会人员准备点心、水果等。要方便参会人员拿取，并且需配备一些擦手巾。按惯例，在茶话会后不必再聚餐。

5. 茶话会座次安排

茶话会可以不讲究座次礼仪，以便于大家交流为主。从总体上来讲，在安排参会人员的具体座次时，需与茶话会的主题相呼应。可以分为以下四种方式来安排。

（1）环绕式。环绕式不需要设主席台，把座椅、沙发、茶几摆放在会场的周围，不明确座次的具体尊卑，参会人员在入场后随意就座。这种安排座次的方式，比较符合茶话会的主题，较受当下欢迎。

（2）散座式。散座式常见于在室外举行的茶话会。把座椅、沙发、茶几四处随意组合，也可让参会人员根据个人需要随意调整，营造出一种宽松、惬意的交流环境。

（3）圆桌式。圆桌式是指在会场上摆放圆桌，参会人员在周围自由就座的方式。又可分以下两种情况：当人数较少时，在会场中央摆放一张大型的椭圆形会议桌，请全体参会人员在周围就座；当人数较多时，在会场摆放数张圆桌，参会人员随意组合就座。

（4）主席式。主席式是指在茶话会上主持人、主办方和主要参会人员被有意识地安排在一起，并按照惯例就座。

即学即练

如果你有机会举办一次茶话会，你要如何来进行会场布置呢？

三、会后礼仪

会议结束，会务人员应做好必要的后续工作，以便会议能有始有终。后续工作主要包括以下三项内容。

（一）形成文件

会议结束后，会议过程中的会议决议、会议纪要等要尽快形成文字，并在会后印发或公布。

（二）处理材料

根据工作要求与保密制度的有关规定，会议结束后收集和整理与其相关的一切图文、声像材料。在收集、整理会议材料期间，需要遵守相关规定与惯例，认真汇总；需要存档的材料，一律严格归档；需要回收的材料，一律全部收回；需要销毁的材料，一律仔细销毁。

（三）协助返程

一般在会议结束后，主办单位需要为外来的参会者提供返程的便利。若有需要，需主动为对方联络、提供交通工具，或替对方订购、确认返程的各种车票。如果有团队参会或特殊人员参会，在他们离开本地时，可安排专人为其送行，并帮助其托运行李。

会议是促进沟通的重要手段，而会议礼仪则是有效沟通的前提，能够营造出融洽、和谐的氛围，促进参会人员之间的交流与合作。会议礼仪也是企业文化的重要组成部分。通过遵守会议礼仪，可以展现出企业的规范、专业和严谨的文化氛围，增强企业形象和凝聚力。周到的会议礼仪能够体现参会人员的素质和修养，通过遵守会议规则和程序，可以展现出个人的专业素养和职业形象。遵守会议礼仪可以使会议更加有序、高效地进行，避免出现混乱和不必要的延误。遵守会议礼仪还可以传递出对其他参会人员的尊重和信任，增强彼此之间的合作，为未来更深层次的合作和发展奠定基础。

目标任务

目标任务一

一、任务分析

假如你去医药企业应聘药品营销岗位，在面试过程中如何运用面试的基本流程、礼仪和沟通要领呢？

二、任务准备

礼仪实训室、面试桌椅。

三、任务实施

1. 面试分组

要求所有学生以组为单位，每组选取两名同学作为面试官，负责对面试同学提问。其他同学模拟参加面试的药品销售人员。然后进行角色轮换。

2. 面试要求

面试分为进入考场、自我介绍、回答问题、离开考场四个环节进行。面试人员进入面试场所能稳重、大方，着装得体。自我介绍表达流畅。能积极回答面试官提出的问题，如"你在学校学了哪些课程，成绩如何""你有什么特长和爱好""你了解我们企业吗""如果工作安排与你的专业无关，你怎样考虑"等问题。回答问题要思路清晰，语言流畅。离场时要有礼貌。

四、任务评价

序号	评分标准		分值	自评（5%）	学生互评（25%）	教师评价（70%）
1	礼仪风度	穿着是否整齐、得体，无明显失误；是否沉着、稳重、大方；走路、敲门是否符合礼节	20			
2	语言表达能力	能否将自己想表达的内容有条理地、准确地传递给对方；语音、语调是否合乎要求；谈话时是否注意姿态与表情	20			
3	反应力、应变力	对突发事件的应急处理能力；对面试官提出的问题能否迅速、准确理解并在规定时间内回答	10			

续表

序号	评分标准		分值	自评(5%)	学生互评(25%)	教师评价(70%)
4	责任心、纪律性	是否有持之以恒的精神以及对工作负责的态度	10			
5	专业技能知识	对专业知识的了解程度；专业成绩；对应聘岗位的初步认识	20			
6	个人性格品质	有无不良性格（过分狂妄或自卑）；有无偏激观点；回答问题是否真诚；有无掩饰	20			
	合计		100			

目标任务二

一、任务分析

某医药企业要与医药零售连锁企业进行一次合作前谈判，你作为会场布置人员，应该如何提前布置会场。

二、任务准备

礼仪实训室、座位牌、多媒体、谈判材料、茶水。

三、任务实施

1. 分组模拟

6人为一组，3人代表医药企业，3人代表医药零售企业。

2. 拟订会场布置计划

确定会议召开的时间和地点，对会场的茶水、资料进行提前准备，对座位进行合适摆放。对谈判中需要使用多媒体提前进行调试。医药企业代表对会场布置是否合理进行评价。双方可互换角色。

四、任务评价

序号	评分标准		分值	自评(5%)	学生互评(25%)	教师评价(70%)
1	时间、地点	谈判场地宽敞、明亮，适合谈判；时间安排比较合理	10			
2	座位安排	座位安排符合工作会议座位安排礼仪	30			
3	多媒体	多媒体调试完毕，需要的材料已经上传	20			

续表

序号	评分标准		分值	自评（5%）	学生互评（25%）	教师评价（70%）
4	会议材料	会议材料准备整齐，每个位置摆放一份	20			
5	茶水准备	茶水准备到位，并摆放整齐	20			
		合计	100			

目标检测

一、选择题

1. 在正式场合，男士的西装如果是深颜色的，袜子的颜色应该是（   ）。
   A. 白色的　　　　B. 深色的　　　　C. 浅色的　　　　D. 彩色的
2. 女士面试的仪表礼仪中，不属于禁忌的是（   ）。
   A. 浓妆艳抹　　　B. 佩戴多条首饰　C. 喷淡香水　　　D. 穿八厘米高跟鞋
3. 面试场合，女士不可穿（   ）。
   A. 超短裙　　　　　　　　　　　　B. 中式上衣配长裙长裤
   C. 旗袍　　　　　　　　　　　　　D. 西式套裙或连衣裙
4. 周四早上，总经理临时通知部门经理，要求周四下午召开本部门的工作会议，总经理参加。你认为该会议的长度应控制在（   ）。
   A. 30 分钟以内　B. 30～120 分钟　C. 一天　　　　　D. 一天以上
5. 工作会议，会场（   ）位置不适合摆放主持人坐席。
   A. 居于主席台前排正中央　　　　　B. 居于主席台前排右侧
   C. 根据具体身份在主席台就座　　　D. 后排
6. 公务会议的座次排列，以下哪项不是要遵循的规则（   ）。
   A. 面门为上　　　B. 居中为上　　　C. 以左为上　　　D. 前排为上
7. 个人办公桌上不宜摆放（   ）。
   A. 笔记本　　　　B. 零食　　　　　C. 文件夹　　　　D. 办公电话
8. 办公室礼仪中要注意的礼节很多，下面哪种并不属于忌讳的范围之中（   ）。
   A. 在办公的时候打扮自己　　　　　B. 借用同事的办公物品
   C. 向同事谈论自己的功绩经历　　　D. 看与工作无关的资料

二、填空题

1. 面试过程中，语言表达技巧有_____、_____、_____。

2. 会议结束后的工作包括_____、_____、_____。
3. 办公室线上沟通，一般用_____、_____、_____方式。
4. 关于办公室非语言沟通的基本技巧主要包括_____、_____、_____。
5. 常用的三种会议礼仪主要包括_____、_____、_____。

三、思考题

1. 结合本章所学内容，谈谈你在面试过程中需要注意什么？
2. 根据本章所学内容，你觉得如何根据不同的会议要求安排会场座次？
3. 通过本章所学内容，你认为如何提高个人素养，顺利通过面试？

项目五 重视社交礼仪

社交礼仪是指人们在社会交往过程中所应具备的基本素质和交际能力。在商务活动中,掌握交往的技巧和艺术,运用正确的社交礼仪,会给对方留下良好的第一印象,为日后与他人建立深厚的友谊、取得他人的支持与信任打下坚实基础。

医药行业的发展,离不开商务交往,无论是医药产品的推广与零售,还是药品的管理与流通,这些岗位都需要与人打交道。医药专业的学生应学会并灵活运用正确的会面礼仪、乘坐礼仪,掌握其中的技巧和艺术,为走向职场做好准备。

 知识点概述

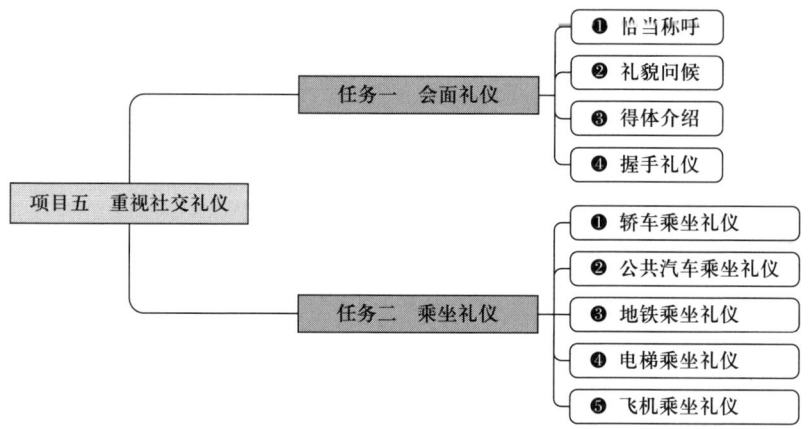

任务一 会面礼仪

 学习目标

知识目标

1. 掌握称呼、问候、介绍、握手等基本会面礼仪。

2. 了解会面礼仪的要点。

技能目标
1. 能够根据不同场合，使用适当的礼貌用语。
2. 能够灵活运用各种会面礼仪开展商务活动。

德育目标
提升知礼、懂礼、守礼的职业素养，为个人塑造良好的职业形象。

【任务导入】

李先生在四方医药企业担任销售部主管，与企业的门卫刘欣是老乡，彼此之间关系比较熟络。李先生平时进出企业时，门卫刘欣均以"李哥"相称，李先生觉得刘欣这么称呼自己没有什么不妥，反而觉得这个称呼很亲切。一天上午，李先生正陪同企业董事长和两位来自香港的客户一同走进企业大门，门卫刘欣恰好看到李先生一行人，热情地一一打招呼道："董事长好！李哥好！两位大哥好！"随行的香港客户觉得很惊讶，面面相觑，其中有一位面露不悦之色。

讨论：为什么门卫刘欣平时亲切的称呼，却让香港客户惊讶甚至面露不悦呢？门卫应该如何称呼才不失礼貌呢？

会面礼仪是人们在日常社交中使用频率最高，也是最基础的礼仪规范。人与人之间的交往不可避免地要用到会面礼仪，特别是从事药品服务、医药终端市场营销、医药商业渠道管理等工作的人士。会面是人际交往中的一个重要环节，通过会面既能加强彼此之间的沟通与交流，也能促进彼此之间更进一步的熟悉与合作。会见时要注意的礼节很多，作为商务人员，必须掌握最基本的称呼、问候、介绍、握手等会面礼仪。

一、恰当称呼

称呼是指人们在日常交往中用以表示关系的名称，有时也被称为称谓。在人际交往中，选择得体、准确、合适的称呼，不仅能展现出自身良好的素养，也能让交往的对象感到亲切、愉快、被尊重，为此后进行更深层次的交往打下良好的基础。称呼能体现彼此之间的身份、关系，同时也能体现一定的心理感受，看似随口而出的称呼里却大有学问，对后续讲话的效果也有很大影响。

（一）称呼的类型

1. 姓名称呼

姓名，即一个人的姓氏与名字的组合。如张（姓氏）阳（名字）。姓名称呼是应用较为普遍的一种称呼形式，其用法大致有以下三种情况。

全名称呼。即直呼其姓名，全名称呼给人一种庄重、严肃的感觉。一般适用于部队、学校或其他正式的场合。如"邓美岚""刘新建"等。但需要注意的是，在人们的日常交往过程中，指名道姓地称呼对方被认为是不礼貌的，甚至是粗鲁的。因此，全名称呼需要根据场合使用，以免给人留下无礼的印象。

名字称呼。即只呼其名字而省略其姓氏,如"建国""建军"等,这样的称呼显得既礼貌又亲切。因此,使用的场合也较广泛,如同性之间、长辈对晚辈、上司对下属的称呼等。此外,在亲朋好友、同学、邻里之间,也可使用此类称呼。

姓氏称呼。即在姓氏前加修饰字。该称呼一般用于一起工作、生活交往的双方,彼此之间比较熟悉,如"老李""小张"等。

【知识链接】

古人称呼知多少

古人的称呼很复杂,一般一个人的姓名字号可能有多个。古人的姓名字号究竟是怎么一回事呢?

关于"名"的解释,世界上最早的字典之一——《说文解字》里是这样描述的:"名,自命也。从口夕,夕者,冥也,冥不相见,故以口自名。"大意是说,名是自己取的。傍晚,天黑以后,彼此之间看不见,就认不出对方,于是用嘴向对方说出自己的名。

在古代,男性成年(20岁)后,就不再直呼其名,而是取一个与其本名含义相关的别名。该别名也称为"字",用来彰显其品德。如杜甫,字子美。当你与杜甫见面时,叫一声"杜子美",他肯定很高兴。

号又称别号、表号。在给自己取了"字"之后,还觉得意犹未尽,抑或觉得这个"字"还不能完整表达对自己的评价,便再自取"号"。如欧阳修号"醉翁",晚年又号"六一居士"。

2. 亲属称呼

亲属称呼是指对有亲缘关系的人的一种称呼。在古代,人们对亲属称呼很重视,主要是按亲属的辈分及与自己的关系来称呼,如祖父、父亲、母亲、胞兄、胞妹等。根据亲属关系的不同,可以分为有姻缘关系,称他人的亲属,对他人称自己的亲属,对他人称自己的平辈、晚辈,对自己亲属的谦称五种类型,具体见表5-1。

表5-1　　　　　　　　　　亲属称呼的类型

亲属关系类型	加敬语	举例
有姻缘关系	姻	姻伯、姻兄、姻妹
称他人的亲属	令或尊	尊翁、令堂、令郎、令爱
对他人称自己的亲属	家	家父、家母、家兄、家妹
对他人称自己的平辈、晚辈	敝、舍、小	敝兄、舍弟、小儿
对自己亲属的谦称	愚	愚伯、愚兄、愚侄

此外,还可用小名,即乳名,但到成年后,便逐渐不再使用此称呼。如果是关系比较密切的亲人或者朋友,可以在私下称呼小名,但在正式场合是不合适的。试想,在正式谈判场合,称呼你的朋友即企业总经理"小鱼"是否合适?这也会降低个人的专业形象。

3. 代词称呼

对长辈称"您""您老";对同辈或晚辈称"你""他""她"等。在正式场合,男性以"先生"相称;女性已婚以"女士"相称,未婚称为"小姐"。如"李先生""张女士""陈小姐"。但注意有些地方,非正式场合不要随意称女性为"小姐",会引起误会。

4. 工作称呼

工作中应用的称呼,一般应正式、规范、庄重。常见的工作称呼主要有职务称呼、职称称呼、学衔称呼和职业称呼四种类型。

职务称呼,这是一种最为常用的称呼,它是以交往对象的职务相称,以示身份有别。如"王部长""张主任""戴经理"等。

职称称呼,对于具有职称者,特别是具有高级、中级职称者,在工作中可以直接以其职称相称,以表示对其敬意有加。如"刘教授"等。

学衔称呼,用学衔作为称呼来增加被称呼者的权威性,如"刘博士"等。

职业称呼,用其从事的职业作为称呼,如"罗老师""黄大夫""彭会计"等。

(二)称呼的注意事项

在与人交往的过程中,准确、得体地称呼对方,会令对方感到愉悦,有一种如沐春风的感觉,为进一步交往打下坚实的基础。若称呼不当,可能会令对方不悦,进而影响到交往双方关系的发展。交往中要注意称呼中的一些禁忌,回避一些错误说法,以免失敬于人。

1. 称呼错误

在商务交往中,会遇见不同姓名的人,经常会有误读的现象,即把不认识的字或多音字读错,如"仇"(qiú)读成 chóu、"翟"(zhái)读成 dí 等。因此在拜会客户时,首先应了解客户姓名,不认识或者不确定的字一定要先查找读音,如遇到多音字可以当场向当事人请教。

2. 称呼不恰当

在商务交往中,由于双方不相识,可能会对对方的辈分、年纪、是否婚配或与他人的关系做出错误的判断,如将未婚女性称为"女士",将年轻小姑娘称为"阿姨"等,这些都会引起对方的不悦。一般在不确定对方是否婚配的情况下,可以看女性是否戴有婚戒,如果无名指上戴有戒指,代表已婚。在不确定女性年龄的情况下,最好是按年轻的辈分称呼,因为大部分女性都希望自己更加年轻。

【案例分析】

一位刚毕业的大学生小陈在康康药厂做销售人员,有一天要去四方医药企业拜访客户。当天天气非常炎热,销售员汗如雨下,好不容易到了企业,看见前台有位女性,于是赶紧上前问:"阿姨,请问陈总在吗?我想找他谈点事。"女性看了他一眼,冷冷地问:"我看上去有那么老吗?你看样子也就比我小几岁吧?还叫我阿姨。找陈总什么事啊,有预约吗?"小陈顿时满脸通红地待在那里,不知如何是好。

讨论:你认为小陈有哪些地方需要改进呢?如果你是小陈,你该怎么办?

3. 称呼复姓

注意在称呼复姓时，要避免将其拆开来念，如"欧阳老师"不能称作"欧老师"，"公孙小姐"不能称作"公小姐"。在我国，常见的复姓有"诸葛""欧阳""司马""上官""公孙"等。

4. 特殊姓名的称呼

在职务称呼中，一般都是姓加上职务，但有的姓比较特殊，有时候按职务称呼时容易引起尴尬，如一位名叫"付有才"的总经理，如果叫人家"付总经理"很容易让外人以为是"副总经理"，因此可以直接称呼"总经理"或者称呼"才总经理"。

5. 不同文化背景的称呼

由于地域及民族文化差异而产生的称呼差异要注意。如北京人爱称他人为"师傅"，山东人爱称他人为"伙计"，而南方人眼中的"师傅"与佛教中的"出家人"是一个意思。中国人常常把自己的配偶称为"爱人"，而外国人则认为"爱人"是婚外恋人。此外，在我国港澳台地区，女性在婚后，一般会在自己的姓氏前加上丈夫的姓氏。如冯凤兰女士嫁给了陈大伟先生，她的姓名即改为陈冯凤兰，人们也可以称她为陈太太。

6. 庸俗低级的称呼

正式场合下不能用诸如"哥们儿""美女"等，或用绰号，如"四眼""光头"等，这些都极易引起对方的不悦，是不恰当的行为。尤其是当对方有难以言说的缺点时，借此起绰号并称呼，是交往中的大忌。此外，不能拿他人的名字开玩笑，一定要学会尊重他人的名字。

7. 称呼的顺序

在与多人交往的时候，注意主从关系，称呼他人的顺序，一般遵循先长后幼，先疏后亲，先女后男的基本原则。

8. 记住他人的名字

除了熟悉他人的正确称呼外，记住他人的名字也是一件非常重要的事情。在商务交往中，彼此都希望对方能够记住自己的名字。当下次会面时，忘记对方的名字是一件极为尴尬的事情，会让自己处在不利的局面。反之，如果能在会面的第一时间内准确而自然地说出对方的名字，会让对方有一种被重视的感觉。著名成功学大师卡耐基认为，记住对方的名字，并把它叫出来，等于给对方一个很美妙的赞美。

如何能够记住他人的名字呢？可以在听到对方名字的同时，重复一遍对方的名字和发音，以加深印象。当与对方交谈时，尽量多使用对方的称呼，将名字与对方的长相相互对应，也可以与其他相熟的名字联系起来，如客户的名字叫"陈飞明"，而你认识的人中有人叫"陈飞远"，可以把这两个名字关联起来。另外，还可以将相关信息记录在手机通讯录的备注里，可以备注对方的年龄、职业、职务、爱好、家庭成员情况等信息，以便下次会面时取得更好的沟通与交流效果。

思政小园地

假如别人只和你见过一次，在下次见面时，他能喊出你的名字，你是不是感到很惊喜、很开心,是不是感到还有人这样在乎你、重视你,是不是很乐于与这个人说话、交往。答案是肯定的!

名字,虽然从某种程度上来说只是一个符号,但却是非常值得重视的。它是一个人区别于其他人的重要标志,叫响一个人的名字,对于这个人来说是最动听的声音。也许一个人的名字对他自己来说并不是多么重要,但它代表的却是你对他人的尊重与重视。

【知识链接】

总理的称呼

周恩来总理是我们党和国家卓越的领导人。他不仅有丰富的政治经验、超凡的领导智慧,还有出色的语言表达能力。善于根据场合、对象等因素,采用不同的称呼,以此来表达自己亲切、热情或者严肃的情感。如称黄炎培为"黄任公",称齐白石为"齐老先生",称炊事员为"某师傅",等等。对于同一对象,有时也用不同的称呼。如新中国成立前,周恩来总理尊称宋庆龄为"孙夫人";宋庆龄成为国家领导人后,则称其为"宋副主席";向她通报党内重要情况时,又称其为"庆龄同志"。

二、礼貌问候

问候,又称问好或打招呼,是人们在交往中使用最频繁的一种礼貌用语,一般作为社交场合的开场白,主要向他人表示关切、询问安好或者致以敬意。无论东方还是西方,人们在会面时都要以各自特定的方式和语言来互致问候。虽然是例行公事,但是千万不可掉以轻心。在商务交往过程中,要根据环境和交往对象的不同,注意问候的内容、顺序、态度等方面的内容。

(一)问候的内容

问候他人时的具体内容具有明显的地域性、时效性。一般情况下,常用的问候语都是约定俗成的,根据问候目的区分,大致可以分为问好型、寒暄型、交谈型三类。

1. 问好型

问好型是指见面时直接问候交往对象,这是一种格式固定、通用性强的问候语。如"您好""大家好""早上好"。这类问候语言简意赅,既不失礼貌,又避免东拉西扯。因此,该类型问候语不仅使用范围最广,而且最为正式。

2. 寒暄型

寒暄型一般是根据对方当时的具体情况而进行的问话,如在午饭前后问:"中饭吃了没?"路上相遇问:"去哪儿啊?"看见对方手里提了东西问:"买啥好东西?"它多适用于熟人之间。对于此类型问候语,一般无须给予实质性的答复,但在跨文化交际时要慎用,以免引起误会。

3. 交谈型

交谈型是指人们在问候他人时直接选择一个话题,在问候对方的同时,希望能与对方继续交谈下去。如"见到您，我感到非常荣幸！""能认识您，我很高兴！"如果对方是一位德高望重的人，也可以说"久仰""幸会"，或者说"对您的故事早有耳闻"等。交谈型问候语，多适用于公务场合。

（二）问候的顺序

问候他人时，商务人员应重视先后顺序，越是正式的场合，越是需要重视这一点。两人会面，标准的做法是"位低者先行"，即双方地位较低的向地位较高者主动打招呼。如晚辈先向长辈问好；男性先向女性问好；职位低者先向职位高者问好。两人关系对等时，则双方均可主动问候对方，而不必非要等待对方先开口。当一个人与多人见面时，问候对方有两种具体方法：一是由尊而卑，依次问候对方；二是统一问候，不必具体到个人，例如"大家好""各位领导好"等。

（三）问候的态度

问候时的态度是尊重的一种表现，在商务交往活动中，问候他人时态度一定要热情而友好，言行保持一致，让自己的表情与举止同问候语之间彼此协调、相互配合。问候他人时，往往讲究对交往对象"听其言，观其行"，切勿显得傲慢冷漠、敷衍了事，具体表现如下。

问候他人时不应该等待对方走向自己，应第一时间站起身，并主动迎向对方。一般而言，问候他人时，双方之间的距离以1~3米为宜。

问候他人时应该保持微笑，表现出个人的友好与诚意。在问候时，面无表情会让人感觉缺乏诚意或有勉强之意。

问候他人时应真心实意，做到"三到"，即话到、眼到、心到。只有这样，才能让对方感受到你的真诚与心意。若问候他人时东张西望、左顾右盼，则会给人以言不由衷、心不在焉之感，这是极不礼貌的。

在任何情况下，问候他人都是一种不可或缺的基本礼仪规范，商务人员对此一定要高度重视并认真对待。特别重要的是当他人问候自己之后，一定要谨记"来而不往非礼也"，应及时地回应对方，切不可有来无往。

即学即练

日常生活中，你经常用到哪种类型的问候？为什么？

三、得体介绍

介，古代是指传递宾主之言的人。绍，即为绍继、接续。介绍是指相继传话，为人引进或带入新的事物。在商务交往中，介绍是一个非常重要的环节，能加快彼此间熟悉和了解的速度，消除误会，为日后的相互合作奠定基础。可以毫不夸张地说，人际交往始于介绍。

在社交场合中，如何正确地利用介绍来广交朋友，是必须要掌握的社交技能。根据介绍者的不同，可以将介绍分为自我介绍、介绍他人、集体介绍三种类型。

（一）自我介绍

自我介绍是指在必要的社交场合中，将自己介绍给在场的其他人，以达到让他人认识并了解自己的目的。它是一把打开社会交往"大门"的钥匙，是能在较短的时间内向他人展示自己个人魅力的一种重要手段。富有特色的自我介绍能给人留下深刻印象，可拉近交往双方的距离，更容易获得他人的好感、理解、帮助和支持，为之后的成功交往打下良好的基础。因此，娴熟地进行自我介绍是走向社会、让事业成功的必备技能之一。

1. 自我介绍的类型

可根据自我介绍表述内容的不同，将自我介绍分为应酬式、工作式、交流式、礼仪式和问答式五种类型，见表 5-2。

表 5-2　　　　　　　　　　　　　自我介绍的类型

形式	适用场合	介绍内容	举例
应酬式	适用于一般的社交场合，介绍对象主要是一般接触、交往的人	内容简洁，只介绍姓名即可	"您好！我叫张强。" "您好！我是李波。"
工作式	适用于工作和公务交往	介绍姓名、单位和部门、职务及从事的具体工作	"您好，我叫李强，是四方医药企业的销售经理。"
交流式	适用于非正式场合，希望能与对方进一步交流	可以包括姓名、工作、学历、兴趣以及与交往对象的某些特殊关系等	"您好，我叫李强，现在是四方医药企业的销售经理。曾在××医科大学读书，我想我们是校友，对吗？"
礼仪式	适用于讲座、报告会、仪式、庆典等正规而又隆重的场合	除介绍姓名、单位、职务外，还应加入一些适宜的敬语和谦辞	"女士们、先生们，大家晚上好！我叫刘英，是四方医药企业的人力资源部经理。我谨代表企业对各位的到来表示热烈的欢迎，谢谢大家的支持。"
问答式	适用于应试、应聘和公务交往	一般针对对方提出的问题做出回答，问什么答什么	问："请做一下自我介绍。" 答："您好！我叫李强，汉族，湖南长沙人，毕业于××医科大学药品经营与管理专业……"

2. 自我介绍礼仪

在自我介绍时，身体要放松，神态要自然，面带微笑，营造出和谐的气氛，让对方感受到你的温暖与诚意。在自我介绍的过程中，需注意以下三个方面。

（1）控制好时间。自我介绍要言简意赅，突出自己的特点，同时，应尽可能地节约时间，一般以半分钟左右为佳，不宜超过一分钟。但如果是面试时的自我介绍，则以三分钟为佳。话说得多了，既不能突出重点和特色，还显得逻辑不清晰，最重要的是说太多对方也不一定能记得住。在社交中，为了能高效地完成自我介绍，还可借助名片、推荐信等辅助工具。

（2）内容真实完整。在自我介绍时，应实事求是地表述，所表达的内容均应真实可靠。应该有一说一，有二说二。但同时还需注意，过分谦虚，或一味贬低自己去讨好他人，或夸大其词、自吹自擂，这些都是极不可取的行为。

（3）态度诚恳。自我介绍时，态度要亲切随和、自然大方，表现出既不卑不亢、彬彬有礼，也不虚张声势、夸张轻浮、矫揉造作。同时，还要注意在自我介绍的过程中始终保持语气自然，语调、语速适中，条理清晰。

即学即练

请你进行 1 分钟的自我介绍。

（二）介绍他人

介绍他人，也称第三方介绍，通常是为彼此不相识的双方进行介绍、引见的一种方式。

1. 介绍他人的类型

在商务交往过程中，为他人介绍时，根据场合与介绍内容的不同，可分为标准式、简单式、强调式、引见式、推荐式、礼仪式六种类型，见表 5-3。

表 5-3　　　　　　　　　　　　　为他人介绍的类型

类型	适用场合	介绍内容	举例
标准式	适用于正式场合	以介绍双方的姓名、单位、职务为主	"请允许我来为两位引见一下，这位是四方医药企业商务部王主任，这位是环海集团张总。"
简单式	适用于一般的社交场合	只介绍双方姓名，甚至只提到双方姓氏	"我来为大家介绍一下，这位是谢晓，这位是徐坤。你们彼此认识一下吧。"
强调式	适用于强调其中介绍者和被介绍者之间的关系，以期引起另一位被介绍者的重视	除姓名外，强调其特殊关系，以引起重视	"大家好！这位是四方医药企业的钱总，这是他的得力干将张助理，请各位多多关照。"
引见式	适用于普通场合	介绍者将被介绍的双方组织到一起即可	"两位认识一下吧，大家其实都曾经在一个大学，只是不在同一个学院。你们自己聊聊吧。"
推荐式	适用于比较正规的场合	介绍者经过精心准备后将一人举荐给另一人，一般会对被介绍者的优点重点介绍	"这位是刘东先生，这位是海天医药企业的陈海董事长。刘先生是药学博士。陈总，我想您一定有兴趣和他聊聊吧。"
礼仪式	适用于正式场合，是最为正规的介绍他人形式	介绍双方的姓名、单位、职务等。其语气、表达、称呼都更为谦恭和规范	"谭经理，您好！请允许我把四方医药企业的张总介绍给您。张总，这位是富力集团的销售部谭经理。"

2. 介绍他人的礼仪

（1）介绍前的准备。作为介绍者，首先应该了解交往双方是否有与对方结识的主观愿望。介绍者扮演中间人的角色，当双方互不认识时，介绍者应对被介绍者双方都进行相应介绍。介绍有时也会是单向的，其前提是一方了解另一方，而后者不了解此方。介绍者要把握时机，熟悉双方的情况，征求被介绍者的意愿，并且态度要轻松热情，语言清晰明快。

（2）介绍者的身份。介绍者一般情况下由下列人员担任：社会交往活动中的东道主、地位最高者、专职负责接待的人员、家庭聚会活动中的女主人、与被介绍双方的相识者，等等。

（3）介绍的时机。下列情况可以介绍他人：接待彼此不相识的客户；外出时，路上偶遇家人不相识的同事或朋友；打算将他人推荐至自己熟悉的交际圈；收到为他人作介绍的邀请；等等。

（4）介绍的顺序。为他人介绍时，应遵循"位高者优先了解情况"的介绍顺序，即交往双方中地位较高者拥有优先知情权。具体的做法是先将地位较低者介绍给地位较高者，再将地位较高者介绍给地位较低者。

【知识链接】

常见的八种为他人作介绍的顺序

1. 介绍长辈与晚辈认识时，应先介绍晚辈，后介绍长辈。
2. 介绍女性与男性认识时，应先介绍男性，后介绍女性。
3. 介绍老师与学生认识时，应先介绍学生，后介绍老师。
4. 介绍已婚者与未婚者认识时，应先介绍未婚者，后介绍已婚者。
5. 介绍朋友、同事与家人认识时，应先介绍家人，后介绍朋友、同事。
6. 介绍来宾与主人认识时，应先介绍主人，后介绍来宾。
7. 介绍社交场合的先至者与后来者时，应先介绍后来者，后介绍先至者。
8. 介绍上级与下级认识时，应先介绍下级，后介绍上级。

3. 介绍的基本用语

在正式场合为他人作介绍时，最好先与被介绍者进行简单的沟通，如"请允许我向您介绍一下××"或"请让我来介绍一下××"等。非正式或半正式场合，可以直接说"××女士/先生，您认识××女士/先生吗"或"××女士/先生，让我来给您介绍一位朋友"等。

4. 被介绍者应遵守的礼仪规范

当介绍者询问被介绍者是否愿意与某人结识时，通常被介绍者应欣然接受。如果实在是不愿意接受介绍，应立即向介绍者说明原因，取得对方的理解，避免产生误会。

当介绍者对被介绍者进行介绍时，被介绍者双方均应立即起身站立，笑脸相迎，目视对方或介绍者，握手、点头致意，并交换名片。相距较远者可以挥手致意。若是在宴会或谈判等情况下，可不起身站立，只需略欠上半身，面带微笑，点头致意即可。

介绍者介绍完毕后，被介绍双方应依次握手，互致问候，如"初次会面，请多指教""久仰大名""幸会"等。

（三）集体介绍

1. 介绍的形式

集体介绍是为他人介绍的一种特殊形式，一般可分为两种情况：一是为一人或多人作介绍；二是为多人和多人作介绍。

2. 介绍的顺序

当被介绍双方地位、身份大致相似时，应先介绍人数较少的一方。若被介绍双方在地位、身份上有一定的差异，即使地位高的那一方人数较少或仅有一人，也应将其放在尊贵的位置，最后介绍。

若被介绍对象为两方或两方以上时，则需要对被介绍对象按照一定的标准进行排列。排列的标准主要有：以其负责人身份为准；以其单位规模为准；以其单位名称的英文字母顺序为准；以其抵达时间的先后顺序为准；以其座次顺序为准；以其距离介绍者的远近为准等。

当宾主双方不止一个人时，应按照位次高低排序，比如先介绍董事长，再介绍总经理、部门经理、业务员等。

【案例分析】

张同学和李同学均是今年刚毕业的大学生，学的是药学专业，学习成绩都非常优秀，两人都对四方医药企业的高级专员职位感兴趣，均投了简历。人事主管在查看了他们的简历后，难以抉择，便通知两人前来面试。面试官让他们分别作一下自我介绍。

张同学说："我今年21岁，刚从某大学毕业，所学专业为药学，湖南人，父母均为药剂师，喜欢旅游，性格开朗乐观，做事认真负责，希望得到贵企业录用。"

李同学说："关于我的基本情况，简历上都介绍得比较详细了。在这里，我强调两点：我之前利用假期时间在一家大型连锁药店做销售员，另外，我的文字功底较好，曾发表过三篇文章。如果您有兴趣，可以过目。"

最后，四方医药企业录用了李同学。

讨论：四方医药企业为什么录用了李同学？李同学的自我介绍好在哪里？

四、握手礼仪

在商务交往中，当双方相互介绍认识后，一般会握手问好。握手礼是目前社会交往活动中使用范围最广的会面礼仪。握手礼含义颇多，可表示相见、离别、友好、恭贺、致谢、鼓励、支持、慰问等不同意义，是世界上各个国家普遍使用的社交礼仪。但如果细节处理不当，握手也能传达出虚伪、淡漠、傲慢、敷衍、逢迎等含义。因此，在日常交往中，必须掌握握手的基本礼仪。

（一）握手礼的起源

关于握手礼的起源有两种说法。其中一种说法是握手礼源于欧洲中世纪。当时，打仗的骑士都穿戴盔甲，全身只露出两只眼睛，其他都包裹在铁甲里，以防备随时进攻的敌人。如果表示友好，双方会在接近时脱去右手的甲胄，伸出右手表示没有携带武器，并互相握一下手，象征和平友好。发展到后来，交战双方的领导人如果有诚意坐到谈判桌上来，见面时会通过握手表示希望和平共处。天长日久，这种表达友好的方式逐渐演变成今天的握手礼。

另外一种说法是握手礼源于原始社会时期。我们的祖先以狩猎为生，他们经常拿着石块、棍棒等工具以防不测，如果途中遇到了陌生人，为了表示友好，他们就会赶紧扔掉手里的工具,并且伸出手掌让对方看看,表示手里没有东西。此后,武士们学到了这个动作,他们为了表示友谊,不再互相争斗,就摸一下对方的手掌,代表手中没有武器。随着时代的变迁,这个动作就逐渐成了如今的握手礼。可见,从古至今,握手都是人们传递友好的一种方式。

(二)握手礼的适用场合

握手礼是一种无声的语言,常常适用于会面、离别、祝贺或致谢等场合,是人际交往中不可或缺的礼节。施握手礼时,应考虑交往双方的关系、现场的氛围等因素,不能随便使用。若想在与人交往中显得彬彬有礼,就需要了解哪些场合应该握手。以下四种场合应该行握手礼。

1. 相识

在与人交往过程中,被人介绍与他人相识时,应该与对方握手,以表示乐于结识对方,并为此深感荣幸。

2. 相遇

与友人久别重逢时,应与其握手,以表示重逢时万分欣喜。在社交场合,突然遇到熟人时,应与其握手,以表示高兴与问候。当自己作为主人的社交场合,迎接来宾或送别时,应与其握手,以表示欢迎或欢送。

3. 慰问

得知他人遭遇挫折或家人过世时,应与其握手,以表示慰问。

4. 感谢

与客户达成合作意向或签订合同时,应与其握手,以表示对对方的肯定和感谢。他人给予自己支持、鼓励或帮助时,应与其握手,以表示衷心感谢。向他人表示恭喜、祝贺时,应与其握手,以表示真诚的祝福。向他人赠送礼品或颁发奖品时,应与其握手,以表示郑重与诚意。他人向自己赠送礼品或颁发奖品时,应与其握手,以表示感谢。

(三)握手的手位

1. 垂臂式握手

垂臂式握手要求左手垂直,伸出右手,虎口相对,掌心相握,目视对方交际三角区。垂臂式握手是最常用的握手方式。

2. 抱握式握手

抱握式握手要求自己的双手与对方双手相握。表达老友相见、祝贺、恭喜等情感。一般而言,此种方式的握手不适用于初识者与异性,因为它有可能被理解为讨好。这一方式,有时也称手套式握手。

3. 拍肩式握手

拍肩式握手要求自己的右手握着对方的右手,左手轻拍对方的肩膀,表示长辈对晚辈的赞美、鼓励等。

4. 拍臂式握手

拍臂式握手要求自己的右手握着对方的右手,左手轻拍对方的右上臂,表示同辈之间的赞赏等。

5. 按握式握手

按握式握手要求自己的右手握着对方的右手，左手由上往下按握。这种方式表示的是对交往对象的安抚和慰问。

6. 手背式握手

手背式握手要求自己的右手握着对方的右手，左手背于身后。这种握手方式体现的是自信和年轻。

（四）握手礼的基本要求

握手礼是社交场合中常见的一种礼节，其基本要求包括以下四个方面。

1. 身体姿势

握手时，应保持身体稍向前倾，双目注视对方，面带微笑，以示尊重和友善。

2. 手部姿势与力度

伸出右手，手臂自然下垂，呈45度，拇指张开，虎口相对，四指自然并拢，手掌与地面垂直，掌心相握。握手时应力度适宜，有张有弛，既不要使劲用力，也不要随意触碰就松手，要双手相握上下稍许晃动3~4次，不宜过多也不宜过少，持续时间在3~5秒，如图5-1所示。握手太轻，或者不握住对方手掌，只给小半截手指和对方手碰一下，是一种失礼的行为。当男性与女性握手时，应注意控制力道，用力要轻一点，不要满手掌相握，轻握女性手指部位即可，如图5-2所示。

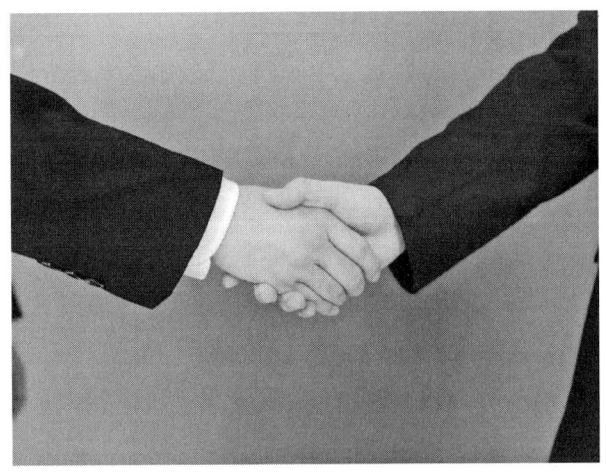

图5-1 握手

3. 语言沟通

握手时应说一些简单的问候、欢迎、关心、安慰、赞美、寒暄或祝福的话，以营造友好的氛围并增进交流。例如，"你好""很高兴认识你"等。握手时面带微笑，双眼注视对方，点头致意或问好，也可根据场景采用不同的表情。

4. 顺序和姿态

在正式场合中，握手时伸手的先后次序主要取决于职位、身份。在一般场合，则主要取

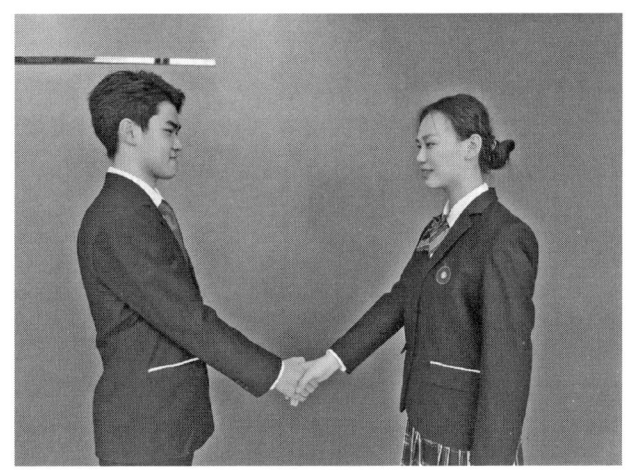

图 5-2 与女性握手

决于年龄、性别、婚姻状况。一般来说，尊者、上级、长辈、已婚者、老师等应先伸手，而晚辈、下级、年轻人、未婚者、学生等应后伸手。同时，握手时应避免交叉握手或多人同时握手等不礼貌的姿态。

总之，握手礼是一种表达友好、尊重和关注的方式，其基本要求包括身体姿势、手部姿势与力度、语言沟通、顺序和姿态等方面。在社交场合中，遵守握手礼的基本要求可以展现个人的素养和修养，促进有效沟通，维护良好的人际关系。

【知识链接】

常用的 7 种握手语

1. 欢迎语：对第一次来的人，可以说"欢迎光临""热烈欢迎"等。
2. 问候语：如"您好""很高兴见到您""幸会、幸会""久仰、久仰"等。
3. 关心语：对远道而来的人或久别重逢的朋友，可以说"辛苦了""累了吧"等。
4. 赞美语：如"您这套服饰真漂亮""您精神真好"等。
5. 祝贺语：如"祝贺您""恭喜、恭喜"等。
6. 安慰语：对碰到难题的人，可以说"一切都会过去的"等。
7. 礼貌语：如"再见""请走好""招待不周，请多多包涵""恕不远送"等。

（五）握手礼的注意事项

1. 握手禁忌

（1）忌用左手与他人握手，尤其是在与印度人或阿拉伯人握手时，要特别注意。

（2）忌交叉握手，当两人正在握手时，不要插入其中去和其中一人握手。

（3）忌敷衍了事，握手时漫不经心地应付对方，出手时慢吞吞。

（4）忌握手后用纸巾或手帕擦手。与他人握手后，马上擦手是很不礼貌的行为。

（5）忌一只手握手，另一只手放在口袋或插在裤袋里。

2. 保持手部清洁

与人握手时，一定要保持手部清洁。若手比较脏不能和人握手，应向对方解释，以免引起误会。

3. 注重文化差异

握手礼虽然是国际通行的礼仪，但在一些较保守的国家，仍禁止异性之间行握手礼，因此，在交往过程中应提前了解各国情况。

握手已成为世界各国人们通用的会面礼，握手的要点可以用七句话概括：尊者先伸手，虎口对虎口，眼睛看对方，微笑与寒暄，力度六七分，三五秒就够，亲切摇三下。

> **即学即练**
>
> 找一位同学练习握手礼，掌握握手礼及相关注意事项。

任务二　乘坐礼仪

 学习目标

知识目标

1. 掌握乘车、乘坐电梯等的基本礼仪。
2. 熟悉乘车、乘坐电梯等的注意事项。

技能目标

能根据商务场合需要，灵活运用乘坐礼仪知识。

德育目标

提升知礼、懂礼、守礼的职业素养，为个人塑造良好的职业形象。

【任务导入】

四方医药企业的李秘书应企业张经理的安排，与张经理一同驾车去机场迎接来企业考察的刘总一行三人。接到刘总三人后，在一番寒暄之后，一起乘坐轿车回企业。随后他们将去企业办公楼10楼的会议室开欢迎会。

讨论：李秘书在接待刘总一行过程中应该怎么做才不失礼呢？

在现代快节奏的生活中，人们往往需要乘坐各种各样的出行工具，以满足不同类型商务活动的需要。乘坐各种类型的出行工具，具有节省体力、方便舒适、较为安全等多种优点。因此，作为一名成熟的医药商务人员，应该熟练掌握基本的乘坐礼仪。医药商务人员可选择的、常见的出行工具有多种类型，下面主要介绍乘坐轿车、公共汽车、地铁以及电梯的礼仪规范。

一、轿车乘坐礼仪

（一）乘车座次排列

轿车通常是商务人士出行时的最常用的交通工具。乘车时间虽短，也应保持风度、以礼待人。在比较正式的商务场合乘坐轿车，一定要注意分清座次的尊卑，选择适合自己的位置就座。而在非正式场合，则无须过分拘礼。在乘坐轿车时，应该以"来宾为尊、长者为尊、领导为尊、女性为尊"和以"方便为上、安全为上、尊重为上"为基本原则，注意座次尊卑、上下车顺序、乘车举止三个方面的礼仪规范。

从礼仪的角度来说，轿车上座次排列，主要取决于轿车的驾驶者身份、轿车的类型、座位的安全系数这三个方面的因素。

1. 按驾驶者身份座次排列

轿车的驾驶者即司机，通常情况下由两种身份的人员构成：一是主人，即轿车的拥有者；二是专职司机。目前，常见的轿车大都为双排座或三排座，依其驾驶者身份不同，车上座次尊卑差异见表5-4。

表5-4　　　　　　　　　　　轿车座次尊卑顺序

轿车类型	驾驶者	
	主人	专职司机
双排五人座轿车	副驾驶座－后排右座－后排左座－后排中座	后排右座－后排左座－后排中座－副驾驶座
双排六人座轿车	前排右座－前排中座－后排右座－后排左座－后排中座	后排右座－后排左座－后排中座－前排右座－前排中座
三排七人座轿车	副驾驶座－后排右座－后排左座－后排中座－中排右座－中排左座	后排右座－后排左座－后排中座－中排右座－中排左座－副驾驶座
三排九人座轿车	副驾驶座－前排中座－后排右座－后排左座－后排中座－中排右座－中排左座－中排中座	中排右座－中排中座－中排左座－后排右座－后排中座－后排左座－副驾驶座－前排中座

当主人或领导驾驶轿车时，此时为社交用车，上座为副驾驶座。在这种情况，一般前排座为上，后排座为下；以右为尊，以左为卑，如图5-3所示。

乘坐主人驾驶的轿车时，不能冷落主人，一定要有人坐在前排座位上。由男主人驾车时，若其夫人或女友在场，应坐在副驾驶座上。由男主人驾车送友人夫妻时，友人之中的男性要坐在副驾驶座上，以表示与主人相伴。若同坐多人，中途坐前座的来宾下车后，在后面坐的来宾应改坐前座，此项礼节最容易被忽略。

有专职司机驾驶轿车时，其副驾驶座一般不应让尊长、女性或孩子就座。

2. 按轿车的类型座次排列

上述礼仪规范主要适用于双排座、三排座轿车，而对于一些特殊类型的轿车，如吉普车、多排座轿车并不适用。

吉普车是一种轻型越野轿车，大多数是双排四座。其底盘高，功率大，减震及悬挂较

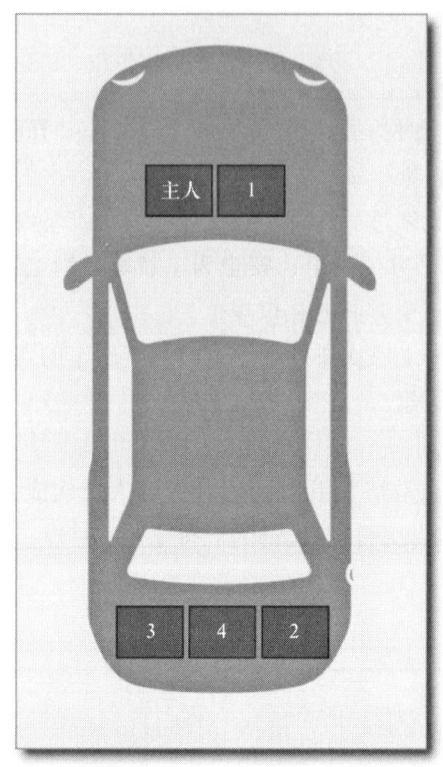

图5-3 汽车座次安排

硬，坐在后排感觉颠簸得厉害，乘坐舒适度相对较差。因此，不论由谁来驾驶，其座次由尊而卑依次为副驾驶座-后排右座-后排左座。

多排座轿车，一般指四排及四排以上的大中型轿车。无论其驾驶者是谁，均以前排为上，以后排为下，以右为尊，以左为卑；并以距离前门的远近，来排定具体座次的尊卑。

3. 按座位安全系数座次排列

乘坐轿车时，乘客的安全问题也不容忽视。一般情况下，轿车后排座比前排座要安全。相对不安全的座位是副驾驶座；而相对安全的座位是驾驶座之后的座位，也即后排左位，或者是后排中座。

（二）上下车基本礼仪

在正式商务场合中，上下车的顺序是一个人文明礼貌的重要体现。因此，作为一名成熟的医药商务人员务必认真遵守。乘坐轿车时，上下车的基本原则是"方便来宾，突出来宾"。具体做法是：上车时，让领导和来宾先上，司机和陪同人员后上，下车时则相反。

1. 上车礼仪

当领导或来宾准备上车时，应先行一步，主动为他们打开车门，并将左手固定在车门上，用右手护住车门的上沿（左侧下车相反），防止领导或来宾的头碰到车沿，在确认领导或来宾身体安全进入车内后，轻轻关上车门。

若外出办事一同前往的人员较多时，应在主动向对方道谢之后，先上车，并主动坐到后排座位等候。这样做一方面可以保持上车秩序，避免人员过多导致上车混乱无序；另一方面可以营造双方领导道别的气氛。

环境条件允许的情况下，应当请女性、长辈、领导或来宾先上车。由主人亲自驾车时，出于对乘客的尊重与照顾，主人应最先下车，最后上车。

2. 下车礼仪

下车时，司机或陪同人员待车辆停稳后先下车，快速地为领导或来宾提供帮助和照顾，为其打开车门，同时一手护住车门，一手固定在车门上方。如果多人同坐一辆车，那么谁最方便下车，谁先下车。若是陪同领导出席重要的欢迎仪式，在到达时对方已经做好迎接准备的情况下，此时一定要等领导下车后再下车，否则会有抢领导风头的嫌疑。

一般情况下，男性或服务人员先下车，领导、女性或长辈后下车。若无专人负责开启车门，陪同人员则应首先从左侧后门下车，从车后绕行至右侧后门，主动协助女性、长辈、领导下车，给予他们照顾与帮助，为其打开车门。乘坐有折叠椅的三排座轿车时，在中间一排加座上就座者应最后上车，最先下车。

3. 乘车礼仪

上下轿车时，应相互礼让，动作应柔和，举止应庄重，切记不要推搡、拉扯，更不要抢占座位。坐在轿车上应注意自己的行为举止，不要吸烟或吃零食，更不要将垃圾留在车内，应自觉保持车内卫生。乘车时，应保持得体的仪表，不要随意触碰车内设施，以免发生危险。

女士在上下车时，应保持姿势优雅，可采用"背入式"上车。应双腿并拢，将身体背对车厢，扶裙入座，坐定后将双腿收入车厢内。下车时应将身体尽量靠近车门，立定，将身体重心转移至另一只脚，再将整个身体移出车外，最后踏出另一只脚。如果穿着短裙则应将双腿并拢，双脚同时移出车外，待双脚落地后，再将整个身体移出车外站定。若女士因裙子太紧或太短不便上车时，此时男士应主动为女士提供帮助，而不应过分谦让。一般来说，在轿车上女士不宜坐在异性中间。

二、公共汽车乘坐礼仪

公共汽车是指由单位或专人经营，有固定线路和车站，供社会公众付费或免费乘坐的多排座轿车。它又叫巴士，有大型、中型、小型之分。一般都是无轨的，在某些地方也有有轨的公共汽车。乘坐公共汽车时，应当注意以下礼仪。

（一）注意乘车秩序

一般情况下，上下班高峰期乘坐公共汽车的人数较多，因此，需要注意上下车的秩序，不要起哄、硬挤、猛挤、推人、拉人，以免发生安全事故。上车时，要礼让他人，主动帮助行动不便的人。如果该辆公共汽车已经上不去了，应继续等待下一辆，不要强行挤入。上下车时，除规定允许被照顾的老弱病残孕之外，其他人都应自觉排队候车。

（二）提前做好下车准备

在到达目的地的前一站，应该向车门处靠近，为下车做好准备。而不要等到车辆到站之后,才不紧不慢地下车。当然,一上车就立在车门口,导致车门口过于拥堵,也是不合适的。下车时,如需他人让路,可以礼貌地先打一声招呼,说"劳驾""麻烦让一下"等。

（三）物品安放到位

上车后,应将携带的物品安放到合适的位置,不要用物品占座、挡路,或给他人安全造成隐患。若携带重、尖、硬或易碎品上车时,要提醒他人留心注意。如遇到雨雪天,上车后应将雨伞、雨衣放入塑料袋中,或提前抖掉身上的雨水或雪花,不要弄湿他人衣物。

（四）主动购买车票

乘坐公共汽车,应主动刷卡或投币,不可逃票、使用假票或废票,或坐"过站车"。与尊长、女性一同乘车时,应主动为他们购票。乘坐不找零的公共汽车时,应该事先备好零钱,不得以无零钱为理由逃票。

（五）礼让他人

与尊长、女性、来宾一同乘坐公共汽车时,应请其先入座,且就座于位置较好的座位上,比如靠前、靠窗或面向前方的位置。遇到老人、病人、残障人士、孕妇、抱孩子的乘客时,应主动让出自己的座位,千万不要熟视无睹。当他人为自己让座时,应立即表示感谢。

（六）其他注意事项

公共汽车上地板、扶手、发动机等处不宜就座。与配偶或恋人乘车时,不应过分亲昵。若条件允许,应与他人保持一定距离。要注意行为举止,应该坐有坐相,站有站相。任何时候,都不要用手去推、摸他人。不要将头、手等伸出窗外,以免发生意外;不要在过道上游荡;不要手扶门缝、窗缝,以免被夹;不要把腿脚放在过道,影响他人通行,甚至把脚跷放在座位上,影响他人。有人经过身前时,应主动相让,不要一副事不关己、高高挂起的样子。不要在车上吃东西,尤其是有汁水的东西,以免弄脏他人衣物。若携带的东西在上车时未吃完,应进行必要的处理。切勿随手乱扔果皮纸屑,应该保持车内干净、整洁。

即学即练

回忆一下,平时自己乘坐公共汽车时是否注意到基本的乘车礼仪。

三、地铁乘坐礼仪

地铁是人们最常选用的出行工具,地铁乘车礼仪主要包括以下五点。

（一）排队上车

在地铁站口或地铁车厢门口,排队等候上车,不要拥挤推搡。

（二）礼让座位

在上车后主动为老人、孕妇、残障人士、儿童等群体让座。

（三）不打扰他人

在地铁车厢里,要保持安静,不要打电话、喧哗、挤占座位、抢夺空间,特别是在早晚高峰期间更要注意。个别人喜欢在地铁里使用手机外放声音,而不顾及他人感受,是非常不礼貌的行为。

（四）保持清洁

地铁车厢内禁止随便扔垃圾。此外，由于地铁属于密闭空间，气味很难消退，也不应在地铁里饮食，这样将妨碍他人乘坐。

（五）保持通道畅通

在地铁车厢里不要占用门口和通道，以免影响他人上下车和行走。

以上都是乘坐地铁时需要遵守的基本礼仪和注意事项。通过这些行为规范，个人可以让地铁乘车更加文明、和谐、有序。

【知识链接】

乘坐铁路交通工具出行的注意事项

乘坐火车、高铁等铁路交通工具出行时应注意以下五个方面的事项。

1. 不要迟到。上车前要预留充分的时间，建议提前30分钟至1个小时到达车站候车，避免迟到耽误行程。

2. 保管好车票。车票上有个人的相关信息，应妥善保管，不要随意丢弃。

3. 不随意扳动车门。火车、高铁、动车的车门和飞机的舱门一样，不能随意打开，非紧急情况下，乘客自行打开车门是禁止的。

4. 不要吸烟。高铁全程禁烟，即使在车厢连接处、洗手间等地方，也是不可以吸烟的。

5. 经停站不下车。高铁、动车等列车在各经停站停靠时间短，一般只有几分钟，没到目的地建议不要轻易下车。

思政小园地

守时是一种很重要的品质，它不仅体现了对别人的尊重，也体现了一个人的自我管理和责任心。不守时给他人带来不便和等待，浪费他人的时间，也对自己的行程和计划产生影响。不守时的人往往伴随着拖延症，缺乏自我控制和规划，这也会对自己的生活和工作产生负面影响。对于那些经常不守时的人，他们需要认识到守时的重要性，并采取措施改变自己的行为。这包括提前规划行程、设定时间限制、提高自我控制能力等。我们应该尽力守时，既是尊重他人的时间，也是珍惜自己的时间。这不仅可以提高自己的生活质量，也可以赢得他人的尊重和信任。

四、电梯乘坐礼仪

在商务活动过程中，难免会乘坐电梯，在日常乘坐电梯中也有较多礼仪方面的常识和技巧，需要医药商务人员掌握并熟练运用。

（一）乘坐直升电梯的礼仪

1. 等候电梯

送来宾乘坐电梯时，接待人员应提前到电梯门口，按下电梯键，如图5-4所示。在等候电梯时，应站在电梯门两侧，不要堵住电梯门口。如果有多人同乘，应遵循先来后到的原则，让老人、女士或需要帮助的人先进入电梯。

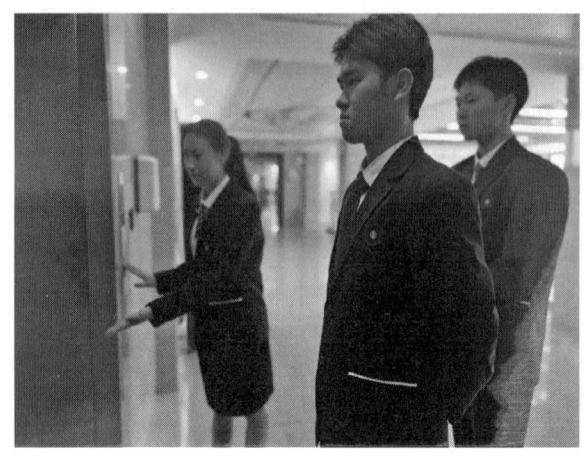

图5-4　等候电梯礼仪

2. 进入电梯

在进入电梯时，应面朝门的方向站立，不要背对着门。如果电梯内已经有其他人，应主动打招呼或点头示意。进入电梯后，应尽量保持安静，不要高声谈话或打电话。如果有急事需要快步进入或离开电梯，应先向其他乘客示意，并保持礼貌。当电梯关门时，千万不要扒门或强行挤入，防止被电梯门夹伤。电梯超载时，应主动退出电梯，不要硬挤进去以免发生危险。

3. 乘坐电梯

在电梯内站立时，应保持身体直立，不要倚靠电梯门或扶手，如图5-5所示。如果电梯拥挤，应主动向后退一步，让出空间给其他人站立。如果电梯内有走动的人，应主动倾斜身体，避免与其发生碰撞。

与不相识的人同乘电梯，在进入电梯时应遵循先来后到的原则，出电梯时应由外向里依次走出。与熟人同乘电梯，尤其是与领导、尊长、女性或来宾一同乘电梯时，应视电梯类别而定，如图5-5所示。

当电梯在升降途中遇到故障暂停时，应沉着冷静，第一时间按下呼叫按钮，耐心等候救援，切记不要强行扒开电梯门。

4. 操作按键

进入电梯时，引导者应提前进入，按住电梯"开门"按钮，以免电梯门碰到来宾，面带微笑，礼貌地说"请进"，可同时配合引导手势，请尊长、来宾、领导等人进入电梯。

待所有人均顺利进入电梯后，帮尊长、来宾或领导等按下他们要去的目的楼层按钮。若电梯行进期间有其他人员进入，可主动询问其要去几楼，并帮忙按下相应楼层按钮。在等待电梯到达时，应保持安静，不要反复按动按钮。

5. 出电梯

到达目的楼层时，应一只手按住"开门"按钮，另一只手做出"请"的动作，可说"到了，您先请"，如图 5-6 所示。来宾走出电梯后，应立刻步出电梯，并给来宾引导行进的方向。在出电梯时，应先让电梯内的人先出，自己再走出电梯。如果需要帮助他人离开电梯，应主动伸手搀扶。在走出电梯时，应避免碰撞他人携带的物品。

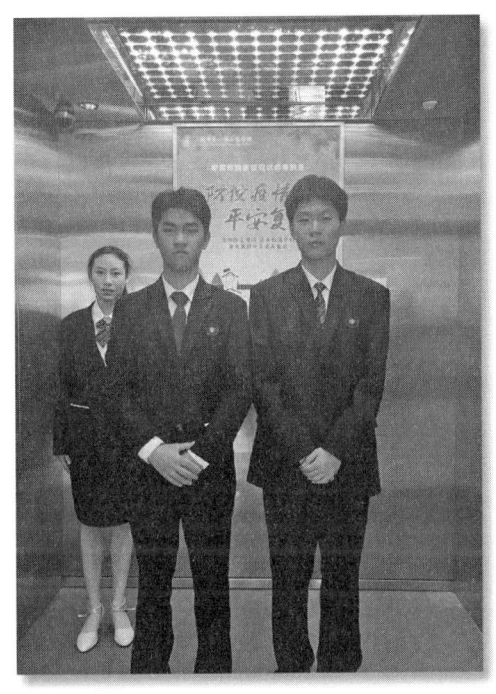

图 5-5　乘梯礼仪

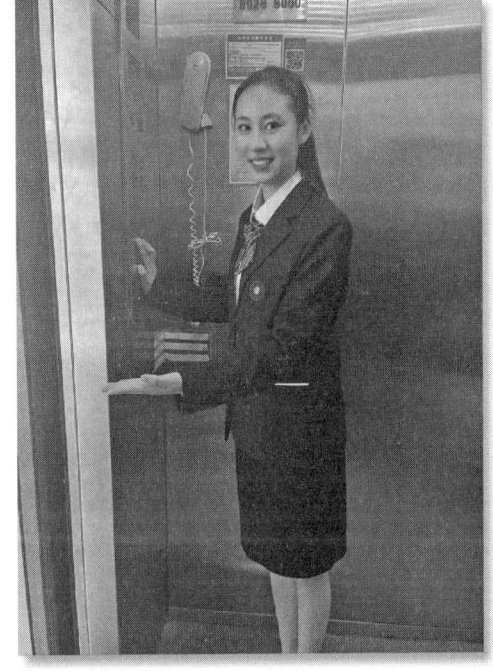

图 5-6　出梯礼仪

总之，乘电梯时应遵循基本的礼仪规范和注意事项，尊重他人的同时也能赢得他人的尊重。

【案例分析】

一天下午，四方医药企业的女销售员小李刚挂断客户的电话，便抓起自己的皮包，匆忙跑到电梯口等电梯。电梯门一打开，她便冲了进去，差点撞到电梯内的人。一抬头才发现，差点被自己撞到的人不是他人，正是企业的张总。她吞吞吐吐地说了句："张……张总好。"便不知所措，等到电梯到达 1 楼时，便慌慌张张地跑出了电梯。

讨论：小李的做法符合礼仪规范吗？为什么？

(二) 乘坐手扶电梯礼仪

乘坐手扶电梯时，应让来宾先上，引导者后上，引导者站在来宾的下方 1~2 级台阶上，以示对来宾的尊敬，同时，还可以起到保护来宾安全的作用。但在下电梯时，正好相反。引导者应快步走在来宾的前面，把尊贵、安全的位置留给来宾。乘坐手扶电梯时，尽量站在手扶电梯的右侧，将电梯左侧留作通道，以便有急事的乘客自由上下电梯。手扶电梯尽量单人乘坐，避免多人并行，造成拥挤。

■ 即学即练

四人一组，分饰不同角色，包括总经理、销售部门主管、销售员、总经理秘书，模拟出入电梯的场景。

五、飞机乘坐礼仪

在所有常见的交通工具中，飞机是目前速度最快的，其具有便捷、舒适等特点，因此，是商务人员经常选用的交通工具之一。作为一名成熟的医药商务人员，熟练掌握飞机乘坐的礼仪是职场必备的技能。在乘坐飞机时，应着重注意以下三个方面的礼仪。

1. 登机前的礼仪

（1）预留充足的时间，并提前到达机场。通常机场所在的位置离市区较远，出行前应预留充足的时间，并提前至少半小时到达机场办理登机、行李托运、查验身份等手续，以免时间不够，耽误出行。

（2）飞机相较于其他交通工具的空间较小，因此，航班对乘客所携带的行李有较严格的限制。如果可以，应尽可能减少行李的携带，轻便出行。严禁携带易燃易爆等危险品登机。

（3）及时办理登机卡或电子登机卡。登机卡是机场为乘客印制的登机凭证，也称登机牌。乘客在候机室和登机时都应主动出示登机卡。

（4）领取登机卡后，乘客应将有效身份证件、登机卡交给机场安检人员进行查验，待安检人员确认无误放行后，在通过安全检查门时将电话、钥匙、小刀等物品放入指定位置，随身携带的小件行李放在传送带上，通过安检设备，确保安全。

（5）登机和离开飞机时均有乘务人员站在机舱口迎送乘客，他们会给予每一位乘客热情的问候，而作为乘客，应礼貌地予以回应，可以点头致意或者问好。此外，在上下飞机时，还应注意不要在通道上停留过长时间，以免影响后面的乘客顺利登机。

2. 登机后的礼仪

（1）登机后，应该按照登机卡上显示的信息尽快找到自己的座位，对号入座。

（2）将随身携带的行李物品放在座位上方的行李箱内，较贵重的物品应妥善保管。

（3）坐好后，不宜大喊大叫，应保持相对安静。

（4）飞机正式起飞前，乘务员通常会为乘客示范降落伞和氧气面罩的使用方法，应认真学习，并在短时间内掌握使用方法，以防意外发生。

（5）当飞机起飞和降落时，应主动系好安全带。

（6）在飞机上应严格遵守不吸烟的规定，不使用移动电话、收音机、笔记本电脑等电子设备。

3. 停机后的礼仪

（1）飞机停稳后，等待机舱门打开，整理好自己随身携带的行李物品，按先后顺序依次下机。

（2）如果乘坐的是国际航班，上下飞机时要办理入境手续，通过海关便可凭行李卡认领托运行李。

目标任务

目标任务

一、任务目标

假设你是一家医药企业的医药代表，请根据以下情境，进行握手礼仪练习。通过练习，掌握握手礼仪。

1. 在医药商务会议上与一位潜在的客户握手。

2. 在面试过程中，与面试官握手。

3. 在一个派对或社交活动中，与陌生人握手。

二、任务准备

礼仪实训室、镜子。

三、任务实施

1. 身体姿势。握手时，应保持身体稍向前倾，双目注视对方，面带微笑，以示尊重和友善。

2. 手部姿势。伸出右手，手臂自然下垂，呈45度，拇指张开，虎口相对，四指自然并拢，手掌与地面垂直，掌心相握。握手时应力度适宜，有张有弛，既不要过于使劲，也不要随意触碰就松手，要双手相握上下稍许晃动3~4次。

3. 力度和时间。力度适中，持续时间一般在3~5秒。

4. 语言沟通。握手时应说一些简单的问候、寒暄或祝福的话，以营造友好的交流氛围。例如，"你好""很高兴认识你"等。

5. 顺序和姿态。在正式场合中，握手时伸手的先后次序主要取决于职位、身份。在一般场合，则主要取决于年龄、性别等。一般来说，尊者、上级、长辈、已婚者等应先伸手，而晚辈、下级、年轻人、未婚者等应后伸手。

四、任务评价

序号	评分标准		分值	自评（5%）	学生互评（25%）	教师评价（70%）
1	身体姿势	身体稍向前倾、双目注视对方、面带微笑	10			
2	手部姿势	伸出右手，手臂自然下垂，呈45度，拇指张开，虎口相对，四指自然并拢，手掌与地面垂直，掌心相握	30			
3	力度和时间	力度适中，持续时间一般在3~5秒	30			
4	语言沟通	握手时应说一些简单的问候、寒暄或祝福的话	20			
5	顺序和姿态	根据不同情境，选择握手时伸手的先后次序	10			
	合计		100			

目标检测

一、选择题

1. 下列不属于工作中的称呼的是（　　）。
   A. 西式称呼　　　　　　　　B. 职务性称呼
   C. 职称性称呼　　　　　　　D. 学衔性称呼

2. "女士们、先生们，大家晚上好！我叫刘英，是四方医药企业的人力资源部经理。我谨代表企业对各位的到来表示热烈的欢迎，谢谢大家的支持。"以上介绍，属于自我介绍的（　　）。
   A. 交流式　　　B. 应酬式　　　C. 工作式　　　D. 礼仪式

3. 下列不属于握手礼仪的是（　　）。
   A. "尊"者为先　　　　　　　B. 注视对方，面带微笑
   C. 左手与他人握手　　　　　D. 脱帽、脱手套握手

4. 下列不属于乘坐直升电梯礼仪的是（　　）。
   A. 讲求先来后到　　　　　　B. 电梯门快要关门时，迅速进入
   C. 按住电梯"开门"按钮　　　D. 进入有人管理的电梯，主动后进后出

二、填空题

1. _____是一种最为常见的称呼。
2. 根据介绍者的不同，介绍可以分为_____、_____、_____三种类型。
3. _____是目前社会交往活动中使用范围最广的会面礼仪。
4. 医药商务人员在乘坐轿车时，应该以"来宾为尊、_____、领导为尊、女性为尊"和以"方便为上、_____、_____"为基本原则。

三、思考题

1. 作为一名医药商务人员，必须掌握哪些基本的会面礼仪？
2. 乘坐直升电梯时，应注意哪些礼仪？
3. 生活中，有哪些场景会用到握手礼，注意事项有哪些？

项目六

领会商务活动礼仪

形象是企业的生命，良好的企业形象，是企业在激烈的竞争中占领一席之地的核心竞争力。良好企业形象的建立并非一蹴而就，它需要企业在日常经营中注重细节，规范行为，以及在各种商务场合中遵循礼仪规范。商务接待与拜访、商务宴请、商务馈赠是重要的商务活动，在企业形象塑造中起着至关重要的作用。掌握商务活动礼仪规范，才能帮助企业展现良好形象，进而在激烈的商业竞争中获得成功。

 知识点概述

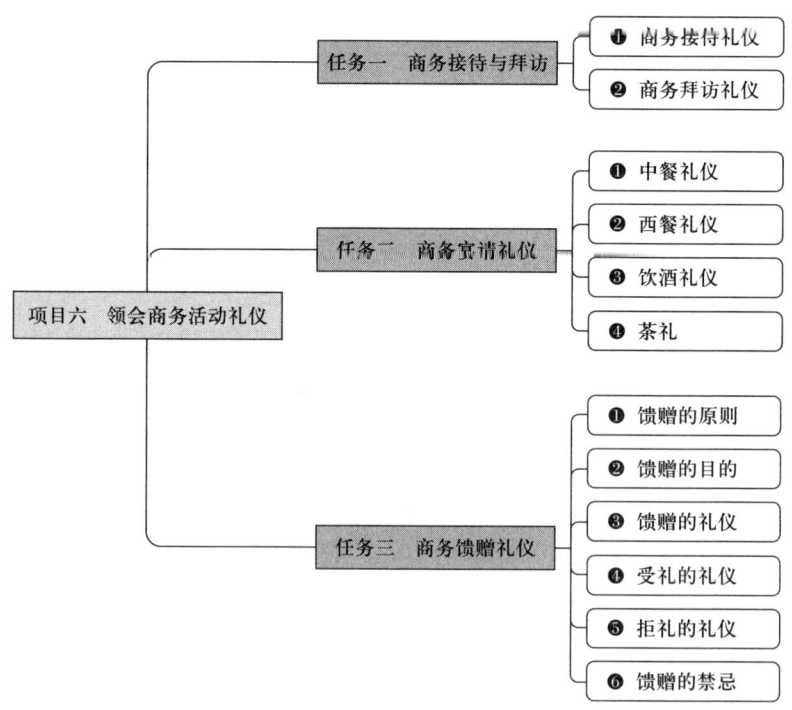

项目六　领会商务活动礼仪

任务一　商务接待与拜访

 学习目标

知识目标
1. 掌握商务接待与拜访的基本礼仪。
2. 掌握商务接待与拜访的基本流程与要领。

技能目标
1. 能够完成商务接待与拜访。
2. 能够通过商务接待与拜访，促进商务洽谈获得成功。

德育目标
1. 提升组织协调能力和沟通能力。
2. 提升职业素养。

【任务导入】

杭州 A 药品经营企业为了拓展业务与上海 B 药品经营企业洽谈合作，为了更加了解 A 企业的实际情况，B 企业派代表来到 A 企业进行实地考察。代表团到达杭州时，由于接待人员记错了时间，未及时去机场接机。后经过沟通，代表团自行前往酒店，并与该企业吴经理约定第二天上午 10 点在 A 企业会议室会面。第二天 A 企业吴经理按时在会议室等候，但时间过了半小时代表团仍未到达，吴经理给代表团打电话询问情况，代表团说："我们一直在酒店等候，始终没有人来接。我们已经订了下午的机票回上海，再见！"

讨论：通过这个案例，同学们是否意识到接待礼仪的重要性呢？

商务接待与拜访，是合作双方面对面沟通的重要环节，能够正确运用规范、得体的接待与拜访礼仪，可促成商务洽谈的成功。

一、商务接待礼仪

商务接待礼仪是指在商务场合与商务活动中，东道主方和客户之间根据传统礼仪规则，进行接待、交流、往来的方法和规范。商务接待工作是商务活动中一项经常性的工作，是个人或者企业以东道主的身份招待客户，以达成某种社交目的的交往方式。接待是欢迎客户到访所做的一整套工作，也是一门艺术。在接待过程中态度热情、行为恰当，能够赢得客户的信任，增进彼此之间的友好关系。好的接待工作将给客户留下深刻的印象，并能够有效促进业务目标的达成，是提升企业形象与竞争力的重要途径。

在医药行业中，商务接待的应用也十分广泛，如零售终端门店动销、医院终端市场营销、医药商业渠道的开拓、第三方终端市场的开辟等，都需要运用商务接待礼仪。想要做到周全的接待，涉及接待前准备、迎客、陪同、待客、送客五个环节，具体内容如下。

（一）接待前准备

从收到来客的通知后，接待工作就进入了准备阶段。这是整个接待工作的重要环节，应预想整个接待程序，注意每个环节的细节，做到有条不紊，准备周到。

1. 了解客户情况

了解客户的基本信息，如姓名、单位、性别、年龄、民族、喜好、职位、职务、所在企业情况、客户人数等信息，为客户提供合适的接待。了解客户有无禁忌和特殊需求，提前和客户沟通并安排好食宿和日程。精确掌握客户的行程信息，包括具体的车次或航班信息，与其他部门协调，共同做好接待前的准备工作，让客户感到宾至如归。

2. 确定接待规格

身份对等是商务接待礼仪中的常识和惯例，是商务礼仪的基本原则之一，国内、国外皆是如此。这也是对客户的尊重，同时也体现对接待活动的重视。

身份对等的基本含义，是己方作为主人，在接待客户时，要根据客户的身份，同时兼顾客户来访的性质以及双方之间的关系，安排接待的规格，以便使客户得到与其身份相称的礼遇，从而促进双方关系的稳定、融洽与发展。这项原则，要求我们在接待工作中，应把对方的身份置于首要的位置，一切具体的接待事务均应依此来确定。

根据身份对等的原则，己方出面迎送客户的主要人员应与客户的身份大体相当。若己方与客户身份对等的人员身体不适或忙于其他事务难以脱身或不在本地，因而不能亲自出面迎送客户时，应委派其副手或与其身份相近的人员出面接待，并在适当的时间向客户作出令人信服的说明和解释，以表示己方的诚意。

同样，己方人员在与客户进行礼节性会晤或举行正式谈判时，也必须使己方到场的人数与客户的人数基本相等。另外，己方在为客户安排宴请活动，或为其准备食宿时，亦应尽量使之在档次、规格各方面与客户的身份相称，并符合客户的生活习惯。

在商务往来中贯彻身份对等的原则，是为了更好地确定宾主双方都能够接受、都能够感到满意的接待标准，也是为了充分地表达东道主对客户的尊重与敬意。当然，有的企业为强调自己对双方特殊关系的重视和对于客户的敬重，特意打破常规，提高对客户的接待规格，这也是可行的，但不宜多用。

3. 接待环境

商务接待环境是指在商务活动中为客户等特定人群所准备的接待场所。接待环境要求包括以下五个方面。

（1）地理位置。商务接待应该选择便于交通出行的地点，如市中心、商业区或交通枢纽。

（2）设施设备。商务接待场所需要提供高品质的各种设施设备，如高速网络、通信工具、投影仪、音响设备等。

（3）安全保障。商务接待场所的安全必须得到保障，如防火措施、安保设施等。

（4）环境布置。商务接待场所应干净、明亮、安静、温馨、幽雅，保持室内空气清新，可用鲜花或摆件等进行点缀，显得简单而不单调，让客户进入接待场所后有清新怡人的舒适感。室内还可放置几份企业的宣传册供客户翻阅，或者也可以展示企业曾获得的荣誉，方便客户了解己方。

（5）服务人员。商务接待场所应提供专业且礼貌的服务人员，他们应拥有较好的沟通技巧和服务态度。

4. 做好迎客安排

提前与行政或公关部门联系，安排迎客车辆，预先根据客户身份安排好住宿及饮食。若所接待的客户不熟悉本地环境，应主动到机场或者车站迎接，并准备好"欢迎×××"字样的欢迎牌，若有需要，还可准备鲜花等礼物。接到客户后，可以问候客户"一路辛苦了""一路还顺利吧"等。问候寒暄之后，应主动帮客户提取或装卸行李，但要注意的是，只需要帮助客户提较重的行李，如行李箱、背包等，不要主动去拿客户的公文包或手提包，因为里边一般放置的是客户的贵重物品或隐私物件。

回程途中，为了避免冷场，并给客户留下热情的第一印象，可向客户介绍途经的地标建筑、当地风俗、民情、气候等方面的内容，并可提前打听客户的行程，以便做进一步的安排。将客户送往住宿处后，不宜久留，以便让客户尽快休整，但别忘了告诉客户接下来的行程安排，如"我在酒店大堂等您休整好，我们一起用餐""今天辛苦了，请早点休息，我明天早上九点在酒店门口接您去我们企业参观，祝您晚安！"等告别话语。另外，所安排的接待人员还需注意以下两点。

（1）善于表达，主动热情。接待人员不一定要伶牙俐齿，但至少要善于表达，以免出现就餐、参观时冷场的情况。若当地有旅游景点或饮食特色，要提前做好功课，能对其进行基本的讲解。另外，如果客户是外国友人，则接待人员中最好有懂得对方语言的，这样可以方便沟通，也不会让客户感到拘谨或不知所措。

（2）与客户宗教和习俗比较相近。提前了解客户是哪里人，接待人员应选择与客户家乡在同一地或离得较近的，双方有共同语言，更容易沟通，同时也会产生一种亲近感。另外宗教因素也要考虑在内，不同宗教的信仰不同，找相同宗教的接待人员可以避免误会。

5. 礼宾秩序

礼宾秩序所要解决的是多边商务接待活动中的位次和顺序的排列问题。这是一个容易忽视的问题，不当的排序会引发误解甚至是纷争。在正式的商务接待活动中，礼宾秩序可参考下列三种方式。第一，按照客户身份与职务的高低进行排列，如接待几个来自不同企业的代表团时，确定礼宾秩序的主要依据是各代表团团长职务的高低。第二，按照客户的姓氏笔画排列，在国内的商务活动中，如果双方或多方关系是对等的，可按客户的姓名或所在单位名称的汉字笔画排列。其具体排列方式如下，按个人姓名或组织名称的第一个字的笔画，依次按由少到多排列。比如，当参加者有丁姓、李姓、胡姓时，其排列顺序就是丁、李、胡；当两人第一字笔画数相等时，则按第一笔的笔顺如点、横、竖、撇、捺、弯勾的先后关系排列；当第一笔笔顺相同时，可依第二笔，以此类推。第三，按企业名称的英文字母顺序排列，在涉外活动中，一般应将客户所在企业按英文或其他语言的字母顺序进行排列。具体方法如下，先按第一个字母进行排列；当第一个字母相同时，则依第二个字母的先后顺序排列；当第二个字母相同时，则依第三个字母的先后顺序排列，以此类推。但每次只能选一种语种的字母顺序排列。

思政小园地

礼仪是一门艺术，是沟通技巧，是行为规范，能帮我们内强素质，外塑形象，增进交往。中国自古就以"礼仪之邦"闻名世界，虽然古今对道德的定义不同，并且其中蕴含的含义不同，但是礼仪在社会上的重要地位不会动摇。习近平主席指出，只要中华民族一代接着一代追求美好崇高的道德境界，我们的民族就永远充满希望。一个国家、一个民族的强盛，总是以文化兴盛为支撑的。没有文明的继承和发展，没有文化的弘扬和繁荣，就没有中国梦的实现。而在思想政治教育中融入礼仪教育，可以让学生全面、系统地去了解和掌握我国优秀礼仪和文化，使其"有礼且格"，真正承担起民族复兴的历史使命。

（二）迎客礼仪

在商务活动中，对于如约而来的客户，特别是贵客或远道而来的客户，表示热情、友好的最佳方法，就是派专人提前到达双方约定的或者是适当的地点，恭候客户的到来。对于重要的客户，接待人员一般应提前在本单位驻地的大门口或办公楼下迎候。待客户的车辆驶近时，应面带微笑，挥起右臂轻轻地晃动几下，以示"我们在此已经恭候多时了，欢迎您的光临"之意。若客户是一位长者，接待人员应在对方的车子停稳之后，疾步上前，为之拉开车门，并同时伸出另一只手挡住车门的上框，以协助客户下车。在客户下车之后，接待人员应依照身份的高低，依次上前，与客户一一握手，并同时道一声"欢迎光临"或是"欢迎，欢迎"。若双方此刻在场的人员较多，己方应有专人出面，按照有关礼仪规范，为双方人员引见、介绍。接待客户时介绍的顺序是先介绍主人，后介绍客户。若宾主双方需要介绍的人员较多，则应依照身份的高低，先将己方人员的姓名、职务一一介绍给客户，再将客户一一介绍给己方人员。彼此见面后，由接待人员引导客户至预定的会客室。

对于来自外地或海外的重要客户，接待人员应到机场、码头或火车站，恭候客户的到来，绝不能迟到让客户等待。若迎接来迟，必定会给客户留下没有时间观念和不尊重客户的印象。接到客户时要注意面带微笑、目视对方、点头示意，称呼得体、礼貌问候，主动上前与客户握手，应首先问候"一路辛苦了""欢迎您来到我们这个美丽的城市"，等等。然后向对方自我介绍，如果有名片，可送予对方。应提前为客户准备好交通工具，不要等客户到了才匆匆忙忙准备，那样会因让客户久等而误事。客户抵达住所后，尽可能妥善安排，使客户有宾至如归之感，比如，向客户提供活动的日程安排表、本地地图和旅游指南，同时，还可以向客户介绍餐厅用餐时间及主要的接待安排，了解客户的健康状况及服务要求，等等。

若在办公室或会议室迎接客户时要坚持"客户至上"的原则，客户进门时，应立即放下手头的工作，面带微笑，起身相迎，并引导客户入座，提供茶水等；若正在通话中，也应马上站立，先向通话对方道歉，让其稍等。招呼客户入座后，恢复通话并尽快结束通话。若短时间无法结束，应安排他人接待客户。

（三）陪同礼仪

商务接待活动中总是需要有人陪同客户进行一系列的商务活动，接待人员引导客户去某地，应站在客户的左前方，距离客户0.5~1.5米的位置，表达"以右为尊，以客为尊"的理念。如果是主陪陪同客户时，则应与客户并排同行；如果是随行人员，应走在客户和主陪的后边。

（四）待客礼仪

客户落座后，应递奉茶点、水果等。要注意倾听，不轻易打断他人发言；中途离开要事先向客户表示歉意；接待过程中要专心，不要忙于其他事务；相互交谈时目光注视对方，不要左顾右盼；说话语气亲切，表达得体。

（五）送客礼仪

俗话说："迎人迎三步，送人送七步。"送客比接待更为重要，可以避免造成虎头蛇尾、前功尽弃的局面。

客户表示告辞后，一般情况下己方要有留客之意，要等客户起身后再站起来相送，切忌没等客户起身，自己就先于客户起立相送。己方要礼貌送客，行握手礼或挥手致意礼；要表达感谢与告别，如"请慢走、期待下次见面"等；要热情、周到，如帮提重物等。送客时需注意不要频繁看时间，给客户以"赶自己走"的错觉。

根据客户级别决定送客程度。一般情况下至少送出办公室，低层建筑送至大门口；高层建筑送至电梯口；访客有车，目送车离去；无车，目送客户远走，或安排专车送客走。

【知识链接】

礼仪小故事

鲁迅先生住在北京时，每天晚上都会有客人来访。鲁迅先生总是热情款待，亲自为客人倒茶。当客人告辞的时候，他总是亲自持灯，走在前面为客人引导照明。将客人送出门外，客人作别离去后，他并不立即抽身回屋，仍执灯站立，直到看不见客人身影，才返身回屋。作家王冶秋曾在《怀想鲁迅先生》一文中这样写道："深夜，他端着灯送出门外，我们走了老远，还看到地下的灯光，回头一看，灯光下他的影子好看得很，像是个海洋中孤岛上的灯塔，倔强地耸立在这漆黑的天宇中。"尊重，有时候是说出来的，有时是做出来的。体现在细节中的尊重，是一种更加令人感动的尊重。

【即学即练】

在商务活动中，应如何接待来宾？

二、商务拜访礼仪

商务拜访是建立和维护客户关系中非常重要的一环，也是联络感情、增进友谊的一种有效方法。拜访人员的言谈举止，不仅反映个人素养，也代表了所在企业和部门的形象。因此，作为商务人员应熟知拜访流程和礼仪细节，这是必备的职业素养之一。

拜访时要做到：事先预约，不做不速之客；做好准备，不做仓促之客；如约而至，不做失约之客；为客有方，不做冒失之客；适时告辞，不做难辞之客。

（一）拜访前准备

1. 明确拜访目的

首先，分析本次拜访要解决的问题，即这次拜访的目的；其次，分析拜访过程可能出现的问题；最后，作出对拜访结果的相关预测，以便准备好应对措施。

2. 提前预约

拜访前预约是商务拜访最基本的礼仪准则，贸然地拜访是很失礼的行为。如果是因为很重要或者很紧急的事情必须临时拜访，一定要在第一时间表示歉意并解释原因。

拜访前可提前通过电话进行预约，也可当面约定。预约内容包括访问主题、时间、地点和人员等，并征求对方同意。预约时需简洁明了地向对方表明拜访目的，避免对方产生误解；需说明到访时间和停留时间；如果是进行事务性拜访，应选择上班时间，但不宜星期一上午就去拜访，因为星期一上午很多企业会有会议或者需要处理周末积压的事情，比较忙碌，建议选择对方上班比较空闲的时间，且不宜停留过长时间。如果是进行私人拜访，应该选择对方休息的时间，但不宜在对方用餐、午休时间进行拜访。

3. 拜访前准备

（1）个人形象及相关资料准备。拜访前，要检查个人仪表，准备拜访时可能用到的资料，检查各项物品是否齐备，如文件、证件、名片、笔、记录本和笔记本电脑等。第一次拜访可适当准备小礼物，最好提前了解拜访对象及所在单位的基本情况。

（2）用车细节。如需用车，应提前与相关部门联系，办理用车手续，并根据出访时间协调车辆出行时间。如自行前往，应选择合适的交通工具，熟悉相应的交通线路，算好出发时间，以保证准时赴约。

（3）其他细节。在访客途中，应注意保管重要物品，防止丢失；发生意外情况，及时与对方联系说明情况，并致歉意；提前5~10分钟赴约，不宜过早；见面前，仔细检查自己的仪表及相关资料；对前台或门卫人员，需说明来意，态度谦虚、面带微笑、语调温和；若被前台或门卫人员引导至会谈地点，应向对方表示感谢。

即学即练

在商务活动中，拜访前需要准备什么？需要注意什么？

（二）拜访基本礼仪

1. 准时赴约

拜访时间一旦确定，就应该准时赴约。若遇特殊情况不能如期而至，应事先打招呼并解释具体原因，同时与对方商定下次拜访的时间，而不是单方面通知对方。

2. 进门有礼

无论门是开着或者关闭，到达拜访地点时均应先敲门，受访者答应后方可入内。敲门不宜太重或太急，一般轻敲两三下即可。当受访者开门迎客时，务必主动向对方问好，互行见面礼节。若受访者不止一人时，则应按先尊后卑、由近而远的惯例问候与行礼。

若受访者未到，应耐心等待，不可显示出不耐烦或懒散的样子。等待时，应防止看手机太入神而忽略受访者的到来，也不应在受访者的企业内到处走动，甚至乱翻资料档案。受访者到来时，应主动起身，打招呼并点头致意："×××，您好！"

3. 拜访举止

进入室内要征得受访者同意后才可坐下。如果受访者是年长者或上级，受访者不坐，自己不能先坐，应等受访者招呼入座时方可落座，坐下的同时要说"谢谢"，然后按规矩的礼仪坐姿坐下。坐下后不要随意挪动凳子，或是跷起二郎腿晃动。在入座时，一般坐满凳子的三分之二，不可完全坐满，身子不可全部靠在椅背上。

拜访时要热情得体，可以自然而然地拉近与受访者的关系和感情。寒暄过后应快速进入主题，提前准备可以使自己思路清晰，逻辑明确，在短暂的拜访时间里高效完成任务。

【知识链接】

拜访小故事

电影《华尔街》的主人公福巴德，是一位业务平平，却不甘平凡的年轻业务员。他通过周密安排、耐心守候，运用出色的沟通技巧以及彬彬有礼的态度，最终获得了和他的目标客户盖葛先生5分钟沟通的机会，并且他抓住这难得的5分钟，获得了一个改变他一生命运的机遇。

4. 告辞有礼

一般来说，拜访以半小时为宜，但还要视具体情况而定。若受访者出现频繁看表等行为时，应学会察言观色，快速结束话题主动告辞，给受访者留下好印象。

商务拜访要做到善始善终，起身告辞时，要向受访者和拜访中交谈的所有人一一告别，并向受访者表示"打扰"之歉意。出门后，回身主动伸手与受访者握别，说"请留步"。待受访者留步后，走几步，再回首挥手致意说"再见"。

商务拜访与接待是建立良好人际关系的重要手段，在商务活动中起到了重要作用。通过拜访与接待，可以与对方建立信任和友谊，为日后的合作打下坚实的基础。医药行业的发展，离不开相互之间信息的交流与沟通，商务接待与拜访可以更直接地了解对方的想法和需求，从而更好地把握合作的方向和机会。为了实现良好的拜访与接待效果，需要注意礼仪礼节、沟通技巧和细节处理等方面的问题，这样才能更好地展示专业素质、建立良好的人际关系、促进信息的交流和推动业务的发展。

商务拜访与接待在商务活动中起到了重要作用，是推动业务发展的关键环节。

任务二　商务宴请礼仪

 学习目标

知识目标
1. 掌握中餐、西餐基本礼仪。
2. 掌握酒饮、品茶的器具、方式和相关礼仪知识。

技能目标
1. 能够根据商务交往需要完成商务宴请。
2. 能够完成宴请座次的排序。
3. 掌握宴请重要来宾时的注意事项，展现良好的品德修养。

德育目标
1. 提升组织协调能力。
2. 培养随机应变的能力。

【任务导入】

　　李先生是上海某药厂的总经理，为了宴请一位远道而来的重要客户，他决定请客户品尝上海本地的美食。在预约时，李先生特别考虑餐厅位置的便利程度和菜品的口感。最终，他选择了一家当地获奖无数的餐厅并约请了客户。到达餐厅后，李先生第一时间与餐厅领班沟通并确认预约信息，随后与客户一起坐下。点餐阶段，考虑到客户的喜好和特殊要求，李先生根据客户的口味点了一些当地著名的菜品，在食用过程中引导客户慢慢品尝，并及时介绍菜品的特点和食用方法，让客户享受到热情而周到的服务。用餐后，李先生请客户到茶座品尝当地的名茶，并借此机会更进一步地交流药厂医药产品商务合作事宜，同时再次向客户致以感谢和赞誉。这样的服务方式让客户感到到了李先生的热情和细心，也为今后的商务合作奠定了更坚实的基础。

　　讨论：在案例中，李先生的哪些行为让客户感受到关注与体贴？你认为，商务宴请对商务活动有什么帮助？

　　"民以食为天"，吃饭是人的基本生理需求。随着社会的进步，"食"已不仅仅是为了满足口腹之欲，还上升到了"食"的礼貌得体。商务宴请是商务活动中非常重要的一环，它可以增进业务往来，加强合作伙伴之间的关系，同时也是社会文化交流的必要环节。在商务宴请中遵循一定的礼仪和规矩是非常重要的，它可以体现主人的礼貌，增加交往的愉悦感，为商业合作的成功打下良好的基础。中西方在宴请时虽然存在差别，但是在讲究礼仪方面大体是一致的，这大概反映了人类对礼仪追求的共性。

> **思政小园地**
>
> "民以食为天,食以粮为先。"节约粮食是中华民族的传统美德。一粥一饭,当思来处不易;半丝半缕,恒念物力维艰!人类的文明史是一部节俭与骄奢更迭的历史,我们已从中读到了太多太多:文景之治的清明,贞观之治的昌盛,罗马帝国的辉煌,无不源于节俭;阿房大殿的焚毁,八王之乱的动荡,法兰西王朝的陨灭,无不源于骄奢。历览前贤的国与家,成由勤俭破由奢。我们的祖国也曾饱受饥饿之苦,但由于几代人勤劳节俭,筚路蓝缕,我们才得以尽享今日的岁月静好。如今,虽然我国早已驱散了饥饿的阴霾,但我们仍然不能忘记过去历史的教训,仍需回望过往,忆苦思甜,让节俭成为社会文明的标志。只有节俭之风盛行的社会,才能涵养出真正的现代文明。让我们以节俭之行,筑时代之盛。

一、中餐礼仪

在商务宴请中,主人应该在客人到达时亲自迎接,向客人致以问候,然后引领客人进入宴会厅。在宴会开始前,主人应向客人介绍其他客人及宴会流程,主人还应该以真诚的态度和礼貌的用语向客人表示感谢,这样可以表达主人对客人的尊敬和重视。

(一)宴会的类型

宴会通常指的是以用餐为主要形式的社交聚会。根据宴请的目的、邀请的对象、人数、时间、地点以及经费开支等各种因素,可以分为以下六种类型。

1. 国宴

国宴特指国家元首或政府首脑为国家庆典或为外国元首、政府首脑来访而举行的正式宴会,在宴会中规格最高。按规定,举行国宴的宴会厅内应悬挂两国国旗,安排乐队演奏两国国歌及席间乐,席间主、宾双方有致词、祝酒等活动。

2. 正式宴会

正式宴会是一种隆重而正规的宴请活动。这种形式的宴会除不挂国旗、不奏国歌及出席人员规格有差异外,其余的安排大体与国宴相同,是讲究排场、气氛的大型聚餐活动。正式宴会是正餐,一般在晚上六点至七点开始。正式宴会对到场人数、穿着打扮、席位排列、菜肴数目、音乐演奏、宾主致辞等都有一定的要求,客人需按主人安排的席位入座进餐。

3. 非正式宴会

也称便宴。常见的有午宴、晚宴,有时也有早宴。其最大特点是简便、灵活,可不排席位、不作正式讲话,菜肴可丰可俭。适用于正式的商务交往,也多见于日常交往。

4. 家宴

家宴是由主人以某种名义在私人居所内举行,来招待亲朋好友或商业伙伴的宴请活动,对礼仪没有特殊要求。这也是商务人士彼此增加交流、增进感情的必不可少的一种宴请方式。

5. 招待会

招待会是指仅备一些食品和饮料，不备正餐，席间不安排座次，较为灵活、自由的宴请方式。常见的招待会有冷餐会和鸡尾酒会。

冷餐会又称自助餐，在室内室外举行均可，菜肴以冷食为主，酒菜均可自取。这种形式适宜招待人数较多的宾客。

鸡尾酒会的菜肴以酒水为主，略备小吃、菜点。酒会的形式较为活泼，便于广泛交谈接触；不设座椅，仅置小桌或茶椅，以便客人随意走动。酒会举行的时间亦较灵活，中午、下午、晚上均可。请柬上一般注明酒会起止时间，客人可在此期间任何时候入席、退席，来去自由，不受约束。近年来国际上举办大型活动广泛采用酒会的形式。

6. 茶会

茶会顾名思义是请人品茶，一般在上午十点或者下午四点左右进行，是一种比较简便的招待形式，但对茶具和茶叶比较讲究。

在选择宴请形式时，要综合考虑规模、当地习俗、宴请的目的等因素，通常正式宴会规格高，但人数不宜过多。招待会的形式比较简单、活泼、自由，人数不受限。商务活动中女士的聚会多采用茶会的形式。

（二）宴请原则

1. 适量原则

宴请的人数、用餐的档次要量力而行。务必要从实际需要和实际能力出发，进行力所能及的安排。需要特别指出的是，商务人员应力戒利用公款大吃大喝、铺张浪费的行为。

2. 4M原则

按照国际商务礼仪的惯例，安排宴请应遵守4M原则。4M原则是指在商务宴请时需要兼顾的四大基本问题，因为这四个基本问题的英文首字母都是M，所以称为4M原则。四个基本问题指菜单（menu）、举止（manner）、音乐（music）、环境（mode）。

（1）菜单。在菜单的安排上关键是要了解客人，特别关注主宾的忌口，排除个人、民族、宗教等禁忌。具体安排菜单时，既要照顾客人口味，又要体现地方特色与文化。

（2）举止。在餐桌上，宾主均应举止优雅、文明、规范，做到礼貌入席、举止文雅。

（3）音乐。宴会上音乐的选择要符合宴会的主题。例如国宴适合播放具有国家传统特色，能够展示文化底蕴的音乐。家宴适合选用舒缓的音乐，让客人放松心情，感到舒适。

（4）环境。宴请地点舒适与否，体现着主人对宴请的重视程度。宴请地点可依据宴请目的、规模、形式和经费能力来确定。通常应选择环境优雅、卫生、方便、服务优良、管理规范的饭店或宾馆。

（三）宴会准备

1. 确定宴请的形式

宴请的形式按目的的不同，分为礼仪性、友谊性、工作性宴请。

礼仪性宴请，目的是迎接重要的客人或政界要员的公务性来访、庆祝重大节日等，要遵循一定的礼宾规格和程序。友谊性宴请，如接风、送行、日常聚会等，可以举行便宴或者家宴等非正式宴会。工作性宴请，是为了方便在餐桌上商谈工作而举行的宴会，可以选择便宴等形式。

2. 确定宴会的时间与地点

一般公务性的宴请安排在白天，商务性的宴请安排在晚上。安排在主宾双方都较为方便的时间，尽量避免重大节假日等休息日。根据邀请的对象、活动性质、规模等因素确定宴会地点，如正式、隆重的宴会一般安排在政府指定的接待酒店或客人下榻的酒店。

3. 宴会邀请

在完成宴请准备工作后，应即时向宴请对象发出邀请。邀请分为口头邀请和书面邀请。口头邀请是直接口头告知或打电话邀请；书面邀请要书写请柬或邀请卡。宴请时主人大都要发出请柬，这既是礼节、礼貌上的需要，也起到提醒、备忘的作用。请柬内容包括宴请时间及地点、形式、主人姓名，行文不用标点符号，其中人名、单位名、节日和活动名称都应采用全称。除了宴请临时来访人员，或时间紧急来不及提前准备外，宴会请柬一般应至少提前一周发出，以便客人提前安排好时间。需要安排座位的宴会，可要求客人收到请柬后给予答复。

4. 确定菜谱

（1）点菜技巧。点菜时应考虑客人的年龄、性别、风俗习惯、健康状况、喜好与禁忌，特别要注意客人的饮食忌讳或宗教习俗。主人在点菜时，不仅要保证客人吃饱、吃好，还要做到量力而行，不超支、不乱花、不铺张浪费。可以点套餐或包桌，这样费用固定，菜肴的档次和数量也相对固定。也可以根据预算，在用餐时现场点菜，这样不仅自由度较大，而且可以兼顾客人的口味。

（2）点菜禁忌。不同的宗教有各自对于饮食方面的禁忌。在伊斯兰教中，穆斯林会遵循《古兰经》中的规定，禁止食用猪肉、血液、酒精和它们的副产品。在佛教中，大部分佛教徒也会避免食用肉类和鱼类。对于信仰宗教的人们来说，遵守饮食规定是一种信仰上的表达，因此，主人在点菜的时候一定要提前了解客人的宗教信仰并在点菜时谨记这些禁忌。

除宗教的饮食禁忌外，随着人们生活水平的不断提高，越来越多的人开始关注健康饮食，或者出于身体健康需要而有饮食禁忌。如糖尿病患者，应避免食用高糖分的食物，大量摄入碳水化合物、糖果、甜品等食品是不可取的，而应该选择低糖、低脂肪的食物，如鱼肉、蔬菜、水果、瘦肉等。对于高血压患者，应避免摄入过多的盐分，尽量少吃加工食品和咸肉制品，多选择新鲜的蔬菜、水果。

（3）上菜顺序。中餐大都是先上冷盘、饮料及酒，后上热菜，然后上主食，最后上甜点和水果，如图6-1所示。正餐上菜顺序的原则是先客人，后主人；先女宾，后男宾；先主要客人，后其他客人。从主人右侧的客人开始，按顺序上菜。

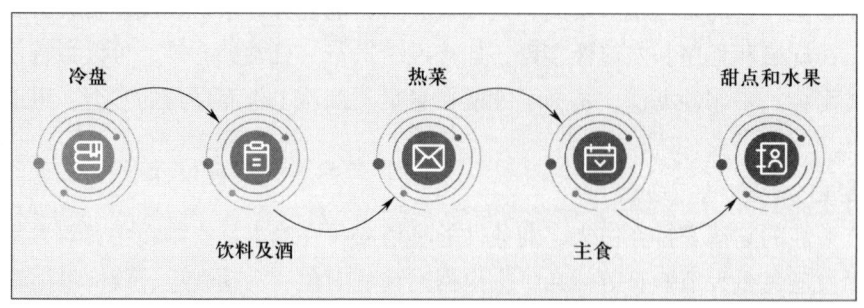

图 6-1 中餐上菜顺序

即学即练

在商务活动中,中餐点菜有哪些礼仪要求?

(四)中餐桌次安排

1. 小型宴请桌次排序

在小型宴请时,可安排两张桌子,根据桌子摆放位置分为两桌横排和两桌竖排的形式。当两桌横排时,桌次遵循"以右为尊,以左为卑"的原则,即面对正门右边的是第一桌,如图 6-2 所示。当两桌竖排时,桌次讲究"以远为上,以近为下"的原则,如图 6-3 所示。这里所说的远近,是以距离正门的距离。

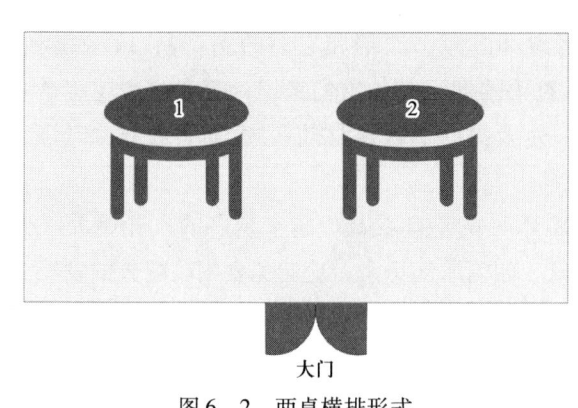

图 6-2 两桌横排形式

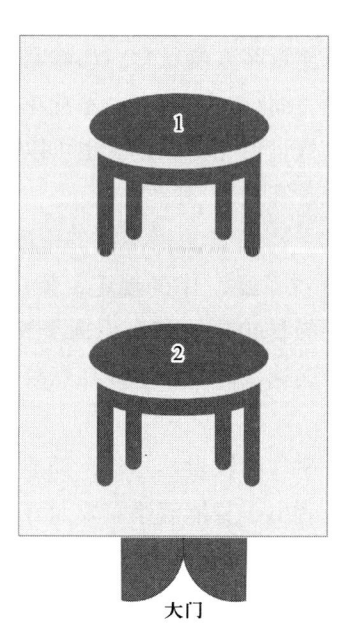

图 6-3 两桌竖排形式

2. 由多桌组成的宴请桌次排序

在安排多桌宴请的桌次时,同样要注意"以门定位""以右为尊""以远为上"等规则。如场地排有三桌,则以中间为大,右旁次之,左旁为小。此外还应兼顾其他各桌距离主桌的远近。通常，距离主桌越近，桌次越高；距离主桌越远，桌次越低。同时，在安排桌次时，所用餐桌的大小、形状要基本一致。除主桌可以略大外，其他餐桌都不要过大或过小，如图6-4所示。

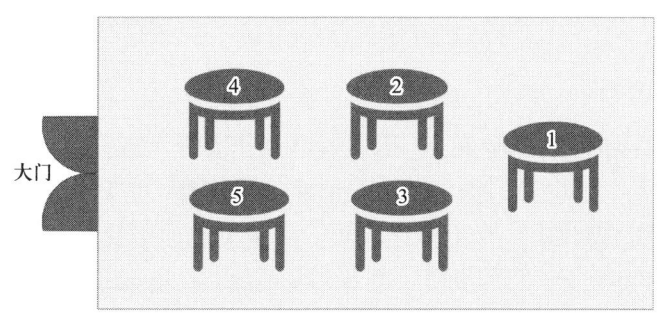

图6-4　多桌排列形式

为了确保在宴请时客人及时、准确地找到自己所在桌次，可以在请柬上注明，并在宴会厅入口处悬挂宴会桌次排列示意图，安排引位员引导客人按桌就座，或者在每张餐桌上摆放桌次牌，一般用阿拉伯数字书写。

（五）中餐座次安排

现代中餐安排座次的原则是"以右为尊""面朝大门为尊"，家宴中主位为辈分最高的长者，末席为辈分最低者。中式宴会女士以夫为贵，其排名的秩序与其丈夫相同，即在众多宾客中，男主宾排第一位，其夫人排第二位。圆桌上位次的具体排列可分为两种具体情况。第一种情况，每桌只有一个主位的排列方法。其特点是每桌只有一名主人，主宾在其右方就座，每桌只有一个谈话中心。第二种情况，每桌有两个主位的排列方法。其特点是主人夫妇就座于同一桌，以男主人为第一主人，以女主人为第二主人，主宾和主宾夫人分别在男女主人右侧就座，每桌从而客观上形成了两个谈话中心，如图6-5所示。

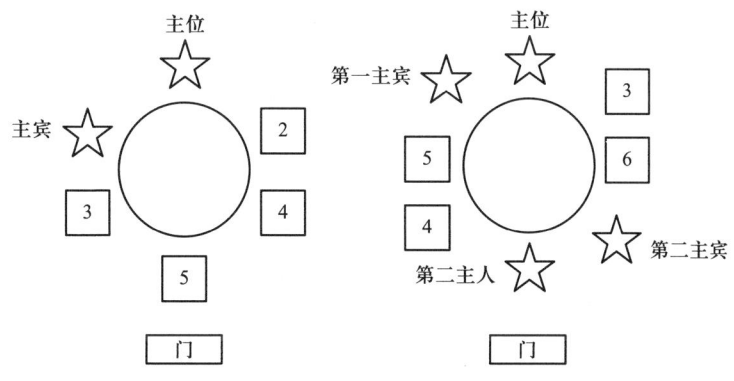

图6-5　中餐座次排列

有时，会出现主宾身份高于主人的情况，为表示尊重，可安排其在主人位置上就座，而请主人坐在主宾的位置上。主人方面的陪客，应尽可能插在客人之间就座，以便同客人接触交谈。每张餐桌上所安排的用餐人数应在十人之内，并宜为双数。如果人数过多，不仅过于拥挤，还可能照顾不周。为了便于客人正确无误地在自己所属的位置上就座，招待人员及主人除了要及时加以引导外，还应在每位客人所属座次正前方的桌面上，事先放置书写着其个人姓名的座位卡。举行涉外宴请时，座位卡应以中、英文两种文字书写。我国的惯例是，中文写在上面，英文写在下面。必要时，座位卡的两面均应书写用餐者的姓名。

（六）赴宴礼仪

1. 应邀

接到邀请后，应及时答复能否出席，以便主人做出安排。答应后不要随意改动，若遇到特殊情况不能出席时，尤其是作为主宾，要提前向主人解释、道歉。

出席宴会前，要注意仪表。女士要化淡妆，男士应梳理头发并剃须。衣着要整洁、大方、美观。若参加家庭宴会，可给女主人准备一些礼品，在宴会开始前送给主人。礼品的价格不一定要很高，但要有意义。

2. 出席

根据请柬上注明的宴会开始时间准时到场。一般情况下，要在宴会前 3~5 分钟到达。如因故不能准时赴宴，应提前打电话通知主人，诚恳地说明原因。同样，也不宜去得过早。

3. 入座

参加宴会前应先找到自己的桌次和座位，不可随意入座。若邻座是长者或女士，应主动协助他们先坐下。入座后要注意自己行为举止，不可过于懒散。入座后，不要旁若无人，也不要眼睛直盯盘中菜肴，显出迫不及待的样子。

在社交场合，不可当众解开纽扣，脱下衣服。小型家宴上，若主人请客人宽衣，可脱下外衣搭在挂衣处或椅背上。

4. 就餐

就餐的动作要文雅，夹菜动作要轻。一道菜上桌后，通常须等主人或长辈动手后再去取食。若有使用公筷或母匙的菜，应先用公筷或母匙将菜肴夹到自己的盘中，然后用自己的筷子或汤匙慢慢食用。夹菜时，一次不宜夹取过多，也不要把夹起的菜再放回菜盘中。要小口进食，不要在吃饭、喝饮料、喝汤时发出声响。用餐时，如要用摆在同桌其他客人面前的调味品，应先向他人打个招呼再拿取；如果太远，要客气地请人代劳。如在用餐时一定要剔牙，需用左手或手帕遮掩，右手用牙签轻轻剔牙。

在不了解席间礼仪的情况下，不可贸然行事。比如，服务员送上的第一条湿毛巾，不可用来揩脸，它的用途是擦手。又如，入席后何时开始动筷，要看主人何时打开餐巾。主人打开餐巾，其他人方可拿起餐巾，铺在膝头上，之后方可动筷。

此外，在用餐的时候，还有一定的禁忌。

第一忌，吸烟。在公众场合吃饭的时候，不应吸烟，尤其是有不吸烟者在场时一定不要吸烟，不仅自己不吸烟，还要劝别人不吸烟。

第二忌，乱吐。按照中餐的礼仪，进嘴的东西尽量不要吐出来。如有鱼刺或者骨头等，吐出来的时候最好用餐巾或手挡一挡，吐在骨碟里，不能吐在桌子或者地上。

第三忌，夹菜。让菜不夹菜，是基本的礼貌。因为夹了菜，对方就一定要吃，有时可能令对方勉为其难。

第四忌，插筷。即筷子不能插在碗里、盘里。按照传统的说法，插筷是祭祖的做法。

第五忌，沉默。宴会其实是一种社交的形式，所以不能始终保持沉默。虽然按照过去中国人的传统家规来说，要做到"寝不言，食不语"。但宴请是个社交活动，需要与别人互动。

5. 饮酒

祝酒时主人和主宾先碰杯，人多时可同时举杯。敬酒时按照身份高低或者座次顺序依次进行。身份低者举杯应低于身份高者。在主人和主宾祝酒、致词时，要暂停吃饭或饮酒，以示尊重。喝酒宜各自随意，敬酒以礼到为止，切忌劝酒、猜拳、吆喝。

6. 离席

用餐结束后不要随意离席，要等主人和主宾餐毕先起身离席，其他客人才能依次离席。若确实有事需提前退席，应向主人说明后悄悄离去，也可以事前打招呼，届时离席。宴会结束退席时，应向主人致谢、告别。

（七）餐具使用礼仪

中餐餐具主要有筷子、汤匙、骨碟、水杯、毛巾、牙签等。

1. 筷子

筷子，在古代叫"箸"，是中国人常用的餐具，也是中华饮食文化的标志之一。筷子通常成对使用。用筷子取菜、用餐的时候，要注意不要长时间用嘴含筷子。和人交谈时，要暂时放下筷子，不能一边说话，一边舞动筷子，也不能用筷子指向他人，这一行为带有指责他人的含义，且显得目中无人。筷子只是用来夹取食物的，将其用来剔牙、挠痒或是用来夹取食物之外的东西都是失礼的。并且，用筷子不停地翻动菜肴也是很失礼的行为。在夹取汤汁多的菜肴时要稍微停顿，避免将汤汁滴落到其他菜中或桌子上。

2. 汤匙

汤匙的主要作用是舀取菜肴、食物。有时，用筷子取食时，也可以用汤匙来辅助。用汤匙取食物时，不要过满，免得溢出来弄脏餐桌或自己的衣服。在舀取食物后，可以在原处"暂停"片刻，待汤汁不会再流出时，再将汤匙移到自己的盘子处。暂时不用汤匙时，应放在个人的骨碟上，不要直接放在餐桌上。用汤匙夹取的食物不要再将其倒回原处，也不要把勺子塞入嘴里，或者反复吮吸、舔食。

3. 骨碟

骨碟是用来暂放从公用菜盘里取来的菜肴的器具。用骨碟时，一次不要取放过多的菜肴。不吃的残渣、骨、刺不能吐在地上或桌上，而应轻轻取放在骨碟中，如果骨碟放满了，可以让服务员更换。

4. 水杯

水杯主要用来盛放清水、汽水、果汁等饮料。水杯不要用来盛酒，更不要倒扣水杯，这是非常不礼貌的。另外，喝进嘴里的饮品不能再吐回水杯中。

5. 毛巾

中餐用餐前，部分餐厅会为每位用餐者提供湿毛巾，可以用来擦手，擦手后应该放回容器中，方便服务员取走，切不可随意丢在餐桌上。

6. 牙签

尽量不要当众剔牙。非剔不可时，可用另一只手掩住口部，剔出来的东西，不要当众观赏或再次入口，也不要随手乱弹，随口乱吐，必要时可以去洗手间剔牙。剔牙后，不要长时间叼着牙签，更不要用用过的牙签来扎取食物。

即学即练

小张是××药厂的销售专员，一日药厂销售经理让小张邀请某连锁药店采购部陈经理吃饭，并安排宴请相关事宜。小张接到任务后有点不知所措，如果你是小张，对于宴请工作，需要做什么准备呢？

二、西餐礼仪

在西方国家，人们普遍重视用餐时的礼仪，尤其对于商务用餐来说，不注意餐桌礼仪常会被视为不尊重对方或者失礼。对于刚接触西餐的人来说，如果掌握了正确的餐桌礼仪，将能够更加自信从容地面对各种宴请场合。

（一）西餐入座与席位排列

进入西餐厅后，应在服务员的带领下入座。就座时由左侧进入，慢慢拉开椅子，身体要端正、手肘不要放在桌面上，不可以跷二郎腿。男士可主动为身边的女士拉开椅子帮助其就座。在入座时需要注意餐桌上的座次，通常主人会挂有标记或者提前安排好座次。入座前，待主人或长辈入座，不要用力拖动或推动椅子，以免划伤地板。

西餐宴请座次排列一般按照"女士优先、恭敬主宾、以右为尊、距离定位、面门为上、交叉排列"的基本规则。座次安排依据主人的位置，即离主人越近席位越高，离主人越远席位越低；距离相等的右高左低。西餐宴请时最正规、最普遍使用的是长桌。西餐宴请中，主人与主宾的位置是非常确定的，其他客人男女交叉就座，熟人和生人也应交叉排列。男女主人坐餐桌的两端，男主宾坐女主人的右侧，女主宾坐男主人的右侧，西餐礼仪里女士处处受到尊重，一般女主人是第一主人，男主人是第二主人，如图6-6所示。

（二）西餐上菜顺序

西餐的上菜顺序与中餐有明显的不同，具体上菜顺序如图6-7所示。

1. 开胃菜

开胃菜也叫头盘、前菜，一般是由蔬菜、水果、海鲜、肉食等组成的拼盘。主菜如果是鱼，开胃菜就选择肉类，这样搭配不会单调。开胃菜一般都具有特色风味，味道以咸和酸为主，而且数量较少，质量较高。

2. 面包

西餐正餐中的面包一般是切片面包。吃面包时，可根据个人口味，涂上黄油、果酱或

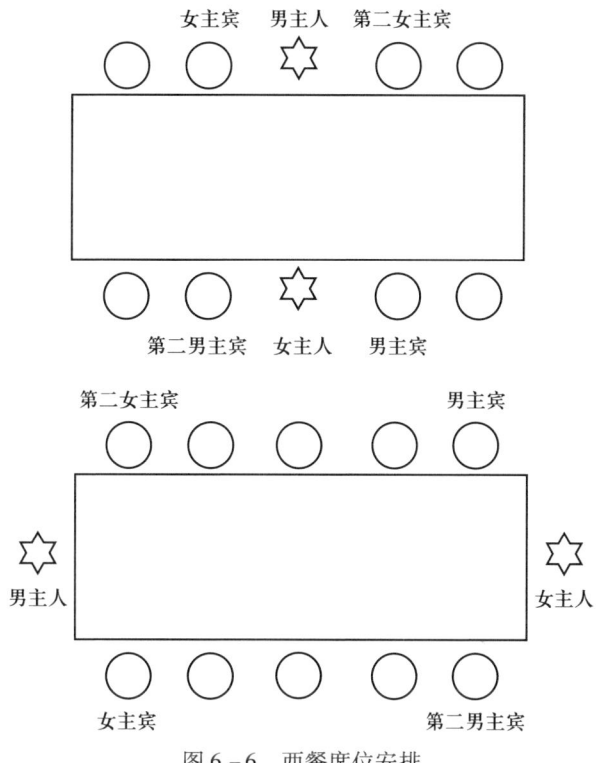

图 6-6 西餐席位安排

奶酪。

3. 汤

西餐中的汤有浓汤和清汤,具有很好的开胃作用。

4. 主菜

主菜有冷有热,正式的西餐宴会上,通常要上一个冷菜、两个热菜。两个热菜中,应先上一个鱼菜,由鱼或虾以及蔬菜组成,鱼或虾的品种包括各种淡水鱼类、海水鱼类、贝类及软体动物类;另一个是肉菜,为西餐中的大菜,是必不可少的,肉菜的原材料是取自牛、羊、猪等身体各个部位的肉,其中最有代表性的是牛肉或牛排,往往代表着此次用餐的最高档次和水平。

5. 甜品

西餐的甜品是在主菜后食用的,最常见的有冰淇淋、布丁、蛋糕等。

6. 果品

吃完甜品,一般还要摆上干鲜果品,常用的干果有核桃、榛子、腰果等,鲜果有苹果、草莓等。

7. 饮料

用餐结束之前,用热饮作为最后一道菜,主要用来助消化,比如红茶或者黑咖啡。

若为便餐则相对较简单,一般由开胃菜、汤、主菜、甜品、咖啡构成。

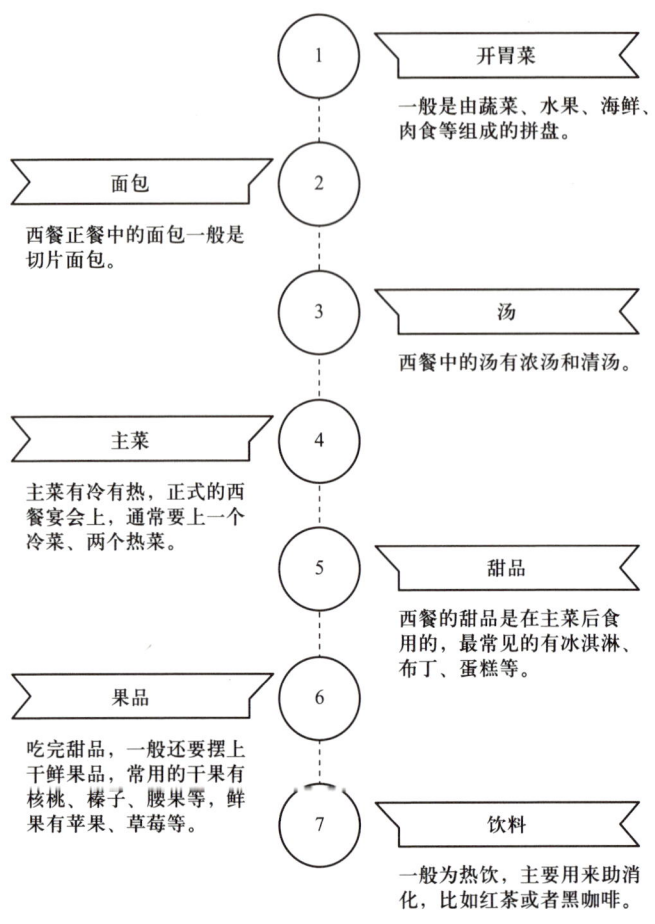

图6-7 西餐上菜顺序

(三) 西餐相关礼仪

1. 言语礼仪

无论是主人还是客人，都应与同桌的人有交流，特别是左右邻座。不要只同几个熟人或只同一两个人讲话。邻座的人如不相识，可先进行自我介绍。交谈时声音不要过大，不然可能会影响他人进餐或交谈。交谈时切勿将刀叉指向对方，这是对对方的不尊敬。

2. 举止礼仪

入座时应从椅子左方就位，离席时从椅子右边离开。男士应帮助身旁的女士挪动椅子，等女士坐好后，自己再就座。坐下后坐姿要端正，身体要直，不可伸腿，不能跷二郎腿，也不要将胳臂肘放到桌面上。

取菜时，不要盛得过多。吃东西时应细嚼慢咽，不要发出很大的声响。饮酒时酒杯不宜斟满，可以举杯致意；干杯时，即使不喝，也应将酒杯在嘴唇边碰一下，以示礼貌。

3. 服饰礼仪

西餐对就餐人服饰的要求较高，女士至少要穿连衣裙或裙装套装，鞋子要穿高跟鞋或者有跟的鞋子；男士则需着正装，比如西服套装等，穿西装时要打领带，配搭皮鞋。也可根据民族特色选择相应的正装,例如中山装、旗袍等。女士出席隆重的晚宴时要避免戴帽子及穿高筒靴,可化较浓的妆,因为餐厅内的光线较暗。

4. 用餐礼仪

(1) 吃面包。吃面包时,用手把面包掰成几小块,将黄油涂抹在小块面包上,抹一块,吃一块。不要用刀叉吃面包。吃三明治时,较小的三明治可直接用手拿着吃,较大的应先切成小块再用手拿取。

(2) 吃肉类。西餐中的肉类一般指羊排、牛排、猪排等,都是以大块的形式呈上餐桌。吃的时候用刀、叉把肉切成小块,以一口能吃下为宜。边吃边切,不要一次切完。吃有骨头的肉时,比如吃鸡肉的时候,不要直接动手,要用叉子把整片肉固定,再用刀沿骨头插入,把肉切开,边切边吃。需要直接动手的肉,洗手水往往会和肉同时端上来。一定要时常用餐巾擦手和嘴。吃鱼时不要把鱼翻身,吃完上层后用刀叉剔掉鱼骨后再吃下层。

(3) 喝汤。在喝汤时,右手拿汤匙从内向外舀起,不用时,将汤匙放在盘上。喝汤时注意不发出"嘶嘶""呼噜呼噜"的声音,不要用嘴吹汤。

(4) 吃意大利面。吃意大利面时,要用叉子慢慢地卷起面条,每次卷四五根为宜。也可以用汤匙和叉子一起吃,汤匙可以帮助叉子控制光滑的面条。不能直接用嘴吸,容易把汁水溅得到处都是。

(5) 吃水果。西餐通常是将许多水果混合在一起,做成水果沙拉,或做成水果拼盘。吃水果的关键是去掉果核,不能直接将整块水果放入嘴中。在有刀或叉的情况下,应小心地使用,用刀切成四瓣再去皮核,用叉子叉着吃;在没有刀或叉的情况下,可以用手指把果核从嘴里轻轻拿出,放在果盘的边缘,把果核直接从嘴里吐出来,是非常失礼的。

(6) 喝咖啡。在西餐厅里,盛咖啡的杯子杯耳很小,指头无法穿过。正确的拿法是用食指和大拇指端起杯子。一般来说,喝咖啡时仅仅只需端起杯子。若参加酒会,没有餐桌的情况下,则可以用左手端碟子,右手持咖啡杯耳慢慢品尝。

(四) 餐具使用

1. 餐具的摆放

座位前正中央是主餐盘,主餐盘上放餐巾。主餐盘左放叉,右放刀、匙,刀尖向上、刀口朝盘,主食靠左,饮具靠右上方。

正餐的刀叉数目应与上菜的数目相等,并按上菜顺序由外至里排列,用餐时也由外向里依序取用。酒杯的数目、类型根据上酒的品种而定,通常的摆放顺序是从右起依次为红酒杯、香槟酒杯、啤酒杯(水杯),如图6-8所示。

2. 餐巾的使用

餐巾是为了在用餐时防止弄脏衣服而准备的。在餐厅,通常是在点完主菜后将餐巾打开。餐巾应铺在大腿上,不可围在脖子或压在餐盘底下;用餐时,嘴角或手部沾上油污可用餐巾轻轻擦去;暂时要离开座位时,轻轻地将餐巾折好,很自然地放在椅子上;用餐结束时,折好餐巾放在咖啡杯的右边,表示可以结账了,如图6-9所示。

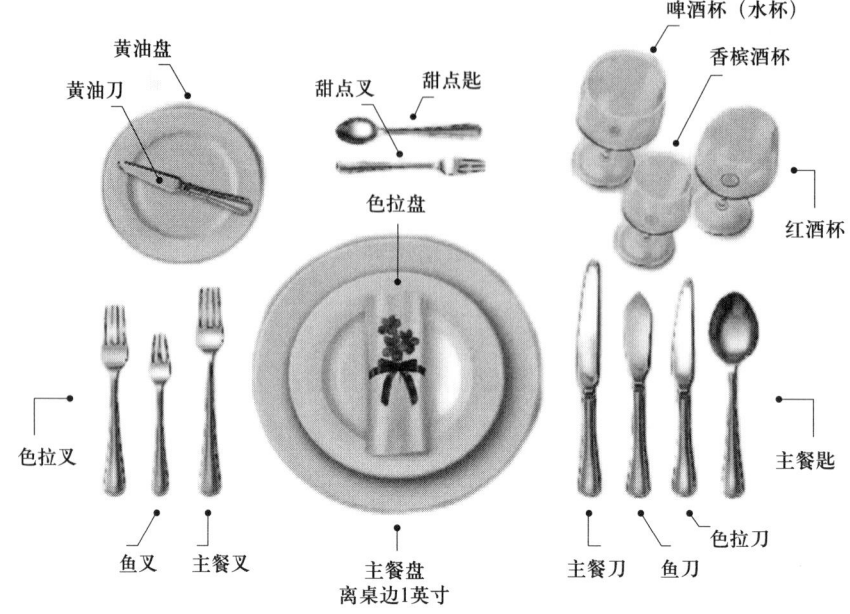

图6-8 餐具的摆放

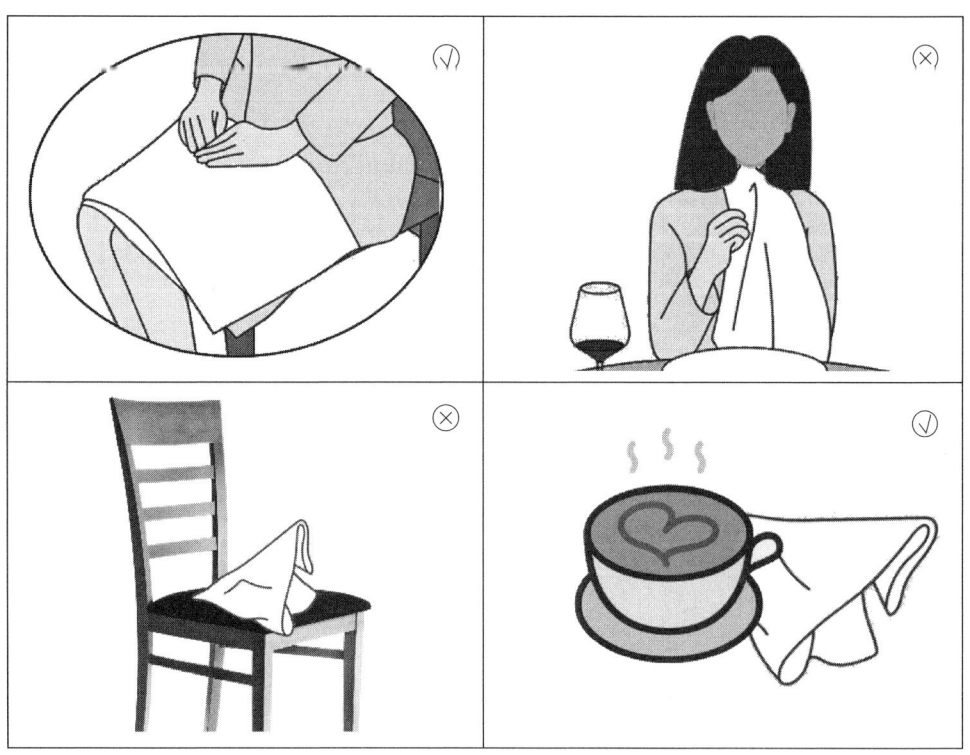

图6-9 餐巾的摆放

3. 刀叉的使用

吃西餐要左手持叉,右手持刀;左手食指按在叉子把上,右手食指按在刀背上。切东西时左手拿叉按住食物,右手执刀将其切成小块,用叉子送入口中。在进餐途中需要休息时,可使叉在左、刀在右,叉齿向下,刀刃向内,二者呈"八"字形摆在餐盘中央,以表示此菜尚未用完,如图6-10所示。当吃完一道菜时,应使叉在左、刀在右,叉齿向上,刀刃向内,将其并拢摆放在餐盘中,以示此菜已用完,如图6-11所示。

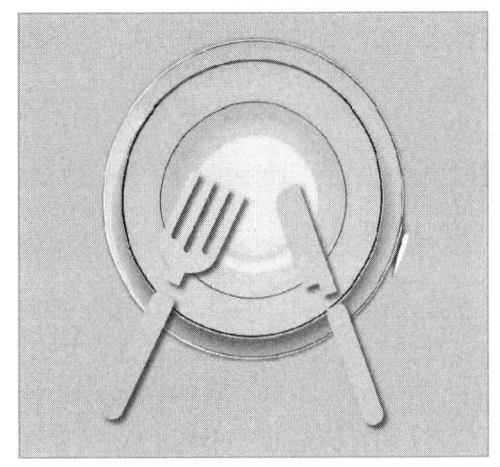
图6-10 "八"字形摆放

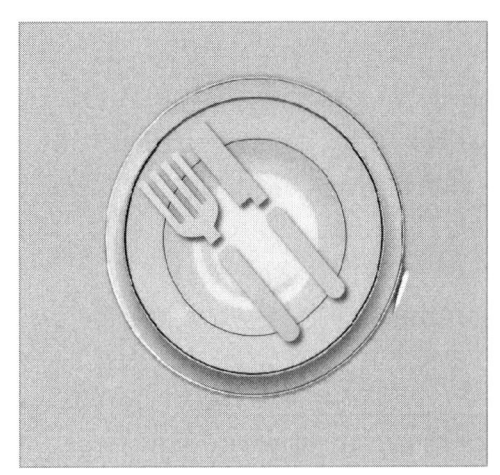
图6-11 并排摆放

4. 酒(水)杯的使用

西餐使用的酒(水)杯共有20余种,在用餐者面前餐刀的上方,按使用顺序从右向左(有时也从左向右)放置3~4只酒(水)杯,其中香槟酒杯、红酒杯、水杯必不可少。每一种酒水需要配不同的酒(水)杯。饮酒水用的酒(水)杯通常是有脚的,长脚的玻璃杯一般是用食指、拇指捏住杯子的下半部分,其余三个手指扶住杯脚来平衡杯子。如果是碗形的带脚玻璃杯,可以用食指和中指夹住杯脚,用手托住杯身。每次饮完酒水后,应将酒(水)杯放回原处。

即学即练

中餐和西餐宴请时的礼仪有什么不同?

三、饮酒礼仪

古往今来,酒在人际交往中一直都扮演着重要的角色,以至于无茶不会客、无酒不成宴。酒水是对我们日常交往中在正式场合所饮用的饮料的一种统称。商务人员要真正做到善用酒水,且合乎礼仪。

(一)酒的选择

酒的选择要根据宴会的具体情况而定。一般正式的中式宴会常选择白酒或红酒,基本不选择啤酒。西餐选酒比较讲究，不同的菜肴要搭配不同的酒，最基本的原则是"吃红肉喝红酒，吃白肉喝白酒"。

（二）斟酒

吃中餐时酒具应大小一样，如果在家中设宴，酒具一定要清洁、无破损。酒瓶应当场打开，为来宾斟酒时应该站在来宾的右侧，酒杯应放在餐桌上，瓶口不能与酒杯相碰，酒也不宜斟得太满。斟酒的顺序是先位高者、年长者、远道而来者，然后顺时针给每人逐一斟满。

吃西餐时主要是服务员倒酒，按照餐前酒、佐餐酒、餐后酒的顺序依次饮用。有一点需要特别注意，与上一道菜搭配的酒不能在吃下一道菜时饮用。

（三）敬酒

敬酒，是表示对客人的祝愿、祝福。宴会开始时主人往往讲几句话后开始第一次敬酒，敬酒时若主人起立，客人同样应起立，即使平时不喝酒，此时应浅尝一下，不可不举杯。在祝酒时，还应注意以下问题。

在赴宴前应了解对方的饮酒习惯，以及为何人祝酒、何时祝酒，等等，以便做必要的准备。根据规定，提议大家干杯、向客人祝酒的只能是宴请的主人。男主人应提议大家干杯，男主人不在时为女主人。客人应该按主人的意图行事，不要喧宾夺主。主人敬酒后，会饮酒的人应回敬一杯。回敬时应在被敬者开始饮酒后，敬酒人再把酒送至自己嘴边。在为欢迎某位贵宾而特意举行的欢迎宴会上，在男主人祝酒之后，男主宾也可祝酒碰杯，主人和主宾先碰，人多时可同时举杯示意，不一定碰杯。

在主人和主宾致辞、祝酒时，应暂停进餐，停止交谈，注意倾听，也不要借此机会吸烟。如果提议为尊贵的来宾的健康干杯时，杯中的酒最好一饮而尽，酒量小者可事先少斟些酒。饮用鸡尾酒或加冰的酒，不能干杯。

（四）饮酒要适度

酒后容易失言或失礼，在宴请饮酒中主客双方都应严格控制喝酒的量。在正式宴请中，主宾的饮酒量均应控制在平时酒量的一半以下，以免失态。对于不会饮酒的人不宜劝酒，对于会饮酒者，劝酒也应适可而止。在宴请过程中不会喝酒或不打算喝酒的人，可以有礼貌地阻止他人敬酒，但不应一概拒绝，至少应喝一点儿果汁或饮料，否则会影响他人的兴致和宴会的气氛。

按照礼节，杯子里的酒是可以不喝的，而空着杯子是不合适的。宴会上，商务人员切记不要为了拒绝喝酒而东躲西藏，更不要把酒杯扣在餐桌上。在宴会上，应当保持热情好客的优良传统，提倡"劝者尽其情，饮者度其量"，使宴会在友好的气氛中进行，在愉快的氛围中结束。

四、茶礼

我国有四千多年的饮茶历史，茶礼有缘，古已有之。茶礼包括茶道、茶艺、茶文化等多方面的内容。茶道是一种源于中国的传统文化，它不仅是一种生活方式，也是一种哲学和艺术。茶道通过一套烦琐而严谨的仪式和程序，强调精神与自然的和谐，以达到精神享受和身体健康的双重效果。在茶道中，沏茶、闻茶、饮茶都有严格的规则和技巧，茶具和茶叶的选择也是极其讲究的。茶道能够让人静心、修身养性，使人在快节奏的现代生活中找到内心的平静。

茶道的基本流程及礼仪规范如下。

（一）煮水

选用适当的水源。为了确保茶的品质，应选择纯净、无异味、无杂质的水。并根据茶叶的种类来调整水的温度。如对于绿茶，水温不宜过高，以保持茶叶的鲜爽口感。具体见表6-1。

表6-1　　　　　　　　　　　不同茶叶的适宜水温

茶叶种类	水温
绿茶	冲泡水温以80 ℃为佳
红茶	泡茶水温为95 ℃左右
乌龙茶	使用90 ℃以上的热水冲泡
黑茶	适合用90 ℃的热水冲泡
白茶	泡茶水温在90～100 ℃
黄茶	茶叶不经发酵，可以用80～85 ℃的热水冲泡

需要注意的是，控制水温是泡好茶的重要因素，如果水温过高，会破坏茶叶中的营养成分，如果水温过低，则茶叶的香气和味道无法充分释放。同时，泡茶的时间也需要根据不同的茶叶种类来调整。

（二）选器

对于不同类别的茶，茶具的选择也不同。这是因为不同的茶需要不同材质的茶具来展现最佳的口感和香气。以下是一些常见茶类和适合的茶具。

1. 绿茶选器

由于绿茶比较嫩，所以需要用温度较低的水来冲泡。适合使用玻璃茶具或者瓷器茶具，如盖碗或壶来冲泡。这样可以观察茶叶的舞动和茶汤的颜色，同时也可以欣赏到绿茶的优美姿态。

2. 红茶选器

红茶需要用温度较高的水来冲泡，而且红茶的香气和味道也比较浓郁，所以适合使用有盖的茶具，如紫砂壶或瓷器茶具。这样可以保持红茶的香气和味道，同时也可以让茶汤更加醇厚。

3. 乌龙茶选器

乌龙茶需要用温度适中的水来冲泡，而且乌龙茶的香气和味道比较独特，所以适合使用紫砂壶或瓷器茶具来冲泡。这样可以更好地展现乌龙茶的香气和味道，同时也可以让茶汤更加清爽。

4. 黑茶选器

黑茶需要用温度较高的水来冲泡，而且黑茶的口感比较浓郁，所以适合使用有盖的茶具，如紫砂壶或陶器茶具。这样可以保持黑茶的香气和味道，同时也可以让茶汤更加醇厚。

总的来说，选择适合不同类别茶叶的茶具，不仅可以更好地展现茶叶的香气和味道，还可以为喝茶带来一种更愉悦的体验。同时，也要注意保养和使用茶具的方法，保持它们的清洁和完好。

（三）投茶

在投茶前要先观察茶叶的形状、色泽和新鲜度，确保茶叶品质优良。根据茶叶的种类、茶具的大小及品茶的人数，适量投放茶叶，过多或过少的茶叶都会影响茶的口感。

（四）泡茶

1. 温壶温杯

在泡茶之前，先将茶壶和茶杯用热水温热，以提高其保温效果。

2. 注水

将热水缓缓注入茶壶或茶杯中，让茶叶在热水中慢慢舒展，释放出香气和味道。注水时应注意控制水流大小和水温。

3. 浸泡时间

不同种类的茶叶浸泡时间也有所不同。一般来说，绿茶的浸泡时间较短，而红茶的浸泡时间较长。此外，还可以根据个人口感偏好来调整浸泡时间。

4. 分茶

把泡好的茶汤均匀分倒入各个茶杯中，确保每个杯子的茶汤量相等并使每个人都能品到色、香、味一致的茶。分茶时应注意避免将茶叶倒入茶杯中，以免影响口感。杯中的茶以七八分满为宜，以表示对客人的尊敬。

5. 奉茶

以茶待客时，一般应当事先将茶沏好，装入茶杯，然后放在茶盘端到客人面前。标准的奉茶步骤为：双手端着茶盘进入客厅，首先将茶盘放在临近客人的茶几上或备用桌上，然后右手拿着茶杯的杯托，左手附在杯托附近，从客人的左后侧双手将茶杯递上去。茶杯放置到位之后，杯耳应朝向外侧。若使用无杯托的茶杯奉茶时，亦应双手捧奉茶杯，如图6-12所示。

在家中待客时，通常可由家中的晚辈为客人奉茶。接待重要的客人时，则应由女主人，甚至由主人亲自敬茶。在工作单位待客时，一般应由秘书、接待人员、专职人员为客人奉茶。接待重要的客人时，则应由本单位在场的职位最高者亲自为之奉茶。

若来访的来宾较多时，奉茶的先后顺序一定要牢记，切不可肆意而为。合乎礼仪的做法应当是：先为客人奉茶，后为主人奉茶；先为主宾奉茶，后为次宾奉茶；先为女士奉茶，后为男士奉茶；先为长辈奉茶，后为晚辈奉茶。

项目六　领会商务活动礼仪

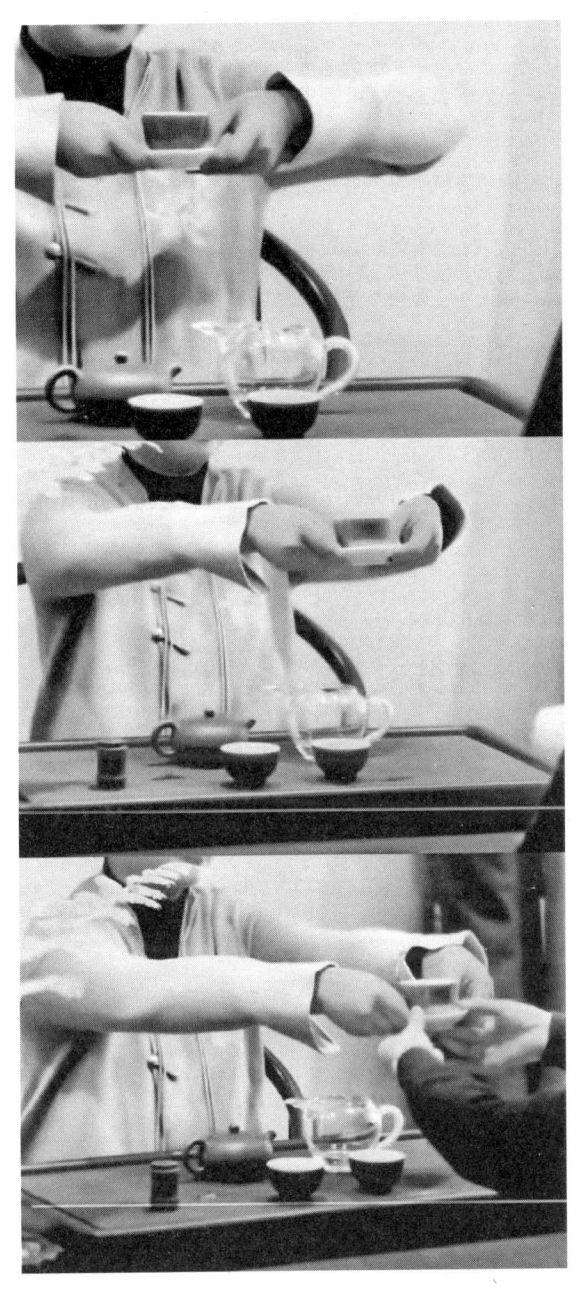

图 6-12　敬茶

（五）品茗

1. 观色

观察茶汤的颜色，判断茶叶的新鲜度和品质。优质茶叶的茶汤颜色鲜艳、明亮。

2. 闻香

闻一闻茶汤的香气，感受茶叶的芬芳和清新。优质茶叶泡出的茶汤香气持久、纯正。

3. 品味

品尝茶汤的味道,体会其醇厚、甘甜、回甘等独特口感。优质茶叶泡出的茶汤味道醇和、回甘强。品茶完毕后,要将茶碗放回原来的位置,并表示感谢。

4. 回味

品茗后,细细回味茶汤的美妙滋味和余香,感受其给人心境带来的愉悦和宁静。

5. 交流

与朋友一起品茗交流,分享彼此对茶叶品质和口感的感受和见解,从而增进友谊并加深彼此的了解。

(六) 收具

品茗结束后,应及时清理和收纳茶具,保持整洁和卫生。同时,也应妥善处理使用过的茶叶和多余的茶汤,避免浪费和污染环境。

茶道在商务沟通中起多种作用,它不仅可以促进深度交流,还可以展示企业文化和价值观,增进信任和合作。

任务三　商务馈赠礼仪

 学习目标

知识目标

1. 掌握馈赠的含义。
2. 熟悉不同地域的不同馈赠习惯和禁忌。

技能目标

1. 能够区分不同礼物的意义。
2. 能够根据不同的场合和对象,选择恰当的礼物馈赠。

德育目标

提升发现问题、解决问题的能力。

【任务导入】

杨蓉是一家医药企业的销售经理助理,前几日企业的一个客户李经理生病住院,作为长期的合作伙伴,销售经理让杨蓉去医院看望一下。考虑到是个女客户,在途中她去花店买了一束红玫瑰,但又觉得过于单调,于是又买了十几束黄玫瑰插在其中,结果客户见到后并没有表现得很开心。

讨论:阅读这个案例,同学们觉得她哪里做错了呢?

馈赠是商务活动中不可缺少的交往内容。随着交际活动的日益频繁,馈赠礼品因其能起到联络感情、加深友谊、促进交往的作用，越来越受到人们的重视。

思政小园地

　　礼品是人际交往中表达心意、象征友情的物品。送礼讲究"千里送鹅毛，礼轻情意重"，意思就是礼品不论轻重，关键是心意到了。礼品是传达感情的媒介，在日常交往中更多要以真心相待，以礼品为辅，不得过分追求礼品的价值，要把握分寸，不能把送礼作为达成目的的重要手段。

一、馈赠的原则

　　送礼之人，都希望自己所送礼品能寄托和表达对受礼者的敬意和祝愿，并使双方的关系锦上添花。但有时送礼非但没有达到目的，还会事与愿违。因此，商务人员要认真研究和把握馈赠的基本原则，使馈赠活动得以顺利进行。

　　（一）适度原则

　　通常情况下，礼品的贵贱厚薄往往是衡量送礼者诚意和双方情感浓烈程度的重要标志，然而，礼品的贵贱厚薄与其物质的价值并不总成正比。礼物是表达感情的，是人们情感的寄托，人情无价而物有价。我们提倡"君子之交淡如水"，提倡"礼轻情义重"，既要注意以轻礼寓重情，又要入乡随俗地根据馈赠目的和自己的经济实力，选择不同档次的礼物。

　　（二）投其所好

　　选择礼品时要考虑周全，有的放矢，投其所好。可以通过仔细观察或询问他人以了解受礼者的兴趣爱好，有针对性地精心挑选合适的礼品，尽量让受礼者感受到真诚。

　　（三）把握时机

　　送礼一般选择传统节日、喜庆之日、企业开业庆典及酬谢他人之时。作为用于酬谢等特殊目的的礼物，一般情况下不宜在公开场合送出，只有"礼轻情意重"的特殊礼物才适宜在大庭广众下赠送。

　　（四）效用原则

　　因人因事因地施礼，是社交礼仪的规范之一，对于礼品的选择，也应符合这一规范要求。当礼以物的形式出现时，礼物本身也就具有了实用价值和附加价值。在选择礼物时，要考虑受礼者的生活水平、年龄、身份等因素，从而有针对性地选择礼物。对富裕者，以精巧为佳；对家贫者，以实惠为佳；对年长者，以保健为佳；对恋人、情人、爱人，以纪念为佳；对朋友，以兴趣为佳；对年幼者，以启智为佳；对于外宾，以特色为佳。要考虑礼物的思想性、艺术性、趣味性、纪念性等多方面的因素，力求别出心裁，不落俗套。

二、馈赠的目的

　　任何馈赠都是有一定目的的，商务人员更应该避免做一些"无用功"。

（一）以交际为目的

这是一种为达到交际目的而进行的馈赠。在礼品的选择上，要体现送礼者的寓意和思想感情。

（二）以巩固和维系人际关系为目的

这也就是人们常说的"人情礼"。人情礼强调礼尚往来。因此，从礼品的种类、价值的轻重、档次的高低、包装的样式、蕴涵的情意等各方面都呈现出多样性和复杂性。

（三）以酬谢为目的

这类馈赠是为答谢对方的帮助而进行的。礼品的贵贱厚薄，取决于对方帮助的性质。

（四）以公关为目的

这是一种为达到某种目的而以礼品的形式进行的活动。这种馈赠，表面上看来不求回报，而实质上其索取的回报往往更深地隐藏在其日后的交往中，多发生在对经济利益或其他利益的追求活动中。

三、馈赠的礼仪

馈赠作为一种非语言的重要交际方式，是以物的形式出现的，以物表情，礼载于物，起到寄情言意的"无声胜有声"的作用。得体的馈赠，恰似无声的使者，给商务人员的交际活动锦上添花。然而送给谁（who）、为什么送（why）、送什么（what）、如何送（how）、何时送（when）、在什么场合送（where），是一个既老又新的问题。因此，只有在明确了以上问题的基础上，才能真正发挥馈赠在商务交往中的重要作用。

在选择礼品时应仔细、认真，要使受礼者愉快地接受馈赠并不是件容易的事情。一份太昂贵或太便宜或品位很差的礼物，可能使受礼者困窘和苦恼，而送礼者也很难达到预期的效果和目的。

（一）馈赠的时机

馈赠礼品应选择恰当的时间。在职场交往中，节假日、喜事、拜访、做客、答谢帮助、惜别送行等，都可以馈赠礼物给合作伙伴或友人以表示祝贺、纪念、问候、关心与感谢等。送礼要特别注意及时、准确。比如，生日礼物、节日礼物等，最好当天送出，一旦延误会被认为是不上心而记错了时间。一般来说，拜访他人时，最好在双方见面之初就向对方送上礼物，而当接待来访者时，则应该在客人离去的前夜或举行的告别宴会上，把礼物赠送给对方。在赠送礼物时，尤其要注意自己的态度和举止，平和友善的态度以及落落大方的举止更能让受赠者接受。

因工作需要而赠送的礼物应在公务场合赠送，比如在办公室、会客厅等场所；在工作之外或私人交往中赠送的礼物，则应该在私人居所赠送。

（二）礼物的选择

常见的礼物包括鲜花、食品、实用品等。鲜花是一种高雅的礼物，通过赠花可以表达自己微妙的感情和心愿，别有一番意境。通常，送他人鲜花代表着问候、祝贺、慰问和感谢等含义。在馈赠礼物时，食品也是一种很好的选择，如中秋节送月饼、端午节送粽子等，或者送上当地的特色美食，受礼者可以与家人或同事一起分享。为选择合适的实用品，可以提前了解受礼方的兴趣和爱好，选择适合其私人使用的礼物，也可以以益于受礼者的职业发展为原则。

在选择馈赠的礼物时，要针对不同的受礼者区别对待，最主要的是要考虑受礼者个人特点和礼物的纪念意义，具体包括以下两点。

1. 礼物应有创意

要在把握受礼者需求的基础上尽量送一些其意想不到的礼物，礼物应有前瞻性和艺术性，体现出礼物的个性与品位。

2. 送礼应注意细节

送礼时要注意细节，切忌送一些过时的礼物。同时，精美的包装不仅使礼物的外观更具艺术性，而且可以使礼物产生和保持神秘感。因此，经过包装后的礼物，它的意义超越了它本身的价值。对于较为贵重的礼物，在选购时应主动索取票据、说明书等，一并放在礼物中，以免除受礼者的后顾之忧，从而让其感到送礼人的细心和周到。需要注意的是，在对馈赠礼物进行包装前，一定记得把礼物上的价格标签取掉。

四、受礼的礼仪

在接受他人馈赠礼物的同时，对"礼"的物质形式和精神形式要一视同仁，不能厚此薄彼。在对方的馈赠是合理合法，并对双方人际交往没有不良影响的前提下，应落落大方地接受他人的礼物。当他人有礼相赠时，不管个人在做什么事，都应立即中止。在对方递上礼物时，要尽可能地用双手前去"迎接"，以示对对方的尊重，并立即向对方道谢。

我国的习惯是不当面打开所收礼物，国外有些国家的习俗则是当面打开礼物，并对礼物表示赞叹与欣喜。若当面拆开包装，要以适当的动作和语言，表示个人对礼物的欣赏。就算不喜欢对方所赠送的礼物，也要面带微笑，优雅地把礼物收下。无论对方送的是什么样的礼物，礼物的价值如何，它都具有独特的意义，应欣然接受。

在接受他人馈赠的同时，也要回赠礼物才算礼貌。中国人崇尚"礼尚往来"，外国人对此同样重视。有礼有节的馈赠活动，有利于拉近双方的距离，增加合作的机会。

五、拒礼的礼仪

有时出于种种原因，会不便接受他人馈赠的礼物，如礼物过于贵重显得别有用心，或是无功受禄的礼物等。拒收礼物要讲究策略、找出理由、达到目的。尽量不要伤害对方的感情。拒收礼物时应先向对方表达感谢，再向对方详细说明拒收的原因。礼貌拒绝他人礼物的方式主要有以下三种：婉言相告、直言缘由、事后归还。

（一）婉言相告

受礼者可以采用委婉的、不失礼貌的语言，向对方暗示自己难以接受这份礼物。

（二）直言缘由

直言缘由也就是直截了当地向对方说明个人难以接受礼物的原因。在公务交往中拒绝礼物时，此法尤其适用。

（三）事后归还

若在大庭广众之下拒绝他人所送的礼物，往往会使对方感到尴尬，不利于双方关系的维护。遇到这种情况，可采用事后归还法进行处理。

六、馈赠的禁忌

在选择礼物时，必须慎重对待禁忌问题，禁忌主要源于以下两种原因：一是由受礼人个人原因形成的；二是由风俗习惯、宗教信仰、文化背景、职业道德等原因形成的。要做到"入国问禁，入乡随俗"。

（一）不同地域的禁忌礼品

我国在正式社交活动中，因公赠礼时，不允许选择以下五类物品作为正式赠予交往对象的礼物：一是现金、信用卡、有价证券；二是价格过于高贵的奢侈品；三是烟酒等不合时尚、不利健康的物品；四是易使异性产生误解的物品；五是触犯受赠对象个人禁忌的物品。

同时，还应尊重当地风俗习惯，如看望老年人不能送钟，因为"钟"与"终"同音；友人之间忌送伞，因为"伞"与"散"谐音。在不同地区禁忌也会有所不同，如很多中国人都比较忌讳棺材，但有些地区将棺材做成手工艺品，寓意"升官发财"。

（二）寒暄用语的禁忌

中国人在送礼时，经常会非常含蓄地说"小意思，请笑纳"，但外国人认为这有遭贬之感；中国人习惯在受礼时说"受之有愧"等自谦语，而外国人认为这是无礼的行为，会使送礼者不愉快甚至难堪。但是，不同国家的寒暄方式也存在共同之处，如绝大多数国家的人都是用双手接过礼物，并向对方致谢。

（三）受礼差异

国外很多国家，送礼时十分注重外包装的精美，并且送礼一定要公开大方。把礼物不声不响地丢在某个角落然后离开是不适当的。

在一些国家，人们喜欢当面拆礼物，在美国，通常会在生日聚会、圣诞节和其他庆祝活动上当面拆礼物；与美国类似，加拿大人也喜欢在庆祝活动中当面拆礼物；在法国，礼物通常在家里或聚餐时当面拆开，然后发送感谢短信或卡片；同样，在西班牙，人们会在圣诞节和其他庆祝活动上当面拆礼物；在意大利，人们喜欢在圣诞和复活节送礼物，礼物通常当面拆开；在德国，拆礼物的时间会根据不同地区和情况而有所不同，但通常会在圣诞节或者生日会当面拆开。然而在中国，一般不当着送礼人的面拆礼物，否则会被认为失礼。

即学即练

上海某医疗器械有限公司准备将一批医疗器械销售到国外，特邀请国外客户来公司考察，公司正在讨论要给客人送什么礼物，大家讨论了半天还是没有得出结论。请你为该医疗器械公司想一想，要送什么礼物合适呢？

目标任务

一、任务目标

徐华是一家大型医药经营企业的总经理助理。今天，经理和企业的大客户签订了下一年的药品销售合同，为了庆祝，今晚将宴请该企业总裁吴总及企业高级员工。拟邀请人员包括吴总、副总经理杨女士、业务主管李先生和采购经理赵女士。徐华及销售部经理将陪同总经理一起出席宴会。

经过沟通，晚宴将安排在晚上七点，地点由徐华确定，要求在五星级酒店。经过了解，吴总不能吃辣，杨女士不能吃海鲜。请模拟宴会安排（宴会时间、地点、座次、菜单等）、宴会过程及宴会结束的场景。

二、任务准备

礼仪实训室、圆形餐桌、餐具、酒杯。

三、任务实施

1. 分组讨论宴会座位安排、祝词、敬酒、餐具使用、就餐过程中的礼仪等内容。
2. 分小组进行情景模拟演练。

四、任务评价

序号	评分标准	分值	自评（5%）	学生互评（25%）	教师评价（70%）
1	中餐座次安排	10			
2	就餐中的言行举止	10			
3	筷子的使用	20			
4	餐巾的使用	20			
5	盘、碟、汤匙的使用	20			
6	席间仪态表现	10			
7	小组内团结合作	10			
	合计	100			

目标检测

一、选择题

1. 在拜访他人办公室的时候，你应该（　　）。
   A. 推开一个门缝，观察要找的人，如果不在里面，就关门走人
   B. 推门而入，马上进行自我介绍
   C. 透过门缝或推开一个门缝，观察要找的人在里面后再敲门
   D. 敲门示意，经过同意后再进入

2. 面对上级和下级，长辈和晚辈，嘉宾和主人，你先介绍（　　）。
   A. 下级、晚辈、主人　　　　　　　B. 上级、长辈、嘉宾
   C. 上级、晚辈、嘉宾　　　　　　　D. 下级、长辈、主人

3. 拜访时的最佳时间是（　　）。
   A. 20 分钟　　　B. 30 分钟　　　C. 60 分钟　　　D. 90 分钟

4. 送客时应该（　　）。
   A. 主动与客人握手告别
   B. 无须站起来送客
   C. 若客人乘车，送客时送至家门口即可
   D. 将客人送至门口后立即转身进门

二、填空题

1. 接待客户时需提前准备：了解客户情况、确定接待规格、_____、_____、_____。

2. 拜访时要做到：事先预约，不做不速之客；_____；如约而至，不做失约之客；_____；_____。

3. 中餐宴请时的 4M 原则指菜单、举止、_____、_____。

4. 西餐宴请座次排列的基本原则，一般按照女士优先、_____、以右为尊、距离定位、_____、交叉排列。

5. 我国在正式社交活动中，因公赠礼时，不允许选择：现金、信用卡、有价证券；_____；_____；易使异性产生误解的物品；_____。

三、思考题

1. 接待客户时要注意什么问题？
2. 中餐礼仪中对就餐有什么要求，有哪些禁忌？

项目七

领悟沟通艺术

某著名医药企业家曾说，假如人际沟通能力是一件医药商品的话，我愿意付出比太阳底下任何东西都珍贵的价格来购买这种能力。由此可见沟通的重要性。有效沟通对于一个人的学习、生活、工作有越来越重要的影响，尤其对于即将走上工作岗位的毕业生来说，了解有效沟通的艺术，掌握正确的沟通方法和技巧，是非常必要的。生活中没有沟通，就没有快乐人生；事业中没有沟通，就没有成功；工作中没有沟通，就没有乐趣和机会。由此可见沟通的重要性。

知识点概述

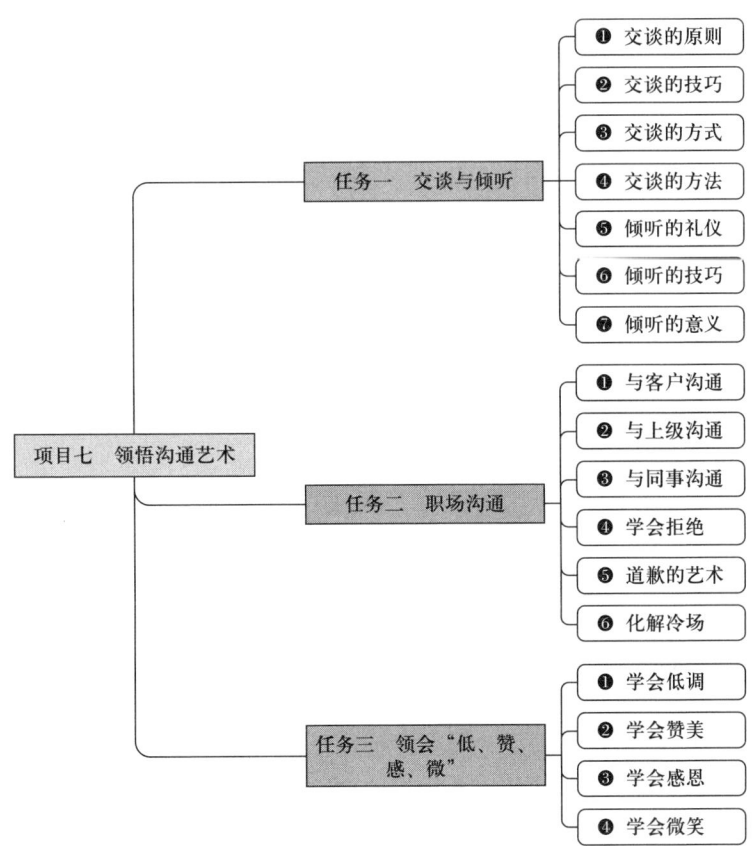

任务一　交谈与倾听

学习目标

知识目标

1. 掌握交谈与倾听的礼仪要点。
2. 熟悉交谈与倾听的基本技巧。

技能目标

1. 能运用交谈的基本方法。
2. 能运用倾听的基本方法。
3. 学会"听"和"说",塑造良好的职业形象。

德育目标

1. 学会文明用语,做文明学生。
2. 培养积极健康的交往心态。

【任务导入】

某医药连锁公司每年12月评选并公布优秀员工升职名单,人事部门通常在11月确定初步人选。人事部职员A与销售部职员B闲聊时,在B的一再追问并承诺不外传的前提下,被迫透露了升职人选的一些内幕,不久,公司内有关升职的传闻沸沸扬扬。职员们纷纷向部门经理抱怨,部门经理纷纷向人事部门询问,公司正常的工作气氛受到很大影响。

讨论：请根据上述案例,深刻反省自己,在与别人交谈中有哪些坏习惯或毛病,请逐一列出来,并制定切实可行的改进措施,争取尽快克服或改正。

所谓交谈,一般是指两个或两个以上的人以谈话为基本形式,进行面对面口头交流的活动。交谈是表达思想感情的重要工具,是人们传递信息和情感、增进彼此了解和友谊的一种方式,是人际交往的主要手段。广泛地交谈可以交流信息、深化思想,增强认识问题、处理问题和解决问题的能力。但在交谈中想把话说好却不是简单的事。因此,掌握交谈的礼仪要求、提高交谈的能力,对于提高工作水平和工作效率具有重要的指导作用。

一、交谈的原则

（一）真诚坦率

态度诚恳,真诚热情,往往可以拉近彼此之间的距离,营造融洽的交谈氛围,从而奠定交谈成功的基础。认真对待交谈的主题,坦诚相见,直抒胸臆,简单明了地表达自己的观点和意见。发自肺腑的语言才能触动别人的心弦,只有用自己的真情才能引发对方的感情共鸣,交谈才能取得满意的效果。在遇到超出自己能力范围的问题时,也应坦诚地说明,并尽力引导对方寻找适当的专家,以解决遇到的问题。

(二)互相尊重

交谈是双方进行的思想与感情的交流,是双向的活动。交谈双方无论地位与年龄,在人格上都是平等的。要尽量使交谈围绕主题进行,不要妄自尊大,忽略对方的存在,也不要妄自菲薄,不敢表达自己真实的想法。要使用礼貌用语,谈到自己要谦虚,谈到对方要尊重。恰当使用敬语和自谦的语言,可以显示个人的修养、风度和礼貌,有助于交谈的成功。

(三)耐心倾听

给予交谈对象充分的时间表达他们的需求和意见,并试图理解他们的观点和感受。尽量理解对方的立场和观点,寻求共同点,尊重不同点。肯定对方的观点和贡献,即使你不同意他们的看法。在交谈最后可提出建设性的反馈和建议,帮助对方改进或者解决问题。

(四)清晰准确

交谈过程中,言语要简洁、明确和易于理解,避免使用复杂的术语或大量的技术性语言,特别对于非专业交谈对象。提供准确和可靠的信息,并在可能的情况下说明信息来源。

(五)保护隐私

遵守公司的保密规定,尊重对方的隐私权,在与他人交谈的过程中不获取或泄露对方的个人身份信息。

(六)客观中立

尽量保持客观中立,不因主观偏见或政治立场影响自己的判断。

二、交谈的技巧

(一)交谈的语言

交谈的语言是有效沟通的重要组成部分,在运用交谈语言技巧时应注意以下六个方面。

1. 表达清晰

使用简单、清晰的语言表达自己的观点和意见。避免使用过于专业或复杂的术语,以免让对方误解。

2. 表达直接

尽量直接表达自己的想法,避免使用含糊或模棱两可的词语。直截了当有助于对方准确地理解你的意思。

3. 倾听和回应

要耐心倾听,尊重对方的观点,并做出适当的回应。避免打断对方或过于着急表达自己的意见。为了确保自己充分理解对方,可以重述对方的观点或意见,以验证自己是否明白了对方的意思。

4. 适当使用非语言交流

除了语言,还可以利用面部表情、手势和姿势等非语言交流方式来增强交流效果。这些非语言元素可以传达更多的信息和情感。

5. 使用肯定性的语言

使用积极、肯定的语言,以使交谈顺利进行。避免使用负面或责备性的话语,以免引起紧张或冲突。

6. 适当的幽默

幽默可以活跃气氛,但要注意适度幽默,避免讲冒犯或不适当的笑话。

通过运用这些交谈技巧,可以更有效地与他人进行对话,建立更好的人际关系,并实现更好的沟通效果。

(二)交谈的声音

无论是在日常工作中还是其他的社交场合中,都应注意不要高声说话,以免妨碍他人,引起他人的反感。说话时的语调应尽量柔和、悦耳。平时应有意识地加以训练,还可以经常阅读书报,掌握丰富的词汇,增强表达能力。

(三)交谈的姿态

1. 交谈表情语

在交谈中,应伴有微笑、点头等礼节,以示对对方的尊重;同时目光应有意识地注视对方,以示对所谈内容的关注。交谈时,目光的投射区域通常应根据交往的场合和对象的不同而异。

2. 交谈体态语

交谈时,无论是站立还是坐下,身体的姿态都应端正。在坐下与他人交谈时,如果面前没有桌子,通常双手可以放在大腿或座椅的扶手上;如果面前有桌子,双手应摆放在桌面上,双手可采用分开摆放、交叉摆放、相叠摆放的方式。同时,交谈中手势的运用不要过多过于频繁,幅度不要过大或变化过快。手势的范围应控制在目光所接触的区域内。

3. 交谈界域语

界域语,是指交谈者之间的空间距离传递的信息,它是人际交往的一种特殊的体态语言,也叫交往的空间距离。在人际交往中,人与人之间的距离是有一定规范的。心理学家把人际交往的空间划分成四个区域。

(1)亲密区域:0~45厘米,是人际交往中最短的距离。该距离对交往对象与交往场合有极其严格的限定。亲密区域只适用于亲人、恋人、夫妻之间的交谈,不适合在社交场合、公众场合与一般的同性或异性进行交谈。

(2)个人区域:45厘米~1米,通常适用于熟悉的朋友、同事在公开的社交场合进行交谈。

(3)社交区域:1~3米,这种距离通常用于与个人不是很熟悉的人之间。可在多种场合使用,如接待宾客,上下级谈话,与人初次交往等。

(4)公共区域:3米以外,是人们在较大的公共场合所应保持的距离,如公园散步、路上行进、演讲、集会等。

在交谈中,人与人之间应保持一定的社交距离,这样交谈才会轻松自如。

（四）交谈主题

交谈的主题数量可以不提前确定，但主题集中更有助于交谈的顺利进行，主题过多、过散，将会使交谈者抓不住重点。较好的主题应该是既定的、高雅的、轻松的、时尚的和擅长的。既定的主题就是双方约定好的或其中一方先准备好的主题，如求人帮助、征求意见、讨论问题等。一般而言，它适用于正式交谈。高雅的主题即内容文明、优雅，格调高尚、脱俗的主题，如文学、艺术、哲学、历史、建筑学等，它适用于各类交谈场合。轻松的主题包括文艺演出、时尚流行、美容美发、电视电影、烹饪小吃等，它适用于非正式交谈，允许各方各抒己见。时尚的主题就是此时此刻正在流行的事件，它适合各种交谈场合，但流行的事件随时变化，要留意近期的新闻和热点。擅长的主题是指交谈双方都熟悉、有兴趣的领域，如学者之间会谈论学术研究成果等。

三、交谈的方式

（一）神态专注

在社交场合中，眼睛要看向对方，全神贯注，聚精会神，不东张西望，似听非听。在注视对方的同时，也把自信、真诚通过眼神传递给对方。有些人在说话时喜欢盯着地板或者其他物品，这反而是一种缺乏自信的表现，也是对他人的不尊重。

（二）语言、动作配合

在对方"说"的过程中，可以做出简单的回应，如"嗯"或"是的"，或点头来表示自己一直在倾听。在对方需要理解和支持时，应以"对""没错""真是这么一回事"来加以呼应。这样可以让对方增强信心，使交谈得以持续。

（三）礼让对方

在交谈中，应以对方为中心，做到处处礼让、尊重对方。不要"一人独白"，自始至终只表达自己的意见而不让他人有发言机会。在他人讲话时，尽量不要中途打断插嘴，这样不仅干扰了对方的思路，破坏气氛，而且会给人喧宾夺主、自以为是的感觉。如确需发表意见或进行补充时，应让对方把话讲完。在倾听时还应给予适当的赞许，若与对方观点不一致或对所讲内容有错误，一般不要当面否定，免得让对方尴尬。在交谈中，不要直接陈述令对方不愉快的事，更不能因此伤害对方的自尊心，如果必须要讲述，应措辞委婉。

（四）适可而止

与其他形式的社交活动一样，交谈也受时间限制。虽说"酒逢知己千杯少"，但实际上它仍需要见好就收、适可而止，不然，下次交谈就无话可说了。普通小场合的交谈，应以半小时左右为宜，最长不超过1个小时；交谈中个人发言最好不超过3分钟，最长不要超过5分钟。

适可而止有三大好处：第一，可以为大家节省时间；第二，使每个参加谈话的人员都有机会发言，以示平等；第三，使大家对交谈意犹未尽，给彼此留下美好印象，方便日后持续开展交谈。

四、交谈的方法

商务沟通的目的，是争取对方的配合，是一个说服的过程。为达成这一目标，需要掌握交谈的基本方法。

（一）选择恰当的地点和时机

为了保证在交谈中各方可集中注意力，必须选择恰当的时间和地点。不同性质和内容的交谈应该选择在不同的地点进行。闲谈聊天时，可以找一个轻松愉快的场所；商谈或谈判时，应找一个正式的场所。除选择合适的场所外，交谈也必须选择恰当的时机，如走进上级的办公室，发现上级满脸怒色、心情不好，这时最好不要向上级提出过多的要求，哪怕这些要求在平时被认为是合理的。

（二）根据交谈对象和场合选择交谈主题

交谈的对象不同，其兴趣爱好和关注点就会不同，因此交谈时必须根据交谈的性质和对象来选择相应的交谈内容。一般来说，应尽可能选择在座各方喜欢听的主题。如可以谈论与天气、服装相关的内容，虽然这些主题可能没有任何意义，但是在不同类型的交谈中作为共同主题仍是比较妥帖的。根据不同的对象来改变话题是提高交谈能力的一条重要途径，因为年轻人有年轻人的关注点，女性有女性的关注点，如果不分对象、场合，使用同样的态度、谈论同样的主题，显然是不合适的，难以吸引各方的注意力。可以说，根据交谈对象和场合灵活地选择交谈的主题，是建立良好人际关系不可或缺的润滑剂。

【知识链接】

交谈中的禁忌

个人隐私。若双方是初次交往，则有关对方的年龄、收入、婚恋、家庭、健康等一系列的个人隐私主题切勿谈论。

捉弄对方。切不可对交谈对象尖酸刻薄，油腔滑调。不要挖苦对方的短处，调侃取笑对方，让对方下不了台。俗话说"伤人之言，重于刀枪剑戟"，用这类捉弄人的主题为中心展开的交谈定将损害双方的关系。

非议旁人。有人喜欢在交谈之中谈论他人的是是非非，其实"说人是非者，必是是非人"。非议旁人，会让人觉得缺少教养。

倾向错误。违反社会伦理道德、生活堕落、思想反动、政治错误、违法乱纪等的主题都应该避免。

令人反感。有些人一味地喜欢像别人说一些不愉快的、令人不感兴趣的话题，若这种情况出现，应立即转移话题，必要时还应道歉。这类主题通常有凶杀、灾祸、疾病、死亡、挫折等。

（三）事先了解交谈的内容

在交谈开始之前，最好事先了解需要交谈和可能交谈的内容，如果对交谈的内容一无所知，就不可能很好地参与交谈。事先了解交谈的内容，不仅包括了解交谈的主题、交谈的对象、交谈的环境、交谈的性质以及交谈的目的，而且包括了解交谈的偏向，如是偏向理论性还是偏向实用性，这样才能使自己在交谈时心中有数。

（四）把握交谈的尺度

无论什么样的交谈，都应该根据交谈的内容和对象把握交谈的尺度，要确定哪些话该说、说到什么程度，哪些话不该说、怎样加以回避等。交谈要把握尺度，以免造成不良的后果。

（五）用眼来"倾听"对方的谈话

在交谈时，应当直视对方的眼睛。如果不正视对方，是不礼貌的行为。一会儿看看窗外的风景，一会儿低头把弄手中的物品，种种举动都会让对方觉得没有得到尊重。

（六）善于提问和反馈

交谈是一种双方互动的过程，它要求交谈各方不仅要善于向别人提问，而且要善于处理别人的提问。当听到别人提问时，首先要弄清提问的内容和意图，然后再根据自己的知识和判断做出回答。同样，当你向别人提问时，要尽可能将问题表达得明确易懂，既不能将简单问题复杂化，也不能把复杂问题简单化，应根据交谈对象和内容选择相应的提问方法和形式。另外，在提问时，不要接二连三地提问，如果交谈对象众多的话，也要给别人留下提问的机会。

在现代社会，礼仪已经成为人际交往中的一种艺术，是人与人之间沟通的桥梁。一个人的谈吐不仅能够显示他的修养和品位，更是个人魅力的体现，这是一种由内而外散发出来的韵味。中国自古就是礼仪之邦，礼仪的重要性体现在生活的方方面面，可以说，交谈礼仪占据主要地位。所以，提高语言修养，学习、掌握并运用好交谈的礼仪是至关重要的。

五、倾听的礼仪

（一）倾听的含义

倾听是指听话者以积极的态度，认真、专注地听取讲话者的陈述，观察讲话者的表达方式及行为举止，及时而恰当地进行信息反馈，对讲话者作出反应，以促使讲话者进行全面、清晰、准确的阐述，并从中获得有益信息的一种行为过程。

（二）有效的倾听

有效的倾听是移情式倾听，即站在讲话者的角度，时刻追随讲话者的情感和思路。采取这种倾听方式的人，应集中精力，全神贯注，将自己沉浸在谈话内容之中。这种方式体现了克己敬人的精神，是赢得对方尊重的基本方式。

（三）有效倾听的方法

1. 不要打断对方讲话

打断对方的讲话是交谈中一个普遍存在的问题。打断对方的讲话意味着你对对方观点的轻视，或者表明你没有耐心听对方讲话。只有当需要对方就某一点进行澄清或重复时，你才可以打断对方。例如，当你听到对方自我介绍时，如果对方的名字听起来很拗口，这时你可以询问具体是哪个字。为了减少你打断对方的讲话可能造成的负面影响，你最好用"请原谅"来开始。

2. 不要让自己的思绪偏离

影响有效倾听的另一个普遍性问题是思绪发生偏离。因为大多数人听话的接收速度通常是讲话速度的四倍，有时，一个人一句话还未说完，但听者已经明白对方讲话的内容。这就容易导致听者在对方讲话时思绪偏离。这时，听者应消化所获得的信息，力求正确地理解对方讲话的主旨。

3. 听话要听懂实质

一些人在倾听时看似很认真，甚至做记录，但他们往往只注意表面现象，而忽略了大量内在实质。事实上在人际交往活动中，几乎所有的沟通都是建立在非言语表达的基础之上的，那种忙于做记录的听者容易遗漏许多重要的信息。将一些关键的话或技术性信息写下来是对的，但注意力应集中在对方的语气、语调和话语的内涵上，而不应集中在孤立的语句上。

4. 要表现出对交谈的兴趣

一些人只对他们自己要讲的话感兴趣，只专心于他们自己的话题，而不能很好地倾听对方是如何讲的，这是非常不礼貌的。要向对方表明你在认真地听，可以不时地用"嗯、哦"来表明你的共鸣，这些做法虽然简单，但确实可以鼓励对方继续讲下去。相反，如果你一边倾听一边手脚不闲，打哈欠或用不适宜的声音附和，会使对方感到你对他的讲话不感兴趣，导致谈话的中断，从而损害你们之间的友善关系。

5. 适时回应与反馈

为了理解对方的讲话，应适时对对方的讲话做出概括总结，这是回应与反馈的一个重要方面。它不仅表明你的确在认真地听对方讲话，也为对方提供了一个说明和解释机会。对于一些不能肯定的地方，你也可以通过直接提问的方式，来寻求对方的解释。此外，适时的回应与反馈还有获取额外信息并转移话题的作用。

思政小园地

我们聆听长者的教诲，可以感受到那份温暖；我们倾听朋友的诉说，可以感受到友谊的可贵。你若悉心倾听，则会让对方收获信任的回报、情感的满足和人格的尊重。倾听本来就是一条沟通交流的纽带。我们在表达自己的时候，也应该为对方留有发声的余地，这便是智慧，也是难得的修养。

六、倾听的技巧

在商务沟通中，倾听是一项非常重要的技能，以下是一些关于倾听的技巧。

（一）保持专注

在对方发言时，尽量保持专注，不要分心或者打断对方。应让对方感觉到你尊重他们的观点和意见。

（二）理解对方的意思

尽量理解对方所说的话，不要急于表达自己的看法或者进行判断。如果你有疑问，可以适当地提问或者请求对方解释。由于听话的速度比讲话快，应随时利用停顿的间隙思考对方讲话的观点、意图，预想好自己将要阐述的观点和理由。注意讲话者的神态、表情、姿势以及声调、语气等非语言符号的变化，尽量"听懂"这类非语言符号传递出的信息，以便能比较准确地了解对方的弦外之音、话外之意。

（三）抓住重点

注意听对方的重点和核心思想，不要被细节分散注意力。在对方发言结束后，可以总结对方的观点和意见，以确认你的理解是否正确。集中注意力，全神贯注地倾听，不做无关的工作，把自己的知觉、情感、态度全部调动起来，投入地听，用心去体验对方讲话所涉及的情景。

（四）接受不同

尊重对方的观点和意见，不要试图改变对方的想法或者强行推销自己的观点。接受不同的观点可以让你更好地理解对方的立场和思路。消除心理障碍，保持冷静，不要受情绪和当时气氛的影响。

（五）给予反馈

在对方发言结束后，给予适当的反馈和肯定，以鼓励对方继续表达自己的看法和意见。

七、倾听的意义

倾听不仅是出于礼貌的需要，还有很多益处。

（一）更好地了解人和事

人与人之间的交流只有小部分是通过书面进行的，大多数情况下是口头表达，我们都希望对方能注意听我们说话，这样他才会明白我们的意思，同样，善于倾听可让我们快速了解对方的想法。

（二）增长自己的知识

交谈不仅是表达我们的需求，还要探讨新的问题。倾听别人的讲话可以获得大量的信息。有效地倾听可以增长知识，增进彼此的关系，减少误会。

（三）改善工作关系

因为交流不畅而导致行为的偏差，会直接影响双方的关系，不利于双方的合作，因此必须认真倾听，才能正确理解对方从而满足对方的需求，提高工作效率。

（四）建立良好的人际关系

倾听可以拉近自己与他人的距离，避免不必要的纠纷。掌握倾听技巧可以与他人更好地沟通，从而建立良好的人际关系。

有人说，人际沟通20%靠话术，80%靠倾听。通过倾听，可以调动对方情绪，从而将交谈对象引入你想要的氛围；通过倾听，可以发掘他人才能，从而更好地完成工作目标。在人际交往中，认真倾听是对对方的尊重。如果说诉说是人的一种天性，那么倾听则体现一种修养、一种美德，也是交谈成功的一个秘诀。

【知识链接】

销售中的倾听

倾听是一种典型的攻心战略，一个不懂得倾听，只是滔滔不绝、夸夸其谈的销售人员不仅无法得到有关客户的各种需求信息，还会引起客户的反感，最终导致销售失败。一名好的销售人员，首先必须是个好的听众。当客户谈论自己的需求与困惑时，你要认真倾听，如此，销售才能轻松。作为销售人员，能够耐心倾听对方的讲话等于告诉对方：你是一个值得我倾听的人。这样在无形之中就能加深彼此的感情，为销售成功营造和谐融洽的气氛。

倾听时态度要谦虚。销售的主要目的是交谈信息、联络感情，而不是辩论或演讲比赛，所以在听对方讲话时，须持有虚心聆听的态度。有些人觉得自己是相关领域的"专家"，就中途接过话题，不顾对方的想法而自己发挥一通；或者急于发言，经常打断对方的讲话，迫不及待地发表自己的意见，这些都是销售人员应避免的行为。

任务二　职场沟通

 学习目标

知识目标

1. 学习与客户、上级和同事之间的沟通技巧与礼仪。
2. 了解道歉、化解冷场的方式方法。
3. 了解沟通过程包含的要素。

技能目标

1. 能够委婉地拒绝他人，巧妙化解冷场，真诚地向他人道歉。
2. 提高人际交往能力和洞察能力。

德育目标

1. 培养沟通能力，增进同学之间的友谊。
2. 锻炼归纳总结能力，在探讨和互动中培养沟通能力。

【任务导入】

陆鹏是某医药企业销售部的一名员工，为人比较随和，不喜欢争执，和同事的关系比较好。但是，前一段时间，不知道为什么，同一部门的张力老是处处和他过不去，有时候故意在别人面前指桑骂槐，甚至还抢了陆鹏的好几个老客户。起初，陆鹏觉得都是同事，没什么大不了的，忍一忍就算了，但是，看到张力如此嚣张，他一赌气告到了经理那里。经理把张力批评了一通，但结果是，陆鹏和张力从此成了"冤家"。

讨论：请大家思考一下，如果你是陆鹏，应该如何处理？

有效的职场沟通，能够促进团队成员之间的理解与协作，提高工作效率并实现共同目标。通过有效的沟通，可以解决工作中遇到的问题和冲突，增强团队凝聚力和向心力，营造良好的工作氛围。同时，职场沟通也是个人职业发展和提升的重要途径，能够展示个人的工作能力和领导能力，为职业发展打下坚实的基础。

一、与客户沟通

（一）与客户沟通的原则

在与客户进行沟通时，应遵循以下三条核心原则：使用客户易于理解的语言，促进双方的互动交流，确保客户充分理解信息。

首先，使用客户易于理解的语言。在与客户沟通时，应使用通俗易懂的语言，避免使用行话或专业术语，以免给客户带来困惑。如果必须使用专业术语，应在适当的时候为客户解释其具体含义，确保客户能够充分理解。

其次，促进双方的互动交流。在服务客户的过程中，向客户介绍产品和服务是必要的环节。然而，单纯的单向信息传递往往难以激发客户的参与热情。因此，应当创造机会让客户参与到谈话中来，如通过提问的方式引导客户发表自己的观点和意见，从而形成有效的双向交流。

最后，确保客户充分理解信息。当需要向客户传递较为复杂的信息时，应时刻关注客户的理解程度。通过提问的方式了解客户对信息的掌握情况，如有需要，可进一步解释，确保客户能够全面、准确地理解所传递的信息。

（二）与客户沟通的技巧

1. 充分的准备是成功沟通的关键

在拜访客户之前，拜访人需要明确此次拜访的目的和意义，确定与客户交流的主题。为了确保交流的顺畅，拜访人需要提前准备好相关的资料和道具。例如，如果拜访人计划向客户推荐医药保健新产品，那么应深入了解该产品的相关背景资料，包括保健品的特点、功能、用途、成分、功效和副作用等，了解客户需求，提供合适的产品和解决方案。除此之外还需要了解市场动态、产品安全与风险等专业知识，以便在拜访时能够胸有成竹，做到有的放矢。

2. 倾听与询问是沟通的核心环节

在沟通过程中，应始终保持认真倾听的态度。有效的倾听不仅能展示出对客户的尊重，还有助于了解客户的立场、需求、愿望、意见和感受。当然，单纯的倾听还不足够，还应学会巧妙地询问。在询问时，应注意客户的态度和忌讳，并设计巧妙的问题来获取自己想要的信息或表达己方的观点和意见。

3. 换位思考是实现有效沟通的重要手段

当客户提出各种要求时,自己应尝试从客户的角度出发来理解这些要求。由于所处位置和职责的不同,客户的某些要求可能在自己看来是无理取闹。然而,如果把个人置于客户的角度,可能会发现这些要求其实是有理有据的。在与客户沟通时,自己应始终以客户的利益为出发点来思考问题。例如,可以设想如果自己就是客户,是否能接受企业的某些经营策略和政策,以及客户经理的服务方式等。通过这种方式,自己可以更好地理解客户的立场和需求,从而更好地为他们服务。同时,选择一些共同的话题也有助于消除彼此间的陌生感,使关系更加亲密。

如当客户对药品功效提出质疑时,自己应设身处地地理解客户的疑虑和担忧。自己应根据客户的疑虑,提供详细的产品信息,包括产品的成分、功效、临床试验结果、使用方法等;确保信息真实、准确,并尽可能使用通俗易懂的语言进行解释。如果可能,分享一些真实的、正面的经验或案例,这有助于建立信任,并让客户感受到产品的功效。还可以基于对产品的了解和对客户需求的判断,提供专业的建议。例如,推荐合适的使用方法、提醒客户注意可能出现的副作用等。在销售完成后,与客户保持联系,定期询问他们的使用体验和效果。这不仅能增强与客户的关系,还能为医药销售人员提供宝贵的反馈意见,帮助改进产品或服务。

通过换位思考和有效的沟通,不仅能解决客户的疑虑,提高销量,还能为客户提供更好的服务,增强客户的满意度和忠诚度。

【知识链接】

药店营业员与顾客进行有效沟通的方法

1. 保持热情和礼貌

无论顾客是否购买,营业员都要保持热情和礼貌的态度。微笑、问候和感谢顾客的光临都能给顾客留下良好的印象。

2. 倾听和关注

倾听顾客的需求和疑虑是非常重要的。营业员应确保自己完全理解顾客的问题,不要急于给出答案,而是先询问更多的问题,以获得更详细的信息。

3. 专业知识

对药品有深入的了解是必不可少的。当顾客询问关于药品的问题时,营业员能够给出准确、专业的回答,有助于建立信任。

4. 提供建议

基于对顾客需求和状况的了解,给出合适的药品推荐。但要确保这些建议是基于专业的判断,而不是为了推销。

5. 解释药品的使用方法

向顾客详细解释药品的使用方法、剂量、注意事项等,确保顾客知道如何正确使用药品。

6. 尊重个人选择

尽管向顾客提供建议，但最终的决定权在顾客手中。尊重他们的选择，不要试图强行推销。

7. 建立关系

与顾客建立良好的关系，提供售后服务，如定期询问使用情况等。这不仅有助于提高顾客满意度，还有助于建立长期的客户关系。

8. 注意言辞

避免使用过于专业或难以理解的术语，尽量使用简单、明了的语言。

9. 反馈和学习

定期回顾与顾客的沟通，找出不足之处，并学习如何改进。参加培训、阅读相关资料等都是提升沟通技巧的好方法。

10. 利用非语言沟通

除了口头语言，身体语言、面部表情和眼神交流也是重要的沟通方式。保持眼神接触、微笑、点头等都能增强沟通效果。

通过以上方法，药店营业员可以与顾客进行良好的沟通，为顾客提供更好的服务，同时也有助于个人业绩的提升。

二、与上级沟通

与上级沟通是一项重要的技能，它能够帮助你建立更好的工作关系，理解企业的目标，以及更有效地完成工作任务。以下是与上级沟通的一些技巧。

（一）清晰和准确地表达

在与上级沟通时，要确保你要表达的信息清晰、准确、有条理。避免使用模糊的语言或过于复杂的术语，尽量用简单明了的方式表达你的想法。

（二）明确目的

在与上级沟通之前，先明确你的目的。这样可以帮助你更有针对性地表达自己的想法，避免在沟通过程中偏离主题。

（三）了解上级的期望

试着了解上级的期望和需求，以便你能更好地满足他们的要求。这可能需要你主动询问或观察他们的行为和态度。

（四）选择合适的时间和地点

选择一个合适的时间和地点进行沟通，以确保你和上级都能集中注意力。尽量避免在紧张或忙碌的时候进行沟通。

（五）积极倾听

在与上级沟通时，要学会积极倾听他们的意见和建议。这不仅可以帮助你更好地理解他们的期望，还可以建立良好的工作关系。作为新员工，应当保持谦逊的态度，虚心向上级学习。只有虚心，自己才能获得上级的帮助，才能不断成长和进步。

（六）提供解决方案

当上级提出问题或挑战时，尝试提供解决方案。这可以展示你的主动性和责任感，也可以让上级对你产生信任。

（七）保持尊重和礼貌

无论上级的反馈是正面还是负面的，都要保持尊重和礼貌。这有助于维护良好的工作关系，也可以让你在困难时期保持冷静。

（八）确认和总结

在沟通结束时，对讨论的内容进行确认和总结。这可以确保你和上级对讨论的结果有共同的理解。

三、与同事沟通

（一）合理表达个人的想法

在陈述自己的观点时，应该表现出自信，但要避免咄咄逼人。这两者之间存在微妙的界限，需要谨慎地把握。对抗性的语言通常不会带来任何积极的结果。此外，还要讲究简洁、含蓄、幽默，含蓄和幽默既表现了你的修养，同时也起到了避免分歧、阐述观点、不伤感情的作用。在提意见、指出别人错误的时候，要注意场合，措词要委婉，以免伤人自尊心，使对方产生反抗心理。

在工作中，还需要具备集体意识和大局观念。与同事保持良好的合作关系，共同为公司的发展而努力。在面对分歧时，个人要保持冷静，以大局为重，避免因个人情绪而影响团队的和谐与效率。

（二）保持积极的工作态度

为了实现有效的沟通，保持积极的工作态度至关重要。在遇到问题时应该提供建设性的意见，而不是进行负面的批评或抱怨，即使在表达疑虑或不满时，也应该以友善的方式提出合理化建议。同时，自身也需要摆脱以自我为中心的思考方式。如果每个人都从自己的角度出发，以自己的标准去评判他人，会导致许多荒谬的职场问题。因此，应该更多地站在同事的角度思考问题，学会换位思考。

在平时应多和周围的同事交流工作情况，将与同事的沟通视为一种享受，一方面可以让同事理解自己的工作，另一方面还可以了解同事对自己工作的看法。应该在沟通中建立互动，了解彼此的想法，全面考虑问题，并根据实际情况给予对方适当的反馈。

（三）保持适当社交距离

企业中的人际关系是较为微妙的。同事之间既要互相协作，又要保持各自的独立，只有把握好社交距离，才能更好地维系同事之间的关系。

（四）性格随和

在工作中不要摆出一副拒人于千里的样子，保持一种随和的态度，同事们会主动拉近与你的距离。孤僻的人不但会遭到非议，而且会被孤立。融入环境最有效的方法便是主动出击，热情待人。

在长期的工作中，与同事之间难免会出现矛盾和摩擦。为了化解矛盾，需要学会换位思考，站在同事的角度去理解问题。当矛盾出现时，要学会忍让和宽容，避免冲突升级。如果矛盾已经形成，要勇于承认错误，向同事道歉，并积极寻求解决办法，避免让矛盾恶化和影响团队的凝聚力。

（五）注意身体语言的运用

观察同事的身体语言有助于更好地理解他的意图和情绪状态。如果对方眼神飘忽不定、坐立不安或者频繁打哈欠、叹气，这通常意味着对方可能感到烦躁、不耐烦或者身体疲劳。在这种情况下，应该尽快结束交谈或者推迟交谈。如果你们之间的关系较好，可以直接询问对方是否感到不舒服。

（六）寻求反馈

为了确保双方对谈话内容的理解一致，应该及时向同事寻求反馈和确认。在工作中常常误以为自己已经找到了解决方案或达成了共识，但实际上可能完全误解了同事的想法。寻求反馈不仅可以确保沟通的顺利进行，还可以让同事感受到你正在倾听并理解他们的观点和想法。

思政小园地

"三个臭皮匠顶个诸葛亮""团结就是力量"。团结协作是一切事业成功的基础，是立于不败之地的重要保证。团结协作不只是一种解决问题的方法，而是一种道德品质。它体现了人们的集体智慧，是现代社会生活中不可缺少的一环。

星多天空亮，人多智慧广。今天的时代要求我们要有团结合作的理念，今天的时代要求我们要有互利共赢的意识。一人难唱一台戏，双拳难敌四手，只有勇于合作，精于合作，才能实现共同发展，构建人类命运的共同体。

四、学会拒绝

（一）学会说"不"

1. 明确自己的职责和优先事项

在工作中要清楚地了解自己的职责范围和工作的优先级。只有明确了这些，才能更好地判断哪些任务和请求是合理的，从而作出相应的决策。

2. 学会设定界限

职场中的人际关系需要维护，但过度的帮助或承诺可能会给自己带来不必要的压力。因此，学会设定自己的工作界限是很重要的，这样可以帮助自己避免过度承担责任或工作负荷过重。

3. 勇敢表达自己的观点

在适当的时候，要敢于表达自己的看法和观点。这不仅可以让自己在工作中保持一定的自主性，同时也有助于提高自己在团队中的影响力。

4. 委婉地拒绝

当需要拒绝某些请求或任务时，要学会用委婉的方式表达。这不仅可以避免直接冲突，同时也可以维护与同事或上级的良好关系。

5. 注重沟通与协作

职场中的人际关系需要建立在良好的沟通与协作之上。因此，即使是在拒绝对方的时候，也要确保自己的表达方式是尊重和理解他人的，这样有助于建立更好的工作关系。

6. 保持专业素养

无论是在拒绝还是接受任务时，都要保持自己的专业素养和职业道德。确保自己的行为符合公司的价值观和规范，同时也要尊重他人的权益。

7. 不断学习和成长

职场中的变化很快，所以要不断学习和提高自己的技能和能力。这样有助于更好地应对各种工作挑战，同时也更有信心在职场中说"不"。

学会在职场中说"不"是一项非常重要的技能，它可以帮助个人更好地应对职场中的各种挑战，并更好地维护自己的利益和工作关系。

（二）拒绝的方法

1. 直接拒绝法

在遇到很明显的无理的或过分的要求时，应采用直接拒绝的方法。向对方阐述拒绝的理由，并让对方体会到你的难处。在拒绝时要表达清楚，要自信、直截了当，语气要肯定。

2. 巧妙转移法

在对方提出自己目前难以接受的要求时，先对对方的要求表示理解和赞许，并在交谈中慢慢地讲出你的困难，让对方对你的困难表示出同情和支持。再提出你的看法，留待以后条件成熟再给对方解决。此方法不是立即说不，先肯定对方的要求，表示理解和尊重，然后再据实陈述无法满足对方要求的理由，以获得谅解，使对方自动放弃请求。用"暂时、目前"缓和的拒绝给对方留有余地。

3. 幽默打断法

当遇到对方提出一个你已经预感到有困难去解决的问题时，可用此方法。在对方谈这个问题或在铺垫的时候，用幽默的语言打断谈话，而把话题引导到其他方面。例如，罗斯福在就任美国总统前，曾担任海军要职。有一次，他的一位好友向他打听海军在加勒比海一个小岛建立潜艇基地的计划。罗斯福很神秘地向四周看了看，压低声音问道："你能保密吗？""当然能。"罗斯福微笑地看着他："那么，我也能。"

4. 拖而不办法

当对方的要求并没有很过分，但你却由于各种原因无法完成的情况下，可用此方法。可以说自己过些时间答复，要求对方提供更多的信息资料作进一步的说明，为自己留下充裕的思考时间。

5. 李代桃僵法

当对方提出一个很棘手的问题，或者你目前无法解决的问题的时候，可以退而求其次，找到一个你们都能接受的替代办法。

五、道歉的艺术

在道歉之前，要真正认识到自己的错误或过失，并充分了解自己给对方造成的困扰或伤害，这样才能真诚地道歉。

（一）如何开口道歉

通常情况下，道歉时第一句话最难说出口。可以试着用这样的句式："刚才的事情是我的态度不好，让你受委屈了，我真诚地向您赔礼道歉……"在你的道歉中，要包含三个元素：第一，勇于承认自己的过失，不找借口；第二，认同对方的心情，因为认同感会起到缓解"痛苦"的作用；第三，真诚地道歉后，试着给出补救方法。

（二）规范道歉用语

有愧对他人之处时，宜说"深感歉疚""特别惭愧"；渴望见谅，需说"多多包涵""请您原谅"；有劳别人，可说"打搅了""麻烦了"；一般场合，则可以讲"对不起""很愧疚""失礼了"。

（三）道歉要及时

一旦意识到自己的错误，应及时向对方道歉。延迟道歉可能会让事情变得更糟，因为时间越长，就越难取得对方的原谅。

（四）赔礼道歉应当大方

赔礼道歉绝非耻辱，故应当大大方方，堂堂正正，不要遮遮掩掩。但也不要过分贬低自己，这可能让对方看不起，进而得寸进尺。在道歉时，要尽量用简洁、明确的语言来表达自己的歉意。不要使用含糊不清的语言，这可能会让对方感到困惑或不满。

（五）勇于承担不推诿

在道歉时，不要责备对方或为自己的错误找借口，这可能会让对方感到更加不满。除了表达歉意，还应该说明将采取什么措施来避免未来再次犯同样的错误，这样可以显示出你的诚意和责任感。如果自己的错误给对方造成了实质性的损失，在道歉时要尽可能地提供赔偿或补偿。

六、化解冷场

所谓冷场，是指在沟通交流活动中，因为一定的原因，造成无法接话、交流中断、气氛紧张的现象，是交流与沟通中最忌讳的现象之一。然而，冷场出现的原因又是多方面的，同时也是可以提前预防的，并可以通过事先准备予以杜绝的。化解冷场可使用以下七种技巧。

（一）保持冷静和自信

在遇到冷场时，不要过于紧张或焦虑。保持冷静和自信，这样有助于你更好地处理局面。

（二）主动引导话题

可以尝试从对方的兴趣或话题入手，重新激活对话。如果你对对方的爱好或职业有兴趣，可以主动引导对话，让对方分享他们的经验和见解。

（三）倾听和回应

倾听是有效的沟通技巧之一。当对方发言时，应该给予充分的关注和回应。可以通过重复对方说的话或者总结他们的观点来表达你的理解和赞同。

（四）寻找共同点

如果彼此之间存在共同点，比如共同的兴趣、经历或观点，那么可以尝试从这些共同点入手，引起对话。共同点能够拉近彼此之间的距离，化解冷场的局面。

（五）运用幽默感

适当的幽默可以缓解紧张的气氛，化解冷场。个人可以尝试用一些轻松的话题或笑话来调节气氛，但要注意不要让幽默变得冒犯或不适当。

（六）避免沉默

在对话中，尽量避免长时间的沉默。如果觉得场面变得尴尬或冷清，可以尝试用一些简单的问题或评论来打破沉默。

（七）调整自己的沟通方式

有时候，冷场可能是由于自己不当的沟通方式。可以反思自己的沟通技巧，看看是否有需要改进的地方。例如，可以学习更好的倾听技巧、提高自己的表达能力或者更加关注对方的感受和需求。

总之，化解职场沟通中的冷场需要耐心、自信和灵活性。通过主动引导话题、倾听和回应、寻找共同点、运用幽默感等方法，可以让对话更加流畅地进行。同时，也要尊重对方的感受和需求，让沟迪更加愉快和有效。

任务三　领会"低、赞、感、微"

 学习目标

知识目标

1. 掌握低调、感恩的含义与意义。
2. 熟悉赞美、微笑的技巧与礼仪。

技能目标

1. 能在职场中运用赞美和微笑技巧。
2. 能懂得低调和感恩的意义并指导自己的实践。

德育目标

1. 能够学会低调，懂得感恩，恰当地赞美他人，适宜地微笑。
2. 培养积极健康的沟通心理。

【任务导入】

某日,一位客人就餐后到收银台结账,当他看到账单上的总金额时马上火冒三丈,他说:"你们真是乱收费,我不可能有这么高的消费!"收银员面带微笑地回答说:"对不起,先生,我们一起核对账单好吗?"客人没有表示异议,于是客人与收银员一起就账单上的项目一一核对,其间,那位收银员对几笔大的金额作了口头提醒。等账单核对完毕,收银员很有礼貌地说:"先生,您还有不清楚的地方吗?"此时,客人知道自己错了,便一边掏钱一边小声说道:"女士,买单!"

讨论:此案例对你有什么启发?这位收银员为什么能够很好地处理客户的抱怨?

职场沟通是一门精致的艺术,它涵盖了丰富的技巧和学问。掌握好沟通的尺度,能够为职业生涯增添不少色彩,同时也能助你顺利走出职场困境。职场沟通是一项重要的技能,它要求人们充分发挥自己的专业知识、表达能力和行为能力。在沟通中,领会并运用"低、赞、感、微"这四个技巧,即保持低调、适度赞美、学会感恩和微笑交流,它能够帮助你显著提高工作效率,更迅速地解决工作中遇到的问题,从而对职业发展产生积极的推动作用。

一、学会低调

(一)低调的含义

低调,意思是在行为或言辞中保持适度的谦逊和谨慎,避免过度张扬或引人注目。低调,乃是一种内敛而审慎的人生态度,它彰显着谦虚而不炫耀、深沉而不浮躁的品质。低调,亦是一种智者的选择,它意味着不轻易将无足轻重的事情透露给无关紧要的人。这种内敛的表达方式,不轻易显山露水,是对自我能力的珍视与保护。

(二)低调的分类及意义

1. 在姿态上要低调

在姿态上保持低调意味着要保持谦逊,不张扬自己的成就或地位。一种低调的姿态可以让人更容易接近,减少他人的嫉妒和防备心理。同时,这也有助于避免因为过于自信或傲慢而引发的冲突和误解。

2. 在行为上要低调

在行为上保持低调意味着做事要谨慎、稳重,不张扬、不炫耀。这不仅有助于减少不必要的麻烦和冲突,还能让人更加专注于实际的工作或任务。在工作中,低调的行为也可以避免引起他人的反感或抵触情绪,从而更容易获得他人的支持与合作。

3. 在言辞上要低调

在言辞上保持低调意味着说话要谦虚、谨慎,不夸大其词、不说过头话。低调的言辞可以避免引起他人的反感或误解,同时也有助于维护自己的形象和信誉。在与人交流时,用低调的言辞可以更好地倾听他人的意见和想法,从而建立更加和谐的人际关系。

二、学会赞美

（一）赞美的方法

在工作中每个人都少不了要对他人进行赞美，因此，一定要掌握赞美他人的方法。具体包括以下三种。

1. 直言夸奖法

夸奖是赞美的同义词。直接表达自己对他人的羡慕，这是用得最多的办法。见到客户说："王女士，您今天气色真好啊！"一句发自内心的赞美，会让客户精神愉悦，信心倍增。

2. 意外赞美法

出乎意料的赞美，会令对方感到惊喜，会引起对方的好感，从而更好地发挥赞美的效果。

3. 目标赞美法

赞美别人时，可以为对方树立一个目标，这往往能让对方坚定信念，从而为这一目标而奋斗。

（二）赞美的技巧

赞美是改善人际关系的润滑剂，我们在人际沟通与交往中要学会赞美他人。发自内心、恰如其分的赞美，是建立良好人际关系的必要条件。同时，要掌握赞美的语言艺术，提升与人沟通交往的能力以及职场竞争力。赞美的技巧主要有以下六种。

1. 赞美语言要恳切

真诚地欣赏他人，才能真诚地赞美。赞美越具体，表明你越关注对方，所以，具体的程度与你关注的深度是紧密相关的。如赞美对方漂亮，能详细地说出漂亮在哪里，赞美的效果将大不同。因为具体化更加直观，对方自然能够由此感受到你的真诚、亲切与可信。真正能够引起被赞美者好感的只能是那些基于事实、发自内心的赞美。

2. 赞美要投其所好

赞美要因人而异，要考虑对方的性格特征、身份和地位。老年人总希望别人不忘记他过去的辉煌，与其交谈，可多赞美他引以为傲的过去；对年轻人，可以赞美他的创造才能和开拓精神；对孩子，一些激励、鼓舞的话语，会使他们信心倍增，健康成长；对长辈，要赞美他的人生阅历、成就和子孙后辈。对不同的交往对象，应赞美不同的方面，恰当的赞美表达的是对他人的诚心与善意，传达的是对他人的认可与信任。

3. 赞美他人的得意之处

交谈过程中，如果对方谈到自己的得意之事，意味着对方渴望与你分享自己的喜悦，这也可以看作对方准备接受你赞美之辞的信号。此时，就要停下所有的事情，接过话题顺势赞美一番，以满足对方的心愿。没有人不希望自己引以为荣的事情受到他人的重视和褒奖。当你真诚地表达出自己的感受时，对方会产生一种亲切感，会拉近你与对方的心理距离。

4. 赞美也有"保质期"

观察到别人的改变，就要及时地赞美，因为在那一刻你所能传达的也是你当时的真实感受。一旦时空变换，就很难再有同样的感受。所以，看到他人的改变要适时赞美，不要留下遗憾。赞美得越具体、越及时，效果就越明显、越惊人。

5. 借他人之口的赞美更显真诚

借他人之口的赞美比直接赞美对方的效果要好很多。通过转述，间接地赞美，能让对方从中感受到尊重、欣赏、愉悦和成功，为双方营造出一种热情友好、积极肯定的交往气氛，同时也赢得对方的赞许。

6. 赞美措辞要精当

赞美的语言要表达准确，不能偏离事实。一些人喜用如"久仰大名""如雷贯耳""百闻不如一见"等恭维词作为赞美之词来赞美他人，给人以虚情假意的感觉。赞美要基于事实、恰如其分地表达出来，这样的语言才能使对方感到惊喜万分。

【案例分析】

生活在村庄里的甲乙两户猎人，一次外出归来，两人都只打到了两只野兔。甲的妻子见后冷冷地说："今天就只打到两只兔子吗？"甲听后也冷冷地说："你以为两只兔子好打吗？"他第二天就故意空手而归，让妻子知道打猎的不容易。而猎人乙的境遇却恰恰相反，当妻子看见他手里拿着两只兔子时，就高兴地说："你今天的表现真不错。"乙听后高兴地说："这没有什么！"第二天，乙就拎着四只兔子回到了家中。

讨论：为什么会出现案例中最后的情形？

思政小园地

世界上最美好的声音就是赞美，最好的礼物也是赞美，恰当的赞美能给他人带来愉悦，能使他人受到鼓舞。赞美是我们乐观面对生活所不可缺少的，是我们自信、自我肯定的力量源泉。赞美是人际关系的润滑剂，还可以约束人们的行为，使人们主动自觉地克服缺点，积极向上。

三、学会感恩

感恩，就是带着一颗真诚的心去报答感谢他人，是在他人对你进行一些帮助后你给予的一些回报。感恩是一种处世哲学，也是工作中的大智慧。感恩不仅是一种情感，更是一种人生境界的体现，是人生观、价值观和世界观的体现，永怀感恩之心，才能从别人那里得到更多的情感回报。

（一）要感谢为你提供舞台的人

千里马常有，而伯乐不常有。那些为你提供展示自己的舞台的人，他们让你有机会去尝试、去挑战、去创新；如果没有这个机会，你可能永远无法知道自己的潜力。正是有了他们的鼓励，会让你的自信心得到极大提升，会让你在未来的道路上更加坚定。因此，要感谢他们的付出和帮助。

（二）要感谢成为你榜样的人

这种类型的人做的比说的多，言行一致，有能力而且能善意地指出你的不足，愿意把自己的处事风格和技巧交给你，让你快速地成长。如果身边有这样的人，我们应该感到幸福和幸运。

（三）要感谢严格要求你的人

玉不琢不成器。人向来是有惰性的，需要他人随时提醒并规范你的行为，才能改掉不良的习惯。不要对他们心生厌烦，严格要求你的人，是信任你的人，是愿意培养你的人。

（四）要感谢能为你承担责任的人

人在职场中难免出错。有的人在遇到大事时勇于承担责任，这样的人是值得尊敬和感谢的。

（五）要感谢宽容你缺点的人

金无足赤，人无完人。宽容缺点并不意味着包容你所有缺点。感谢宽容你的人，更要自己不停地改正和用心学习，将缺点转化为优点，更好地处理工作中遇到的问题。

"滴水之恩，涌泉相报"，感恩是中华民族的传统美德，懂得感恩是一个人最基本的道德品质，也是懂得真善美、明辨是非的最基本的要求。感恩不仅是一种情感，更是一种行动，永怀感恩之心，才能从各个方面获得更大的情感回报。只有懂得感恩的人才会懂得付出，有了感恩之心，才会觉得自己有责任去回报社会，对自己所做的事负责。由此可见，感恩是一个人之所以为人的基本条件。

四、学会微笑

微笑是人际交往中最基本、最常用的礼仪，在日常交往和服务工作中具有重要的实践性价值。微笑是人类的一种表情，是人类美好情感的流露，是全世界通用的一种语言，在人与人交往时通过微笑表达出友好和敬意。微笑不应程式化、复杂化，而要真诚、自然，把握微笑的尺度，要注重内心的情感状态，体现出一个人内心深处的真善美，而绝无任何外来的包装或矫饰。

（一）微笑的价值

1. 日常生活

微笑，这个看似简单的表情，实则蕴含着深厚的情感价值和人际交往的无穷魅力。在日常生活中，微笑就像一缕阳光，能够照亮人与人之间的交往之路，使气氛变得和谐而温馨。它不仅仅是一种表情，更是一种情感的传递，一种心灵的沟通。

当我们向对方微笑时，实际上是在传递一种积极的情绪，告诉对方我们是友好和开放的。对方在接收到这个微笑时，也会报以微笑，因为他们感受到了我们的友好和尊重。这种微笑的交流，就像是一种无形的语言，不需要言语就能传达出我们的情感和态度。微笑，它不需要翻译，却能跨越种族、地域和文化的障碍，让不同的人们都能理解其含义。它来自人的内心深处，是内心活动的自然流露，是对美好事物的肯定和愉悦情感的展现。通过微笑，我们可以表现出对他人的理解、关心和爱，展现出我们的礼貌与修养，以及谦恭、友善、含蓄和自信的品质。

因此，在日常生活中，应该善于运用微笑这个有力的工具，适当的微笑能起到事半功倍的效果。微笑与手势、语言一样，都是礼仪行为中不可或缺的一部分，它们共同构成了我们交往活动的重要组成部分。

2. 职场沟通

在职场沟通中，微笑具有不可或缺的地位。微笑不仅是服务人员美好心灵和友好诚恳态度的外化表现，更是与服务对象交流、沟通的美好桥梁。在职场中，微笑服务能够营造出一种轻松、和谐的工作氛围，有助于缓解工作压力，增强同事之间的信任与合作。通过微笑，我们可以传递出友善、真诚和尊重的信息，让对方感受到我们的热情和关心，从而建立起良好的人际关系。

同时，微笑服务也是提升企业形象和竞争力的重要手段。在竞争激烈的商业环境中，能够提供良好规范和人性化服务的"微笑服务"往往能够吸引更多的客户，赢得他们的信任和忠诚。微笑服务不仅能够满足消费者维护自身权益和被尊重的需求，还能够为企业创造更高的附加值和更高的服务档次。

（二）微笑的技巧

微笑的技巧在职场中至关重要，它不仅能够展现个人的魅力和修养，更能够促进人际关系的和谐与沟通的有效。掌握正确的微笑技巧，对于职场人来说，是提升个人形象和职业竞争力的关键。

首先，把握微笑的时机是至关重要的。在与交往对象目光接触的瞬间展现微笑，能够迅速传递出友好和尊重的信息。如果面无表情或者微笑过于做作，可能给人留下不好的印象。因此，我们需要在适当的时机展现出真诚的微笑，让对方感受到我们的热情和关心。

其次，微笑的程度和层次变化也是需要注意的。在交往过程中，微笑的程度应该根据情境和对方的反应而有所变化。从浅浅的微笑到热情的微笑，甚至是开怀大笑，都应根据实际情况进行自然的调整。这样的微笑变化能够展现我们的情绪起伏，让对方更好地理解和感受我们的内心世界。

同时，微笑维持的长度也是需要控制的。过长的微笑可能会给人假笑或不礼貌的感觉，而突然启动和收拢的微笑也会显得不自然。因此，我们需要根据交谈的内容和情境自如地收放笑容，保持微笑的自然和真实。

此外，在微笑的同时，我们还需要注意目光交流和手势、动作等的配合。微笑与目光、手势等相结合，能够更好地传递我们的情感和态度，增强沟通的效果。

最后，微笑是展现个人特点的重要方式。每个人的微笑都是独特的，我们应该在保持真诚和自然的基础上，展现出自己的个性和魅力。这样的微笑不仅能够给人留下美好的印象，还能够促进交往的成功。

在现代职场中，微笑是有效沟通的法宝，是人际关系的磁石。没有亲和力的微笑，会使自己难以融入团体，甚至会给工作带来不便。笑一笑十年少，其实笑不仅能让你变年轻，更重要的是能让你拥有好人缘。

目标任务

目标任务一

一、任务分析

模拟一次接待客户的过程，做到有效倾听。

二、任务准备

接待实训室、镜子、笔记本、签字笔、茶杯。

三、任务实施

1. 进门问好要"迎"。

2. 接待咨询要"暖"。为了更高效地为电话呼入客户提供咨询，要根据日常工作经验收集和设计好一些专业的沟通话术，并预先将其设定为固定快捷短语备用，同时做到认真倾听客户的需求。从更深一层来分析，"问"的方式还可以分为两种：封闭式问题和开放式问题。

3. 处理异议要"应"。在沟通和推荐产品之后，客户可能会产生一些异议，为更好地处理这些异议，要学习一个新的技巧，叫作"应"。与客户保持适当的目光接触，表情面带微笑，肯定地点头，身体面向客户，适当地安抚，不做其他的事情。

4. 促成交易要"察"。"察"就是观察客户，在整个沟通过程中不断察言观色。"察"有助于我们了解客户的性格，说客户爱听的话，挖掘客户潜在需求的同时激发其购买意向。"察"还能帮助我们判断客户的真正意图，并圆满解决售后问题。只有将心比心，换位思考才能够正确理解客户的潜台词。

四、任务评价

序号		评分标准	分值	自评（20%）	学生互评（20%）	教师评价（60%）
1	眼神	保持适当的目光接触	20			
2	表情	面带微笑	20			
3	动作	适当地微笑，肯定地点头	30			

续表

序号	评分标准		分值	自评 （20%）	学生互评 （20%）	教师评价 （60%）
4	语言	身体面向客户，适当的安抚，不做其他的事情	30			
		合计	100			

目标任务二

一、任务分析

模拟一次张英与领导的沟通过程。

张英的领导是一位管理细致的领导，每次布置任务，对非常具体的细节都有所要求，要求下属完全按照他的思路和模式来做每一项工作，下属没有任何创新的空间。有几次，张英就某个方案根据自己的观念做了创新，没有完全按照领导的思路设计，事后也向领导陈述了自己的理由，她解释说按照这样的思路可以更快、更好地完成此项工作，但领导还是认为这是不按规矩办事，予以否决。张英觉得非常不满，工作积极性大大受挫。但目前张英对于工作氛围以及收入还比较满意，不想因为不适应领导的工作特点而调换部门或跳槽。于是，张英不得不考虑如何更好地与领导的沟通，使自己在工作中能发挥创造性和主动性。

二、任务准备

办公室、文件夹、笔记本、签字笔、茶杯。

三、任务实施

1. 学生分组，组内进行角色分配。
2. 小组内两人简单讨论沟通的思路，为沟通做简单的准备，以即兴为主。
3. 请小组内其余同学对模拟的沟通过程进行评述，指出其优点和不足。
4. 由小组成员再共同讨论解决类似问题的方法。

四、任务评价

序号	评分标准		分值	自评 （20%）	学生互评 （20%）	教师评价 （60%）
1	参与模拟的态度	态度认真、积极准备	20			
2	与领导沟通的方式	语言表达简明扼要，掌握出色的沟通技巧，语言易于理解	50			
3	沟通效果	沟通效果良好，关系处理融洽	30			
		合计	100			

目标检测

一、选择题

1. 目光是人们在交往时的一种无声语言，注视对方时应注意（   ）。
   A. 要考虑注视的部位和角度，不用考虑注视的时间
   B. 要考虑注视的时间和角度，不用考虑注视的部位
   C. 要考虑注视的时间和部位，不用考虑注视的角度
   D. 应该考虑注视的时间、部位和角度

2. 真诚的微笑可以（   ）。
   A. 显示出不耐烦的态度   B. 留给别人良好的印象
   C. 使你看起来没有自信和魅力   D. 使别人心情不愉快

3. 沟通中最重要的是（   ）。
   A. 个人的文采   B. 默默无闻的做事
   C. 语言的应用   D. 自我的表现

4. 关于与领导沟通的要点，下列表述错误的是（   ）。
   A. 理解领导   B. 让领导做问答题
   C. 多称赞领导   D. 管理领导的期望

5. 由沟通造成的冲突主要来自（   ）。
   A. 语言表达困难   B. 误解
   C. 沟通渠道中的干扰 D. 以上都是

6. 上下级之间应如何保持距离（   ）。
   A. 距离完全消失，融为一体   B. 要控制在适当的范围内
   C. 严格区分，保持较远距离   D. 距离过小以致失去尊严

7. （   ）依然是美的最高境界。
   A. 发美   B. 肌肤美   C. 自然美   D. 服装美

8. 有不同看法时，我们要（   ）。
   A. 理性对待分歧   B. 坚持自己的观点
   C. 不考虑他人的观点 D. 置之不理

二、填空题

1. 交谈的原则包括真诚坦率、互相尊重、耐心倾听_____、_____、_____。
2. 在交谈的技巧中，语言运用要求表达清晰、表达直接、倾听和回应、_____、

_____、_____。

3. 所谓_____是指在任何沟通交流活动中，因为一定的原因，造成无法接词、交流中断、气氛紧张的现象，是交流与沟通最忌讳的现象之一。

4. 所谓_____，是一种谦虚谨慎的态度，不张扬；同时低调是一种智慧，是不要把不相关的事告诉不相关的人。

5. 赞美要_____，要考虑对方的性格特征、身份和地位。

三、思考题

1. 倾听的技巧有哪些？
2. 与客户沟通的技巧包括哪些？
3. 在职场中要学会赞美别人，赞美的技巧有哪些？

项目八 医药销售沟通技巧

医药销售是指将药品从生产者转移到消费者的过程,包括批发、零售和医疗机构销售等多个环节。在医药销售过程中,医药销售人员扮演着重要的角色。他们需要了解客户需求,提供专业的产品知识和解决方案,与客户建立信任,并促进产品的销售。同时,医药销售人员也需要不断提升自身的专业素质和沟通技巧,以更好满足客户需求,提高销售业绩。

 知识点概述

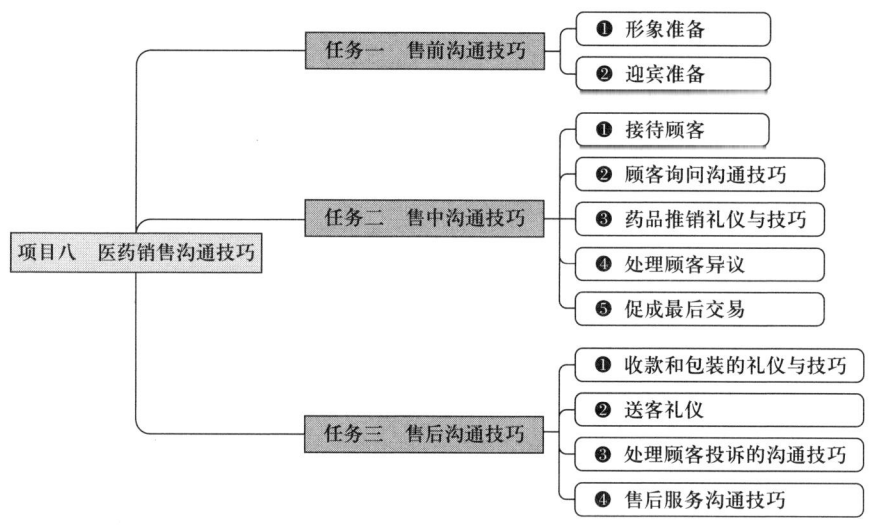

任务一 售前沟通技巧

 学习目标

知识目标

1. 掌握医药销售前的形象准备。

2. 熟悉医药销售迎宾的基本流程。

技能目标

1. 能够在医药销售前，做好自我形象准备和迎宾准备。
2. 能够熟悉医药销售前准备的基本流程。

德育目标

提升个人气质，为步入职场做准备。

【任务导入】

小金是应届毕业生，在某连锁药店应聘成功，主要从事药品销售工作。药店给小金这一批新员工进行了为期一个月的封闭培训后，将小金分配到位于市中心的一家门店。为了迎接第一天正式上班，小金做足了功课，做了个美美的彩色指甲、将耳边的头发挑出几缕染成时髦的蓝色，早起贴上卷翘的假睫毛，带着愉快的心情来到了门店。小金正要进店时，被店长叫住。店长让她反省、整理自己的形象，马上整改。小金觉得很委屈。

讨论：小金的哪些形象不符合工作规范需要调整？

一、形象准备

营业员整体形象要求干净整洁、得体大方，从而给进店的顾客一种专业的感觉。具体而言，营业员的形象可以从着装、仪容、举止三个方面准备。

（一）得体的着装

现在很多药店尤其是连锁药店都已经为营业员配备了统一的工装或制服，在工作时间，所有营业员都必须着统一服装、佩戴工牌，纽扣要扣齐，不得敞开外衣、卷起袖口或裤脚；没有统一服装的，不得穿不符合职业形象的衣服，并且服装要整洁，以素雅洁净为宜，不能有明显污渍或涂鸦。服装口袋内不得多装物品，以免影响整体美观度。鞋子要与服装搭配，因药店营业员需要长时间保持站立姿势，鞋子应尽量以舒适为主。

（二）自然的仪容

仪容是人们素养的外在展现，工作场合更应注意仪容仪表。本教材前述模块中关于仪容的讲述已经非常详尽，本模块仅仅再次强调药店营业员在工作场合的仪容要求，主要体现在头发、面部妆容、手部等方面。

在头发方面，男性营业员不得留过耳发型、不得剃光头，以留短发最为适宜，这样能给人整齐、清新的感觉；女性营业员不得披头散发，宜梳理清秀典雅的发型或盘发（不能扎起的短发除外），体现出干练、稳重的形象。不宜当众梳理头发，不染夸张发色，不烫夸张发型。

在面部妆容方面，要保持容光焕发、充满活力的状态，给顾客留下良好的印象。面部应保持清洁，避免耳鼻处、眼角处有异物，口中有异味等。上岗前不吃带有刺激性味道、易挥发的食物，上班过程中保持口气清新。男性如有胡须，也要每天刮干净，保持面部清爽；女性可适当化淡妆，以淡雅、清新、自然为宜，不化浓妆，口红的颜色应保持自然，不夸张。

不可使用气味重的化妆品、香水、摩丝等产品。不宜佩戴除手表、婚戒以外的其他饰品。不得在身体裸露部位文身。

在手部方面，由于双手是与店内产品接触最多的部位，尤其要注意清洁。指甲要经常修剪、洗刷，指甲长度要适当，不可留长指甲，也不可涂有色的指甲油。

（三）大方的举止

在顾客进入药店前，营业员就要调整好自己的情绪，做好随时接待顾客的准备，以饱满、热情的状态迎接顾客。面带微笑，表情不夸张，站姿、手势得当，使顾客感到亲切、愉悦；坚守自己的固定位置，不能松松垮垮、无精打采，不要把不愉快的负面情绪带到工作中，只有这样才能更高效地促成销售的达成。

二、迎宾准备

俗话说，不打无准备的仗，方能立于不败之地，营业员想要在顾客到店时确保忙而不乱、精准地推荐和服务，必须做好销售前的准备工作。一般而言，可以从以下四个方面着手准备。

（一）检查环境卫生

明亮整洁的环境能给顾客留下美好的印象，增强信任感。药店开门营业前，营业员要做好店内外的卫生清洁工作。店内环境的清洁包括货架、柜台、垃圾桶、墙面、地面、灯具等设施设备，产品（如轮椅等）的清洁工作也要做到位，以提升顾客的满意度。店外主要是进店通道门、玻璃门、橱窗等店门外的区域。营业期间还要注意维护好营业区的卫生。

（二）备齐产品

作为药店的一名营业员，需要熟悉各自所负责区域乃至全店分区陈列的结构布局、各个货架上产品的陈列位置；要核对价签与产品的位置是否匹配，核实产品是否齐全，如有缺货需及时补齐，无法及时到货补充的，要调整陈列，保持货架的美观和整体协调；检查产品有效期、是否有残损品等，需拆包、开箱的产品要提前做好相应的处理；检查各货架、柜台的产品摆放是否整齐。对于刚接触营业员工作的毕业生来说，要在尽可能短的时间内熟知每一种药品的功效、熟悉同类型药品的区别，以便及时解决顾客的问题。

（三）熟悉价格

营业员要熟悉药店产品的价格，特别是新上架的产品、促销期等活动期间的产品价格变动情况。面对顾客的询价，营业员能第一时间准确地说出价格，顾客的体验感和信任感也能得到提升。

（四）设施用具到位

营业员要熟悉其所负责区域所使用的相关设施用具，如销售过程的辅助用具，包括爆炸贴、海报、样品、赠品、收银纸、包装袋等。如遇促销等活动期，需提前准备好要使用的桌椅、传单等宣传物品，以免给销售工作带来不必要的麻烦。尽管近年来电子支付的普及率持续提升，药店在营业前仍需适当准备一些零钱，以备不时之需。

任务二　售中沟通技巧

 学习目标

知识目标
1. 掌握医药销售的基本流程和礼仪。
2. 熟悉售中的沟通与销售技巧。

技能目标
能够化解顾客异议，通过有效沟通促成销售。

德育目标
1. 提升观察力和沟通、应变能力。
2. 培养良好的道德品质。
3. 培养良好的职业品格和行为习惯。

【任务导入】

一位顾客正在营业员的引导下挑选补血产品，营业员介绍说："这个牌子的补血效果很好的，我们店好几个同事都在服用，现在正在做活动，价格也比同类其他产品便宜呢。"顾客回答："我以前吃过他们家的补血产品，效果是还不错。你刚才说正在做活动，那是什么样的优惠活动呢？"营业员连忙将买赠的优惠向顾客进行解释，一边解释一边扭头大声问收银台的同事："现在××补血产品还有没有赠品呀，这里有个想要赠品的顾客。"听到营业员的话，药店内补血产品货架附近的顾客都把目光投向了这位挑选补血产品的顾客，而这位顾客还没等收银台的营业员作出答复就离开了药店。

讨论：顾客在与营业员沟通时，为什么没能等到营业员同事的答复就离开了药店？如果你是营业员，与顾客怎样沟通才能避免类似的情况发生呢？

售中的沟通往往是为了一个既定的目标，即促成交易，因此售中有效的沟通很重要。售中沟通包括接待顾客、询问沟通、推销、处理顾客异议、促成最后交易等过程。

一、接待顾客

在顾客进入药店后，营业员要做的第一件事就是打招呼。在心理学家看来，微笑是一笔巨大的财富，营业员可以用微笑、点头开启行为问候，同时辅以语言的询问，加上适配顾客身份和年龄的称呼，例如"您好，阿姨，欢迎光临！请问需要什么？"这样可以帮助顾客放松心情，有利于销售的实现。

随着顾客进入门店，营业员可以通过观察初步了解顾客的需求，为下一阶段的询问和推荐做准备。

如果是在促销等活动期间，部分营业员需要在店外进行活动布置或招呼顾客，可以根据顾客的年龄、性别等，主动邀请顾客进店了解："今天我们店做周年庆活动，特别推出×××免费试吃，购买×××原材料还可以给您免费熬制，您可以进店看看。"

二、顾客询问沟通技巧

顾客进店以后，营业员切记不可盲目地紧紧跟随顾客，尤其是对于初次光顾某药店的顾客，营业员的过度热情会给顾客造成强大的心理压力和压迫感，这样会让顾客感觉不舒服，有的顾客还会因此产生逆反和抵触心理，甚至放弃购买、掉头离开。因此营业员需与顾客保持适当的社交距离，这样顾客需要帮助和交流时营业员可以第一时间出现在顾客面前，从而提供更适当的建议。

待顾客进店后，营业员可以通过耐心、细心地观察顾客的行为来分辨顾客是否需要帮助。对于长期光顾某药店、已经形成用药习惯的顾客来说，他们会径直走到相应的货架前直接取药，这时营业员只需告知其相应药品的用药注意事项。有的顾客进店即面露难色，这类顾客可能存在难言之隐或者有不便直接告知的隐情，此时营业员需要特别注意，适当拉近与顾客的距离，降低音量，保护顾客的隐私，引导顾客讲出实情，为顾客解除烦恼。而对于直接表达了自己购买需求的顾客来说，营业员需要做的就是一边仔细询问顾客的症状、使用者基本情况、用药禁忌等，一边将顾客引导至相应产品的货架或柜台前。

因为进药店的大多数顾客都是常见病，营业员通过询问得知顾客的情况后，给顾客精准地推荐，顾客使用或服用药物后觉得有效果，会对药店和营业员产生信任感，下次还会继续光顾该药店。

【知识链接】

药店营业员待客要点

1. 称呼得体：称呼有礼、大方得体。
2. 接待有声：来有迎声，问有答声，去有送声。
3. 用语礼貌：多用"请""您""谢谢""您好""谢谢配合""对不起""再见"。
4. 热情三到：眼到、口到、意到。

三、药品推销礼仪与技巧

成功的沟通在于引发双方强烈的共鸣，有了共鸣才可以产生更多共同的话题。药店营业员要站在顾客的角度去考虑他们的感受，比如用药的注意事项，对家庭、工作和生活等各方面的影响等。

在前一阶段的询问沟通中，营业员已基本把握顾客的需求要点，明确顾客究竟要购买什么药品、治什么病，当顾客需要推荐或者营业员觉得可以推荐时，就能帮助顾客做出适当的选择。

一方面，营业员可通过观察顾客的动作和表情来探测顾客的需要，寻找初步接触、推荐产品的最佳时机。比如顾客在经过某个货架时突然停下脚步，顾客长时间停在某个产品前凝视许久若有所思，顾客凝视许久后突然抬起头，顾客的目光与营业员的目光相碰，这些都是营业员可以适当推荐产品的绝佳时机，这时营业员向顾客推荐产品的成交率会更高。

另一方面，营业员也可以通过自然提问、聊天式提问来询问顾客的购买意图，从而更快地拉近与顾客的距离，让顾客觉得营业员不是只追求自己和药店的利润，而是切实为了顾客的健康考虑。同时营业员还要学会善意倾听顾客的意见，不要因为觉得自己在用药指导方面很专业就急于否认顾客的用药习惯和说法，强行推荐自己认为更适合的、主推的药品，这样会严重影响顾客的满意度。对于到药店购买处方药的顾客，营业员要先询问顾客有无处方，对有处方的顾客，按照收方、审方、划价收费、调配、核对、发药进行销售。

总的来说，营业员要保持高度的责任心，熟悉药品的适应证、功能主治、规格、使用方法、价格、用药禁忌等，正确、客观地向顾客展示、介绍和销售医药产品。

思政小园地

责任心是做好各项工作的前提，有句话说得好：在其位谋其政，任其职尽其责。具备良好的责任心是避免工作差错的重要保证。责任心是自身工作能力的表现，是岗位工作执行力的必备条件，是深入工作的根本。

人有了责任心才能敬业，自觉把岗位职责、分内之事铭记于心，该做什么、怎么去做及早谋划、未雨绸缪；有了责任心才能尽职，一心扑在工作上，有没有人看到都一样，能做到"不因事大而难为、不因事小而不为、不因事多而忘为、不因事杂而错为"；有了责任心方能进取，不因循守旧、墨守成规、原地踏步，而是能勇于创新、与时俱进、奋力拼搏。

四、处理顾客异议

（一）顾客异议的含义

顾客异议是指顾客对销售产品、销售人员、销售方式和交易条件的怀疑或抱怨，从而提出否定或反对意见。销售过程中顾客发出的这些疑问，是每个营业员都会遇到的常规问题。常言道，褒贬是买主，无声是闲人。对于营业员来说，不提任何意见的顾客通常是最让人捉摸不透、令人头疼的顾客。面对顾客的种种"挑剔"，营业员要用积极的态度去对待，只要顾客没有明确表示拒绝，就表明顾客对产品依旧感兴趣。营业员要耐心倾听顾客的疑虑，理解顾客的心声，想顾客之所想，急顾客之所急，及时处理顾客的异议，寻求达成销售的机会。

（二）顾客异议产生的原因

从事销售活动的人可以说是与拒绝打交道的人，战胜拒绝的人，才是销售成功的人。顾客的异议既是成交的障碍，也是交易可能达成的信号。顾客产生异议的原因主要可以归纳为以下三个方面。

1. 顾客方面的原因

（1）顾客本能的自我保护。现实生活中，每个人的心里都有一套自我保护机制，这种机制尤其出现在与陌生人打交道时，常常表现为充满不信任甚至怀有抵触情绪。当营业员推销药品时顾客有所警惕，最本能的反应和态度是拒绝、排斥，通过这种本能建立起来戒备来保护自身的利益。营业员对所推销的药品知识了解得越少，顾客的疑问会越多，由此产生的抵触也可能越强烈，最终影响交易的实现。因此，营业员要以得体的方式、诚恳的态度与顾客多交流，消除陌生感，建立彼此的信任，消除疑虑并促成交易。

（2）顾客对产品的了解不够。由于顾客是独立的能动主体，有自己的见解和情感，这些见解和情感方面的认识往往带有片面性又难以用讲解、说服的办法来消除。医药产品是关乎人们身体健康和生命安全的特殊产品，一般的顾客往往缺乏医药产品专业知识，再加上对某些产品有嗜好和习惯、成见等，更加容易青睐于某一产品，而对其他同类产品很难"越雷池一步"。因此，营业员要充分向顾客介绍医药产品的疗效、成分、副作用等信息，帮助顾客深入了解医药产品，从而消除异议。

（3）顾客缺乏足够的购买力。购买力是产生购买的不可缺少因素。每个顾客对产品都有一个期望的价格，当产品的价格与顾客心理的期望价格不符时，就可能出现因为购买力不足而产生价格上的异议，从而表现出缺乏购买意愿。营业员面对这种情况要先设法了解顾客的购买力与购买的欲望，推荐更符合其价格期望的产品。

（4）顾客已有较稳定的购买渠道。当今国内市场，实体药店数量已经达到一定的规模，尤其是在居住密度较高的小区附近，各大药店更加集中，竞争颇为激烈。顾客可能习惯选择离家距离较近的药店购买药品，或选择店面整洁的药店购买药品，还可能钟情于某个连锁品牌的药店。加之互联网经济高速发展，各大电商平台充分考虑顾客的需求差异，提供便捷而快速的送货上门服务。顾客可选择的购买渠道和方式更多，对药店和营业员来说，就更需要在药店的服务、优势、营业员的专业素养等方面做得更加出色，才能吸引更多的顾客。

2. 营业员方面的原因

营业员是药店的核心成员，营业员的一举一动都会影响顾客的到店体验和交易实现。顾客对营业员提出的异议有以下五个方面的原因。

（1）专业知识方面。营业员对所推销的医药产品了解不深、不全，体现出专业知识的欠缺；或使用过多的专业术语，用过于高深的专业知识向顾客解释。这些知识的欠缺或使用不得当，都会影响顾客的购买。

（2）沟通不当。营业员在与顾客的沟通过程中要注意双向性。营业员对信息的收发反馈要特别留意，说得太多或太少、听得太少等这些不当的沟通方式都有可能导致错失交易的实现。除此之外，营业员切忌为了促成交易而夸大陈述，以不实的内容哄骗顾客。

（3）身体和心理方面。营业员的身体状况、精神面貌是一面镜子，给顾客传递的第一印象非常关键，在迎宾准备阶段一定要做好功课，不可将负面的情绪带到工作中来。要善于控制情绪，树立信心，给顾客提供细致、周到而专业的服务。

（4）礼仪方面。有的营业员仪表不到位、言行举止不当，给顾客一种邋遢、松散的印象，有失礼貌，让顾客觉得营业员无法给他提供相应的服务和推荐。

（5）销售服务方面。产品销售服务具体来说可分为售前、售中和售后三个阶段。各个阶段的销售服务质量和水平会直接影响顾客的购买行为。顾客对药店销售服务过程中产生的异议主要表现在以下几个方面：营业员态度散漫，接待顾客不够主动热情；说话过于随便，音量过高或过低，语速过快，语气不佳，没有使用礼貌用语；不能客观介绍药品功效或贬低同类产品的功效；介绍药品时没有把药品的用法用量、禁忌等注意事项讲解清楚；收银员业务不熟，甚至收款出现错误；中药调配人员操作不当；售后服务不到位，没有进行用药指导、健康叮嘱等；顾客要求退换货时处理不得当。

为了减少销售服务方面的异议，营业员应尽最大的努力为顾客提供真诚、优质的服务，想顾客之所想，把顾客的事当成自己的事来处理、对待，赢得顾客的持久信赖和持续的口碑。

3. 医药产品方面的原因

（1）医药产品的质量。医药产品由于剂型的不同，可能产生的质量问题主要包括：外包装脏污、陈旧、变形；因包装不严或放置不当，导致渗漏、发霉；临期产品；冲剂类、中药饮片类药品受潮或变质、褪色、虫蛀；口服液类产品有破裂，导致整盒包装污染、霉变；栓剂类产品内溶物溶化；软胶囊类药物有变形或破裂现象；产品实物比说明书规定数量少。

如果对上述其中一项有疑问或者不满意，顾客都会提出异议。当然，这其中有些异议确实是由于产品本身的质量引起的，而有些异议可能是顾客对产品存在误解或偏见，甚至是顾客想获得优惠的借口。因此，营业员需要细致地询问并耐心地倾听，发现顾客内心真实的想法，找出异议出现的真实原因，最终有的放矢从而消除异议。在平时的工作中也要定期清理不合格产品，避免出售破损、霉变、变质的产品。

（2）医药产品的价格。顾客对医药产品的价格产生异议的原因，主要包括顾客主观上认为产品价格偏高而不值得购买，希望通过价格异议实现其他目的，顾客购买力不够，特价产品没有标识，特价产品用平价标识标注，标签价格提示与电脑价格不相符，等等。为了处理价格异议，营业员除了平时工作要认真仔细，避免标价签出错，同时特价产品标签要及时更换，避免不必要的投诉；还要清楚了解本药店及周边药店药品的价格，遇到顾客对价格有异议时，能做到心中有数，轻松应对。

（3）医药产品的品牌和包装。品牌在顾客心目中是医药产品质量和信誉的标志和保证，代表着产品的品质和特色，不同的品牌具有不同的价格和声誉。在选购医药产品这种特殊的产品时，顾客更倾向于选择熟悉的医药品牌或知名的医药品牌。

包装是产品的重要组成部分，具有保护产品、美化产品、促进销售和增加利润等作用。顾客挑选医药产品首先看到的便是包装，精美、大方的包装能对顾客产生较大的吸引力。如果顾客对药品包装产生异议，往往是由于以下原因：药品包装外观不美观、不整洁；对药品包装的材料不满意；药品包装不能满足顾客特定需要，如馈赠的需要。

对上述关于医药产品品牌和包装的顾客异议，营业员大多数情况下是爱莫能助的。塑造品牌形象、设计产品包装是医药生产企业需要解决的问题，营业员面对品牌和包装方面的异议，在不影响顾客体验感、使用性能的情况下，可运用一些销售、卖点宣传技巧帮助实现销售。

（三）顾客异议类型

1. 产品异议

顾客针对医药产品的质量、功效和包装等产品本身提出的看法或意见，属于产品异议。这是一种常见的异议。持有这种异议的顾客对自己的需要非常清晰，只是担心产品能否满足自己的需要。这一类异议的产生有多重原因，可能是药品本身存在需要改进的地方，也有可能是顾客对药品缺乏深入的了解，有急于求成的急切心理。销售人员要深入了解不同药品的特点和顾客的需求，运用恰当的方法进行解释，帮助顾客消除心中的疑虑。例如，一位顾客在选购儿童补钙产品时就提出"吃了很长时间的钙片并没有什么用"，这就是对补钙产品本身提出的质疑，这时营业员就需要耐心地解答："您说得对，很多小孩服用补钙产品后效果不太明显，但是补钙毕竟不是一两天或一两个月的事情，按照说明书的用法用量服用，配合适当的户外运动、饮食和规律作息，长期坚持的效果还是会比较明显的。"

2. 价格异议

这也是营业员遇到的异议中常见的一类。价格异议指的是顾客认为产品的价格偏高或与自己的期望价格有较大差距时提出的异议。无论产品的价格怎样，总有些人会说价格太高、不合理或者比竞争者的价格高。例如，"太贵了，我买不起""某某药店的价格比你们店的价格要低一些"。当顾客提出价格异议时，表明他对产品其实是有购买意向的，只是对产品价格不满意，而进行讨价还价。还有的价格异议出现在售后，如顾客发现医药产品实际的价格与药店宣传的价格不符，两次购买同种产品的价格不同（一般体现在第二次购买时价格更高）。售后反馈来的价格异议，营业员要注意妥善处理，耐心地向顾客做好解答，以免出现投诉、纠纷等不必要的麻烦。

3. 需求异议

需求异议是指顾客认为自己不需要产品而形成的一种反对意见。它往往是在营业员向顾客介绍产品之后顾客当面拒绝的反应。例如，"家里已经有这种产品了""我不需要这种药""这种药对我的症状没有效果"，等等。这类异议有真有假，真实的需求异议是成交的直接阻碍。销售人员如果发现顾客真的不需要该产品，那就应该立即停止推荐。虚假的需求异议既可表现为顾客拒绝的一种借口，也可表现为顾客没有认识或不能认识自己的需求，即潜在需求。对于这类潜在需求异议，销售人员需了解情况后详细介绍医药产品及相关专业知识，以帮助顾客了解产品与自身的状况并促成销售。

4. 服务异议

服务异议是顾客对营业员承诺的售前、售中和售后服务产生的异议，例如对服务范围、服务期限、服务方法、服务扩展和服务实现的保证措施提出的异议。当今市场，各行业竞争激烈，各企业都意识到需要通过提供细致而周到的服务来提高顾客的满意度、建立顾客的忠诚度。对于顾客提出的服务异议，营业员应该真诚地接受并耐心地解释，充分展示企业和药店的信誉。另外，营业员对顾客的服务承诺一旦提出，就要努力实现，一定不要为了实现销售而过度承诺超出自身和企业实力的条件或不能实现的服务。如秋冬季节，药店宣称顾客在店内购买中药原材料可免费为其熬制，那么在收银时就只能体现材料价格，营业员应为顾客贴心地做好免费熬制等工作，真正体现服务意识。

（四）处理顾客异议的原则

在销售过程中，营业员遇到顾客异议是很正常的。营业员要想促成交易、完成销售，必须正确处理、积极对待顾客异议，树立以顾客需求为中心的理念。处理顾客异议时应遵循以下三项原则。

1. 尊重顾客、认真倾听

对于顾客提出的异议，无论异议是基于事实的还是无理的，营业员首先都应给予充分的尊重和理解，以谦和的态度认真倾听，不打断、不反驳，进一步了解顾客的真实想法，了解问题的关键点，找寻处理异议的突破口。这样顾客也会因为营业员的尊重而感到心情舒畅，有利于尽快消除异议。

2. 抓住重点、避免争论

顾客有时会因情绪紧张、激动而表达不清，将一些无关的描述掺杂进来，有些异议可能毫无根据甚至带有很大的"伤害性"，不管是什么情况，营业员都不应与顾客发生争辩，更不能争吵，以免激化矛盾、破坏顾客的购买意愿。一旦发生争吵、争论，吃亏的永远是营业员。因此，营业员要学会控制自己的情绪，在倾听的过程中注意辨别，了解顾客的真实想法，认真分析，抓住问题的重点和关键，有针对性地消除异议。要多站在顾客的角度替顾客考虑，注意说话的方式和语气语调，为顾客留出余地，尽可能促成交易。

3. 做好准备、选择时机

不打无准备的仗，这是营业员面对顾客异议时应遵循的一个基本原则，因此，优秀的营业员面对顾客的异议不仅能给出一个比较圆满的答复，而且是能选择在恰当的时机进行答复。

销售前，营业员要充分估计顾客可能提出的异议，做到心中有数。这样，即使遇到难题，面对顾客也能从容应对。事前无准备，现场就可能不知所措，顾客提出的异议得不到满意的答复，自然无法实现销售。有一些企业经常组织一些专家来收集客户的异议，制定标准应答用语，并要求营业员牢记。也有很多药店尤其是连锁药店会组织对营业员定期的培训、考核。这都是提高营业员职业素养和专业技能的常用办法。

（五）处理顾客异议的时机

1. 主动优先

在顾客尚未提出异议时就先解答异议。多数顾客异议有一定的规律性，营业员将异议消除在萌芽阶段是消除顾客异议最好、最省时省事的做法。营业员在察觉到顾客的语气措辞、动作、表情等有所变化想要提出异议时，就主动提出并给予解释，先发制人，这样可避免因纠正客户的错误观念或反驳客户的意见而引起的不快。

2. 立即回答

顾客提出异议后，绝大多数情况下需要营业员立即作出答复，马上处理。这样，既可以促使顾客使用产品，又表示营业员对顾客的尊重，顾客会觉得这样的营业员是可以信赖的。

3. 延迟回答

当异议显得模棱两可、含糊其辞、让人费解时；当异议显然站不住脚、不攻自破时；当异议不是三言两语就可以解决得了时；当异议超过了营业员的能力水平时；当异议涉及较深的专业知识，不宜为顾客马上解释时……这些情景中，急于回答顾客的异议是不明智的，与其仓促答错十题，不如从容答对一题。

4. 不予回答

在实践中，还可以通过忽视或转移话题的方式处理异议。如无法回答的奇谈怪论、容易造成争论的话题、废话、可一笑置之的戏言、明知故问的发难等。但是不回答不代表不理睬、不回应。营业员可以采取一笑置之、巧妙解答、转移话题等小技巧来处理。这样可以避免与顾客发生争论，营造良好的销售氛围。

（六）处理顾客异议的方法

1. 以优补劣法

简单来说，以优补劣法就是用该产品的优点去弥补它的劣势，从而激发顾客的购买欲望，又叫补偿法。当顾客提出某产品有劣势或不足且有事实依据时，营业员不能回避问题或直接否定。明智的方法是先肯定顾客提出的产品有关缺点，然后尽量淡化这一弱势，利用产品的其他优点来补偿甚至抵消这些缺点和不足，让顾客在心理上取得平衡感，有利于顾客作出购买决策。比如顾客说产品的价格太高，营业员可以直接与顾客说："我们这款产品确实比其他同品牌的产品要贵一点，但是我们的包装规格不同，这样算下来，其实是差不多的。而且我们的品牌是知名品牌，品质方面您绝对放心。"

这一方法实施的基础是产品本身确实是利大于弊，经得起推敲和考量。否则，哪怕顾客在现场被说服了，交易后还可能后悔。

2. 直接否定法

直接否定法是营业员直接否定顾客提出的异议的做法，又称反驳法。这种方法的使用存在一定的局限性，要注意说话的方式和语气语调，不能伤害顾客的自尊，否则容易使气氛僵化，更不利于顾客接受营业员的意见，因此应尽量避免或少用这种方法。

必须使用这种方法时，一定要让顾客明白，营业员否定的只是顾客对产品的意见和异议，而不是针对顾客本人，说话要尽量委婉，通过提供客观的、事实的依据，减少主观评价，从而降低发生冲突和矛盾的可能性。如顾客的反对意见是由于对产品的误解，而你手头上的资料可以帮助你说明问题时，不妨直言不讳，但要注意态度一定要友好而温和，最好是引经据典，这样才有说服力，同时又可以让顾客感到你的专业性，从而增强顾客对产品的信心。

3. 转化意见法

营业人员在销售过程中，要学会转化意见，利用顾客的反对意见去处理异议。正所谓"以彼之矛，攻彼之盾"。很多时候顾客在作选择时容易表现出犹豫不决，在营业员的眼中，这种犹豫既是交易的障碍，同时又是很好的成交机会。营业员应该学会利用其中积极的、正面的因素去抵消消极的、负面的因素，用顾客自身的观点化解他的异议。这种方法适用于顾客并不十分肯定的异议,特别是顾客的一些借口,但是在使用这种方法时一定要特别礼貌,找到合适的、可转化的条件或因素,不能让顾客下不了台。比如当顾客说你的产品已经过时了,你可以这样说:"您的记忆力太好了,看来您之前对我们的产品是有过了解的,这种制剂在去年确实是流行过的,但是在性能方面与新款差别不大,使用体验也没什么区别,最主要的是现在这款产品有折扣。"

4. 询问顾客法

营业员通过运用"为何""如何""怎么样"等词语,循序渐进地让顾客说出自己的情况和想法,找到顾客异议的根源,从而把握整个销售的节奏。使用这种方法虽然需要营业员及时追问顾客,但也要注意适可而止,中途发现顾客有不耐烦等情绪时,就不能再继续发问,不能对顾客刨根问底,否则很容易冒犯顾客,销售也没办法继续。发现顾客有难以启齿的隐情时,可以离开顾客并告知顾客通过货架上方的类别标签找到相应的产品。

5. 让步处理法

采用让步处理法时,营业员可根据产品事实而认可并赞同顾客的想法,然后用转折词说出自己的看法。这种语调比直接否定更委婉,可以减少顾客的抵触情绪,也容易被顾客接受。在使用过程中要尽量少地使用"但是"一词,而实际交谈中却包含着"但是"的意见,这样效果会更好。灵活掌握这种方法,可以在一定程度上营造良好的氛围,为自己的销售和推荐留有余地。如顾客表示某某产品比其他牌子的同类型产品更贵,营业员可以先承认产品价格高这一事实,然后再重点强调推荐产品在品质、实用性等方面的独到之处,从而避开价格方面的议异。

6. 冷处理法

对于顾客提出的一些不影响成交的反对意见,营业员最好不要反驳,采用不理睬的方法是最佳的。千万不能出现顾客一有反对意见,就反驳或以其他方法处理,这样就会给顾客留下你总在挑毛病的印象。如顾客说药店周围交通不方便等,尽管事实未必如此,这些不影响成交的无关痛痒的意见无须争辩,可直接忽略,不予理睬。

营业员在处理顾客异议时,要针对具体情况具体分析,采取灵活多样的方法,有效消除顾客异议,以免流失顾客。

> **即学即练**

请根据任务导入的情形,选择你认为适合的方法试图挽回即将离店的顾客。除了以上六种方法,你还能想到哪些预防或补救挽回的方法?

五、促成最后交易

在销售产品或服务的过程中,促成交易是最关键、最重要的一步,也是整个销售最基本的目的。

(一)促成交易的含义

促成交易是指顾客接受营业员的建议及其推销劝导,并且立即购买产品的行动过程。它是营业员交易成功的最终结果,具体表现为现货现款交易、签订销售合同等。

(二)促成交易的基本策略

1. 消除心理障碍

对于刚刚开始从事销售工作的营业员来说,可能存在这些心理障碍:害怕被拒绝;等待顾客先开口;有惰性,觉得没必要采取行动;等等。这些心理障碍大都是营业员杞人忧天,要摆正心态,消除心理障碍,方可为顾客提供高品质服务。

2. 善于捕捉购买信号

所谓购买信号,是指顾客在销售洽谈过程中表现出来的各种成交意向。简单地说,购买信号就是顾客用身体与声音等表现满意的形式。顾客发出这些信号之时,就是销售条件最成熟的时候。因此营业员必须善于观察顾客的言行,捕捉各种购买信号,及时有效地促成交易。

购买信号一般分为表情信号、语言信号和行为信号。

(1) 表情信号。表情信号是从顾客的面部表情和体态中所展现出来的一种成交信号。如在交谈过程中顾客面带微笑、下意识地点头表示赞同营业员的说法,对产品表示关注,对产品的不足表现出理解和包容,在倾听营业员讲解产品时紧锁的眉头突然舒展,这些都是可促成交易的表情信号,营业员应具备职业敏感性和判断能力,准确把握表情信号发出的时机,从而促成交易。

(2) 语言信号。顾客的语言往往是表示成交意向最直接的信号。以下都属于可促成交易的语言信号:详细了解医药产品的具体情况及与同类产品的比较,如产品功效、质量、成分、副作用、价格等;对产品给予肯定和赞赏;对营业员给予的答复表示认同;询问交易方式、有无促销或促销的期限等;征求同行人员的意见或看法;故意压价等。

(3) 行为信号。行为信号是指顾客在举止行为上向营业员表露出的购买意向。当以下行为出现时,营业员要停止介绍,转移话题:顾客手臂或腿交叉表示不信任、有戒备心;往后靠表示厌倦、不耐烦;抬眉毛表示惊讶,情况出乎意料;身体向门口倾斜表示不喜欢这个地方,或者想离开。

3. 保留成交余地

在销售洽谈中,营业员应该及时提出销售的重点,开展重点推销,去说服和吸引顾客。要知道,顾客从产生购买的兴趣、购买欲望到作出购买决定通常需要一定的时间和过程。营业员不要从一开始就把交易条件等全盘托出。即使某次销售未能实现交易,营业员也要讲究策略,为顾客留下一定的购买余地,希望日后还有成交的机会。

4. 随时促成交易

在整个销售过程中,营业员都应该保持适当的敏感和警觉,一旦发现顾客异议被消除,呈现出比较明显的购买意向,只是没有主动开口,这时营业员需要主动、巧妙地请求成交。而有的顾客主观意识比较强,从进店到作出购买决定都不需要营业员的参与,营业员便不需要过多地介绍和推荐,只需将医药产品的使用或服用禁忌、健康叮嘱等告知顾客,继续后续的收银等工作即可。在实践中,营业员需要察言观色,见机行事,培养职业敏感度。

5. 抓住成交机会

销售工作不是常常都能成功的。当销售和推销将要以失败告终时,营业员也不要轻易放弃,适当调整方向,放松心态,很多时候也能"峰回路转""柳暗花明"。但是如果顾客释放的购买信号不够强烈,多次推荐都不合意,甚至开始有厌烦、抵触情绪,营业员也要适可而止,不可一味地纠缠,保持微笑、从容送客,"买卖不成仁义在",这也是营业员非常难得的职业素养。

总之,药店营业员掌握多种成交技巧和方法对于促成交易的帮助非常大。成功或失败的销售都是难能可贵的财富,时时反思,总结经验,找到适合自己的销售方法,自信、周到地接待每一位顾客。

任务三 售后沟通技巧

 学习目标

知识目标

1. 掌握医药产品包装、收款、送客的基本礼仪。
2. 熟悉售后服务的沟通技巧。

技能目标

能够通过良好的沟通,处理顾客抱怨和投诉,使顾客满意。

德育目标

1. 提升应变能力。
2. 培养综合素质和职业品格。

【任务导入】

一天上午,某药店刚刚开门营业,一位气势汹汹的男顾客进门就将一袋中药丢到小李面前的中药柜台上,说道:"你们怎么搞的,同一张处方,上个星期我才抓了三服,只有几元钱一服,刚刚我老婆来抓就变成十几元钱一服了,你们这店就这么随便定价的吗?赶快给我退钱,要不然我就去电视台曝光了。"

讨论:如果你是小李,你该如何处理这位顾客的投诉呢?

一、收款和包装的礼仪与技巧

在顾客作出购买决策后,药店营业员应将顾客引领至收银台,引领过程中留意顾客眼神、表情,观察其是否还有其他需求,轻松闲聊至收银台。接下来的收款、包装等工作就交给收银员了。

（一）收款礼仪与技巧

收银员看到顾客走向收银台付款时，应面带微笑，与顾客的目光接触，热情接待顾客，帮助顾客将购物篮中、手上的商品放到收银台上，开始收款、包装等工作。收款时要注意以下要领。

1. 询问顾客情况

在收款前应询问顾客有无会员卡，如果有，正确输入会员卡号，尽量在录入商品信息前先录入会员卡号，避免因后录入会员卡号而造成的价格变动，特别是需要手工改变商品价格的产品。如果没有，可以尝试让顾客办理会员卡，告知顾客在本店办理会员卡可享受的诸多好处、权益，尤其遇到顾客当次购买的产品会员价与非会员价有较大差别时，可以用最直观的数字展示。

2. 介绍促销活动

在收银过程中，还可以向顾客介绍本店的促销活动，如换购、积分兑换礼品、满赠等，鼓励顾客积极参与。

3. 正确录入商品的名称、数量与价格

扫码或手工录入顾客所购产品，边扫描边看屏幕，判断收银机显示的是否与产品相符；完成录入的产品与未录入的产品应分开放置；检查购物篮内所有的产品是否都已录入，防止遗漏；核对产品和录入的是否一致（数量、价格、规格等），进行消磁处理；询问顾客合计总额的支付方式，现金支付的，收到的大额现金要当面检查真伪，确认无误后打印购物小票，将找零或银行卡双手递给顾客，并用语言提示找零的金额，做到钱、票、物当面点清。

4. 接一、顾二、招呼三

遇到顾客较多的时候，收银员可采用"接一、顾二、招呼三"的方法。即以最快的速度，准确无误地为排在第一位的顾客服务；口头上礼貌地安抚第二位顾客，请其耐心等待；目光和神情同时顾及第二位顾客，让顾客时刻感到自己的服务和热情。当排队付款人员较多时，店内其他人员要相机行事，协助收银员完成包装等工作，节约时间，提升顾客满意度。

5. 有序结账

收银员在任何情况下，都应保持冷静与清醒，控制自身的情绪，切勿与顾客发生争执。当顾客出现错误或提出疑问时，切勿当面指责，应委婉有礼地为顾客解释和说明。在整个结账过程中，收银员应保持面带微笑，礼貌、热情地服务，主动为顾客解决疑问，有问题及时询问店长等。一位顾客的收银工作结束，收银员要将票据等整理、归位。

【案例分析】

一天，一位顾客怀里抱着一名婴儿，准备为选购的药品付款。店内的顾客有点多，收银台也排起了两支队伍，只见收银台的营业员一会儿在左边的电脑上操作为左边队伍的顾客收款，一会儿又跑到右边的收银机为右边队伍的顾客收款。眼看着比自己排队晚的顾客都在付款了，怀抱婴儿的顾客显得很不耐烦，便询问收银员：请问到底要排哪边的队伍呀？我这排队早的都还没买单，晚到的倒先走了。收银员赶紧道歉："店里收银系统正在升级，使用医保卡结算的顾客需要在另外一台收银机操作。"顾客好像并不买账:"那你可以早点说呀,我这儿抱着小孩都等了这么久,排队这么久也没见其他营业员来帮个忙。"收银员依旧表示歉意:"抱歉抱歉,还请稍等一下,系统升级的问题我也是没办法。"顾客见此情形,一边放下药品一边说着就往店外走:"看到这么多人排队,你们就应该早点说明嘛,害我抱个小孩还排这么长时间的队,真是的,以后再也不来了。"

讨论:为什么会出现案例中最后的情形?面对这种情形,营业员应如何处理?店方应如何避免类似情形发生?

(二)包装礼仪与技巧

药品作为一种特殊的产品,从生产领域转入流通、消费领域的过程中一般都带有包装。药店营业员在进行药品包装时要注意以下方面。

(1)包装药品前,营业员需用语言进行说明,如"请您稍等,我来给您装袋",避免让顾客自行包装。

(2)当着顾客的面清点药品数量,确认药品的名称,检查药品自身包装是否完好,让顾客放心的同时也减少纠纷。包装时动作要快捷利落,不拖沓。

(3)包装要整齐牢固、力求美观、携带方便。注意保护包装内的药品不会被碰坏、串味,玻璃瓶装的药品,要特别提醒顾客留意;较重的药品,要确保包装袋能承受其重量。药品装入包装不得上下倒置。

(4)较大体积、较重的药品一般放置在下面,体积较小、较轻的药品放在上面。

(5)包装袋大小要适中,不宜过小或过大。

(6)工作人员不得一边聊天一边进行包装,找退的零钱不能放在药品上。

(7)药品包装好后,要用双手递给顾客,并且说出类似"这是您的药品,请拿好"的提示语。

二、送客礼仪

收款、包装完毕后,顾客准备离开时,药店营业员应面带微笑,礼貌相送。切忌在顾客付款后,营业员就开始自顾自地忙活。送客时需要注意面带微笑,双手将药品递给顾客,热情道别,可说"谢谢,请慢走",但不要说"欢迎下次光临";提醒顾客带走随身物品,如医保卡、雨伞等;对于没有购买任何产品的顾客,药店营业员同样需要礼貌相送,不能不理睬,更不能在顾客还没有离开的时候就与同事闲聊。

三、处理顾客投诉的沟通技巧

不论哪个行业,顾客投诉是不可避免的。投诉是顾客为了维护自己的利益而发出的抱怨行为,这实质上也是对药店服务的检验。在营业过程中,药店可能遇到各种各样的投诉,不论对错,要冷静、认真、客观地对待,摆正心态,综合分析,找出顾客投诉的原因,注意沟通的技巧和方法,从而帮助顾客解决问题,帮助药店树立良好的信誉和形象。

（一）顾客投诉的原因

1. 对医药产品的投诉

（1）质量问题。医药产品质量问题导致顾客投诉往往有这些原因：顾客发现所购买的医药产品离失效日期很近甚至超过有效期；中药饮片类产品有发霉、受潮等现象；顾客使用后发现疗效不如承诺的好；包装破损、污染。

（2）价格过高。顾客因为医药产品的定价或售出价格比其他同行的价格高而向药店抱怨，要求改进。

（3）产品缺货。某些产品售完之后，库存没有得到及时补充、上架，或新品供给不及时，导致顾客空手而归，给顾客造成不便。

（4）标示不符。标示不符具体表现在：货架上医药产品的价格标示与宣传的价格不符；货架上的医药产品没有对应的名称价格标签或标签与实物不符。

2. 对销售服务的投诉

（1）过度推销。有些顾客不愿意药店销售人员过多地推荐药品或用药组合，而营业员却一意孤行，甚至夸大医药产品的功效，存在强迫顾客购买的嫌疑。

（2）服务态度不佳。营业员不尊重顾客，有不当言行，如对顾客有不礼貌的手势或不尊重的神情、举止；收银时排队过久。

（3）缺乏耐心。营业员对顾客的一再提问或要求表现出烦躁甚至嫌弃；对顾客爱答不理，态度冷淡；销售过程还在忙其他无关的事情，如玩手机、织毛衣等。

（4）专业知识不强。营业员无法及时回答顾客的提问或答非所问；营业员存在乱推荐现象，用药指导不当等。

（5）收银操作不当。多收顾客货款；少找零；找零出现假币；找零的零钱叠放不规范等。

3. 对药店环境的投诉

对药店环境的投诉，主要是店面光线阴暗，不明亮，影响顾客选购医药产品；店面卫生不良，堆放垃圾或拆箱的包裹，地面湿滑，导致顾客走路打滑甚至摔倒受伤；药店货架、桌椅等摆放不合理，导致顾客发生刮擦或磕碰；药店音响声音太大，播放时间过长等。

（二）处理顾客投诉的原则

妥善处理顾客投诉，是一次与顾客交友，从而培养回头客甚至是忠实顾客的好机会。妥善处理顾客投诉，能够让顾客感受到药店对他的重视以及处理事情的高效，从而给顾客留下药店管理严格、制度完善的良好形象，是对药店的一次良好的宣传。

处理顾客投诉时应遵循以下四项原则。

1. 尊重理解，态度诚恳

处理顾客投诉最重要的是要保持尊重、理解的态度。在了解了顾客投诉的内容和关键信息之后，换位思考，消除顾客的烦恼，与顾客达成一致，为顾客找到切实可行的解决办法。

2. 心平气和，以礼相待

投诉的顾客多半是带着情绪的，急切、激动、紧张、愤怒时有发生。营业员此时需要心平气和地对待，先安抚投诉顾客的情绪，不推诿责任，不与顾客发生争执，耐心倾听，千万不要话还没有听完就指责顾客或为自己辩解，这样很容易引起顾客的反感，不但没解决顾客的投诉还引发了新的矛盾。

3. 快速专注，及时处理

遇到有顾客来投诉时，营业员应立即停止手中的工作，实在有无法停止的工作，要请同事立即接待。要把注意力集中在投诉的问题上，对顾客的投诉表示关注，不转移目标，不计较顾客的情绪，同时把顾客投诉的要点记录下来，包括顾客的基本信息、顾客投诉的内容和投诉事由等，这可以帮助顾客缓和情绪，也给营业员留出时间预想解决方案，记录的信息可以作为解决问题的依据。

有些投诉可以当场解决就一定要当场处理，如堆放的纸箱或垃圾应马上清理干净。对于无法现场给予答复和处理的，要充分估计解决问题所需要的时间，征求顾客的意见，与顾客协商一致。对于无法达成一致的顾客投诉，营业员应向顾客说明情况，最好能告诉顾客具体的答复时间，不含糊其辞，但也不要低估解决问题的时间，以免到期后仍旧不能解决问题，造成二次投诉。

4. 分析总结，避免类似事件发生

投诉处理完以后，对投诉的产生及其处理过程要进行整理、反思与总结，积累售后资料，分析投诉的产生的原因、应该如何采取措施、如何完善制度防止它再次出现，等等，为以后销售、培训、投诉处理等提供更多的素材和依据。

【知识链接】

处理顾客投诉时的基本服务用语

1. 我非常理解您的心情和感受。

2. 不好意思，出现这样的失误，太抱歉了。

3. 非常感谢您提出这么好的建议，我们会向上反映，因为有了您的建议，我们才会不断进步。

4. 谢谢您的理解和支持，我们将不断改进服务，让您满意。

5. 这次给您添麻烦了，请您留下电话，我们将在周五前给您回复。

6. 您说的这些，确实是有一定道理，如果我们能帮您，一定会尽力，不能帮您的地方，也请您谅解。

7. 您是我们的老客户了，我们当然不能辜负您的信任……

8. 您看是不是可以这样……

（三）处理顾客投诉的注意事项

1. 安抚优先，快速反应

在处理顾客投诉时，不要消极地抱怨任何人，不要将顾客的抱怨看成是个人问题、看成是对你个人的指责，要积极地对待顾客投诉，在第一时间安抚顾客的情绪，尽可能快地解决问题，不要让顾客的负面情绪升级，并给顾客答复。

2. 冷静耐心地交流，注意倾听

在与顾客交谈时，保持冷静和耐心，注意保持语调的温和、自然，保持稳定、真诚的目光接触，耐心倾听，不要打断顾客说话或急于辩解，更不能指责顾客，否则容易引起顾客反感，不利于解决问题。

3. 感谢批评指教，不做过多的承诺

在了解了顾客投诉的情况和内容以后，对顾客所提意见表示感谢。如有可能，提出可以选择的解决方法，不要答应不可能实现的承诺，不要超越本身职责权限范围作出承诺。

4. 真诚致歉，合理补偿

对于顾客投诉，不论责任在顾客还是店方或营业员，在接待时，营业员都要真诚地当面表达歉意。如果责任确实在店方或营业员，可适当根据顾客的损失程度，与顾客协商给予相应的补偿。

四、售后服务沟通技巧

随着药品零售市场竞争的日趋激烈，连锁业态对医药零售领域产生了颠覆性的冲击，越来越多的药店经营者在重视店内售前售中服务的同时，进一步强化售后服务。在现代商业理念中，售后服务作为销售的一部分，不仅仅是门店服务的外延，更是药品销售过程本身就应该包含的内容。

药店在向顾客出售商品的同时，也包含了服务的出售。做好售后服务，是持续性提升药店销量的一条重要途径，是药店践行社会责任与担当、发挥和提高社会效益的体现。良好的售后服务可以增加顾客对药店的满意度，并提升门店的信誉度与美誉度。

做好售后服务的沟通，需注意以下三点。

第一，交付医药产品时要轻拿轻放，核对好名称、数量等，和顾客一起检查包装是否完好后，双手将医药产品、医保卡等递给顾客。

第二，针对不同的药品，应向顾客说明正确的服药注意事项、生活禁忌、联合用药禁忌等指导和健康嘱托，例如，一些特殊人群服用药品的最佳时间（如有的降糖药需餐前服），什么温度的水送服医药产品效果较好（如益生菌的服用），等等。

第三，对于会员顾客，可以建立、逐步完善顾客档案，运用线上平台（公众号、企业微信）等方式向顾客推送健康指导、促销活动等信息。

目标任务

目标任务一

一、任务分析

假如你是一名药店的营业员，开门营业之前要做好哪些迎宾准备？

二、任务准备

实训模拟药房。

三、任务实施

分小组进行,在每小组做准备之前将货架上的产品打乱,让小组成员学会从检查环境卫生、备齐产品、熟悉价格、设施用具到位情况等方面进行迎宾准备。

四、任务评价

序号	评分标准		分值	自评(5%)	学生互评(25%)	教师评价(70%)
1	检查环境卫生	环境整洁、空气清新、照明完好,货架及产品干净、无污染,地面无积水,无卫生死角	20			
2	备齐产品	货架上产品与标签贴保持一致,产品无明显堆积或空缺,摆放整齐	30			
3	熟悉价格	熟悉产品的价格及一定时期产品价格的调整	20			
4	设施用具到位	宣传资料张贴到位,并保持干净整洁、无损坏;收银台区域物资充足	30			
	合计		100			

目标任务二

一、任务分析

如果你是任务导入案例中的小李,如何处理那位顾客的投诉?

二、任务准备

桌椅、笔记本、笔。

三、任务实施

熟悉顾客投诉的原因,能积极正确面对、处理顾客投诉。

四、任务评价

序号	评分标准		分值	自评(5%)	学生互评(25%)	教师评价(70%)
1	分析原因	第一时间安抚顾客情绪,防止出现过激言辞和行为	20			
2		冷静沟通,初步了解、判定顾客投诉原因	20			
3	处理投诉	态度诚恳,引导顾客提出补偿诉求,但不能做过多承诺	30			
4		双方协商一致,解除顾客投诉,真诚致歉,如在药店能承受的范围内给出合理补偿等	30			
合计			100			

目标检测

一、选择题

1. 下列哪项不是药店营业员在语言礼仪方面的要求（   ）。
   A. 文明　　　　B. 合体　　　　C. 优雅　　　　D. 快速
2. 下列行为举止合理的是（   ）。
   A. 与顾客说话时面带微笑　　　　B. 用手指他人
   C. 视线游离　　　　D. 面无表情
3. 仪表礼仪要求营业员接待顾客时视线应（   ）。
   A. 向上　　　　B. 向下　　　　C. 水平　　　　D. 斜视
4. 下列属于处理顾客投诉时不恰当用语的是（   ）。
   A. "对不起,给您添麻烦了。"
   B. "请问有什么可以帮到您?"
   C. "这个是我们公司的规定,我只是遵照执行。"
   D. "请您留下电话,我们在两天内给您回复。"
5. 下列不属于"接一、顾二、招呼三"的是（   ）。
   A. 手头上接待第一位顾客　　　　B. 口头上顾及第二位顾客
   C. 神情上欢迎第三位顾客　　　　D. 给顾客不厌其烦地介绍
6. 在处理顾客投诉时,下列不能做的是（   ）。
   A. 表示歉意　　　　B. 分析顾客投诉的原因

C. 注意倾听，保持平和心态　　　　D. 顾客有错时，反驳、指出顾客的错误

二、填空题

1. 药店销售人员迎宾准备可以从_____、_____、_____和设施用具到位四方面入手。

2. 营业员要注意仪容的自然性，要修饰_____、_____和手部等方面。

3. 顾客购买信号的表现形式一般分为_____、_____和行为信号。

4. 一般而言，销售人员选择处理顾客异议的时机有：在顾客尚未提出异议时就先解答、顾客提出异议后立即回答_____和_____。

5. 顾客异议产生的原因主要有_____、_____和医药产品方面的原因。

6. 顾客投诉的原因中对医药产品的投诉主要包括_____、_____、产品缺货、标示不符等。

7. 顾客对销售服务的投诉包括_____、_____、缺乏耐心、_____、_____等。

三、思考题

1. 药店营业员在接待顾客前，在形象方面要做哪些准备？
2. 促成交易的基本策略有哪些？

参考文献

［1］刘丽娜. 哈佛商务礼仪课［M］. 北京：中国法制出版社，2014.
［2］王馨平. 你的礼仪价值千万［M］. 吉林：吉林科学技术出版社，2014.
［3］金正昆. 职场礼仪［M］. 北京：北京联合出版公司，2019.
［4］周思敏. 你的礼仪价值百万［M］. 北京：中国纺织出版社，2009.
［5］海英. 礼仪的力量［M］. 北京：北京师范大学出版社，2011.
［6］杨雅蓉. 高端商务礼仪与沟通［M］. 北京：化学工业出版社．2019.
［7］潘爱琴. 基于校外实训的高职学生沟通能力提升策略［J］. 太原城市职业技术学院学报，2020（10）.
［8］李刚，鲍娜. 医药商务礼仪与沟通［M］. 北京：中国医药科技出版社，2020.